JN326509

ンス理論」で

腰痛は9割治る！

廣戸道場・
Reash Project代表
廣戸聡一
Souichi Hiroto

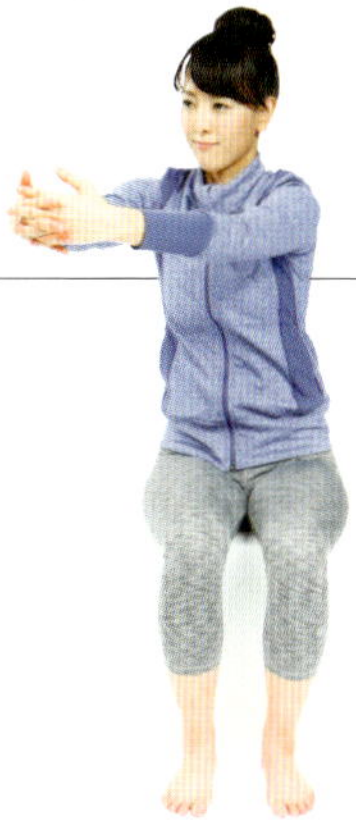

日本文芸社

はじめに

腰痛にならない5カ条を意識することから腰痛改善は始まる

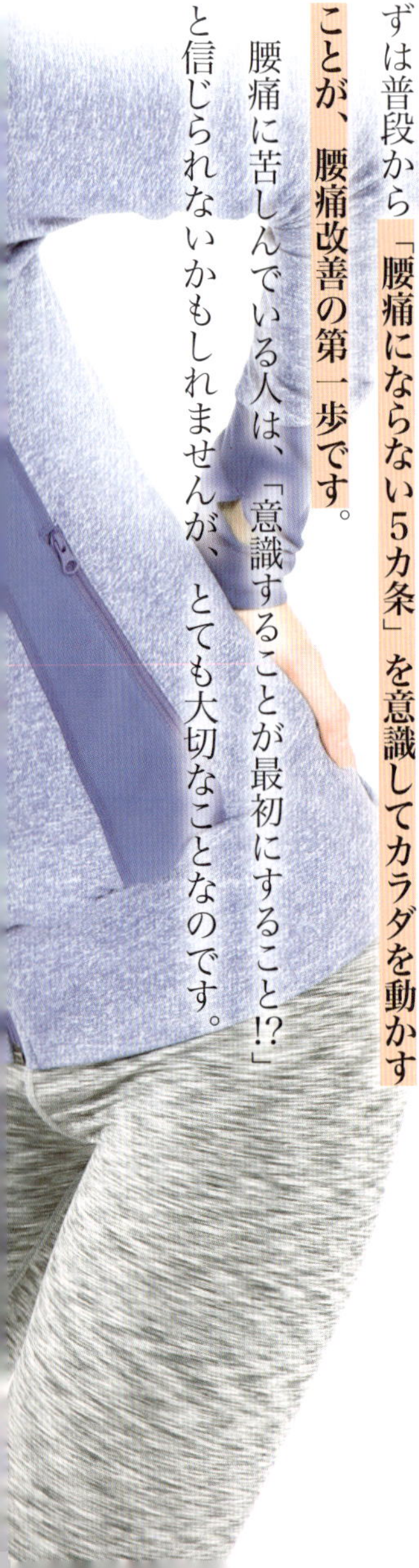

腰痛を改善するエクササイズをご紹介する前に、まず「腰痛にならない5カ条」をご紹介します。

この5カ条は、人のカラダが本来もつ機能特性でもあります。まずは普段から**「腰痛にならない5カ条」を意識してカラダを動かすことが、腰痛改善の第一歩です**。

腰痛に苦しんでいる人は、「意識することが最初にすること!?」と信じられないかもしれませんが、とても大切なことなのです。

腰痛にならない5カ条

第1条　脳を安定させ、平静を保つ

呼吸を整えて、脳や神経をなるべく興奮させないようにする。

第2条　力を抜いてきちんと立つ

骨格でカラダを支え、無駄な力を入れないできちんと立ち、筋肉を柔らかい状態に保つ。

第3条　「カラダは立体物」だと意識

平面ではなく、前後左右と「ねじる」動きの立体物だと意識して、柔軟度のアップにつなげる。

第4条　体幹は固めずに柔らかく

動きを固定する同じ姿勢を、長時間とらないことで、体幹の柔らかさを保つ。

第5条　「カラダは連動」を意識

カラダは手先や足先、体幹がまず動き、その動きに複数の部位が連鎖して動くことを意識する。

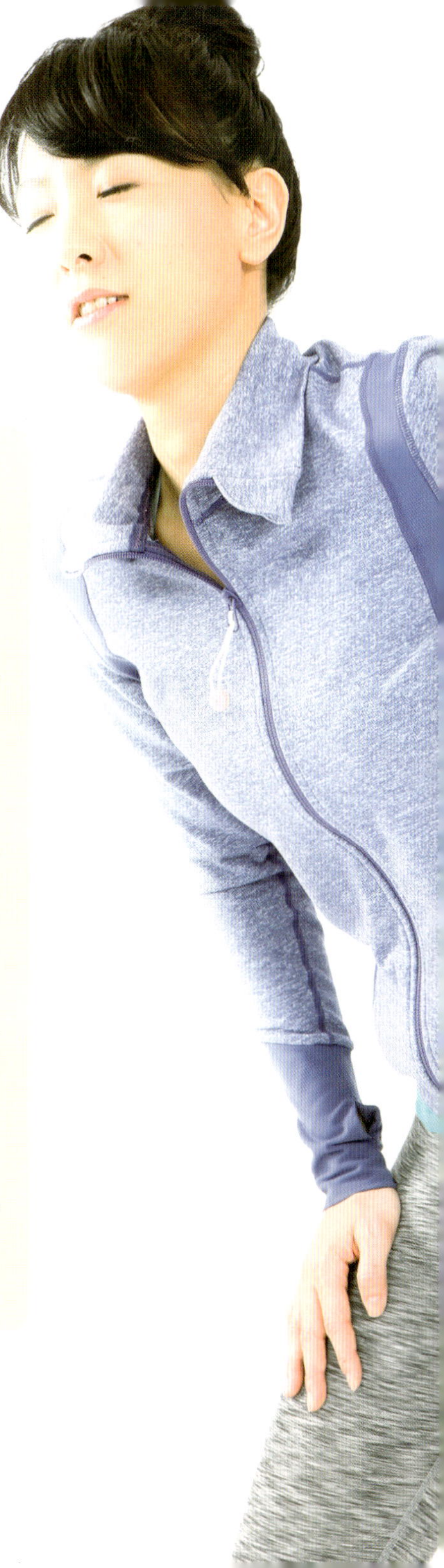

腰痛と一生上手く付き合う必要は絶対にない！

２８００万人。この数字は、日本の腰痛患者の推計数（２０１３年厚生労働省研究班調査）です。日本人の４人に１人が腰痛を抱えていると推測される現実は、まさに「国民病」です。ところが、症例の約８割の原因は不明だと判断されるそうです。

だからでしょうか？「腰痛と一生上手く付き合っていくしかない」とあきらめる人や、無理してカラダを動かし、結果として痛みを悪化させている人が多いように思います。

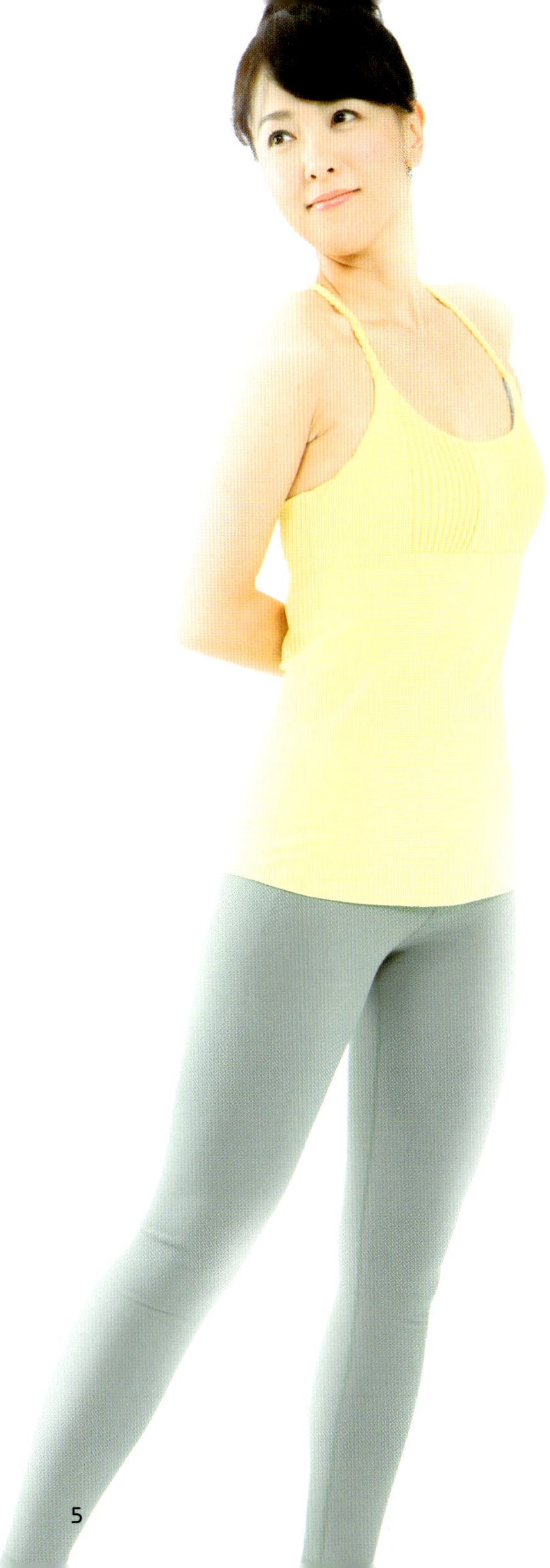

しかし、本来、人間のカラダには腰痛は存在しません。**「腰痛にならない5カ条」で示したカラダ本来の機能特性に沿って動かせば、腰痛などの痛みが発生することはないのです**。仮に、痛みが引き起こされたとしても、カラダの機能特性に沿って対処すれば、腰痛は改善します。忌まわしい腰痛と一生上手く付き合う必要は、絶対にないのです。

初公開！ 腰痛を安全&確実に改善し予防できる腰痛レスキュー

では、腰痛と付き合わないためにはどうすればいいのでしょうか？ 私が提唱する「4スタンス理論」に基づいた「腰痛レスキュー」を、ぜひ実践してください！

今まで未発表だったメソッドやエクササイズを初公開しています。これまでの常識にとらわれず、新たな意識で腰痛にアプローチしていますので、腰痛を安全、かつ確実に改善することができます。

腰痛の患部に一切触れずに、まるで〝知恵の輪〟を解くように、痛みが治まっていくことでしょう。

また、日頃から少しの時間でも、ご紹介するエクササイズでこまめにケアすれば、腰痛を予防することもできます。

痛みの程度によっては専門医の診断が必要な場合もありますが、これまでどんな方法を試しても効果がなくあきらめてしまった人も、無理をしない程度に、ぜひ試してみてください。1人でも多くの方の腰痛が改善することを、願ってやみません。

廣戸聡一

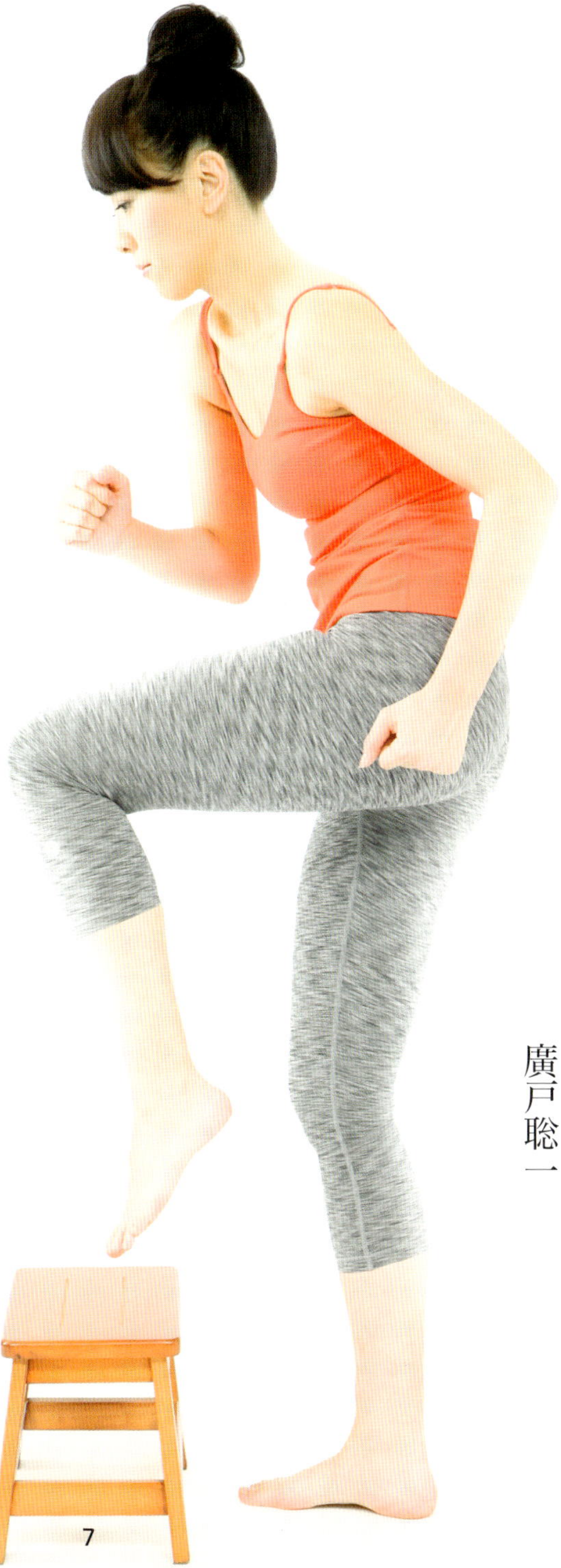

contents

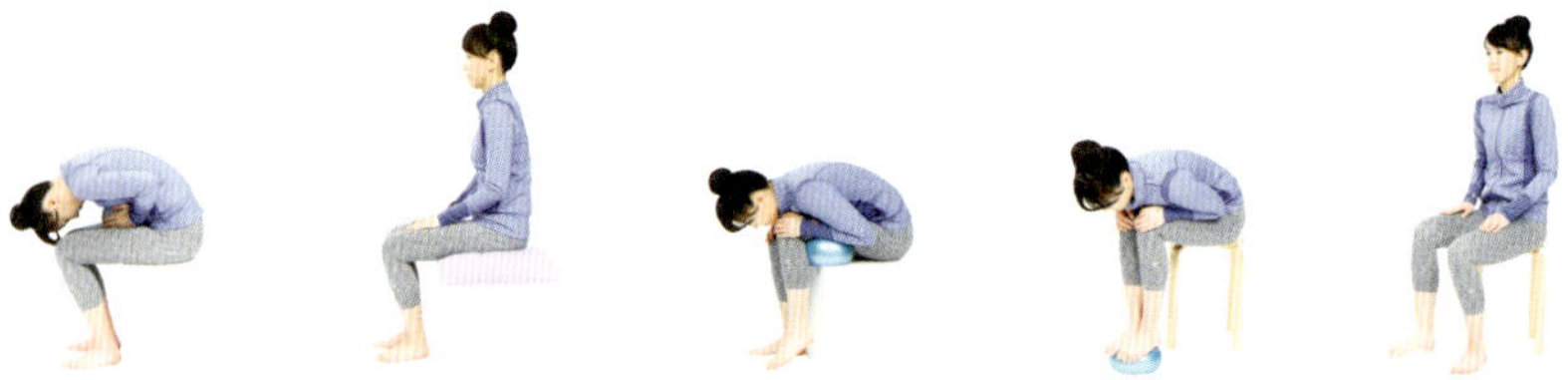

第2章 知識編
カラダの「普通」の状態を知ろう

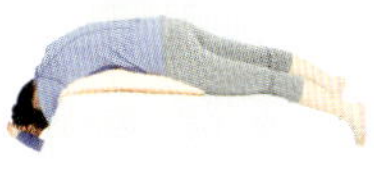

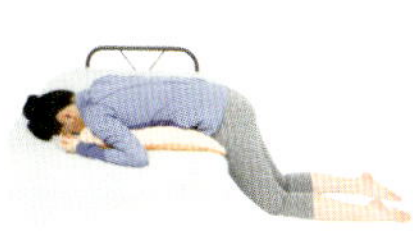

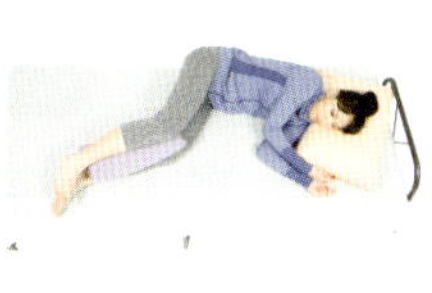

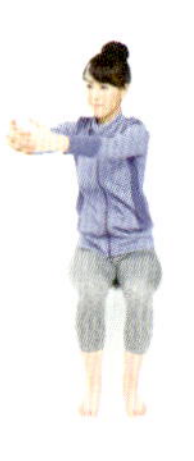
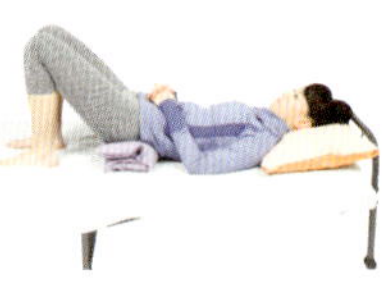
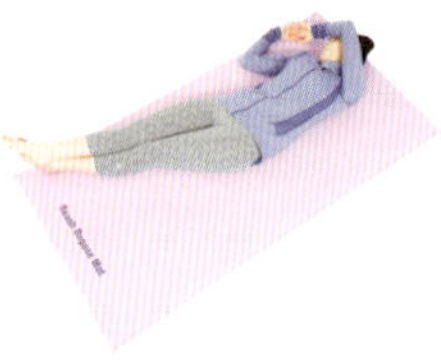
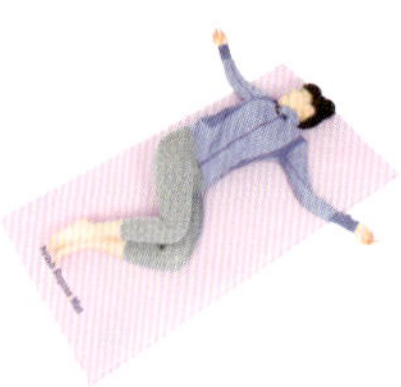

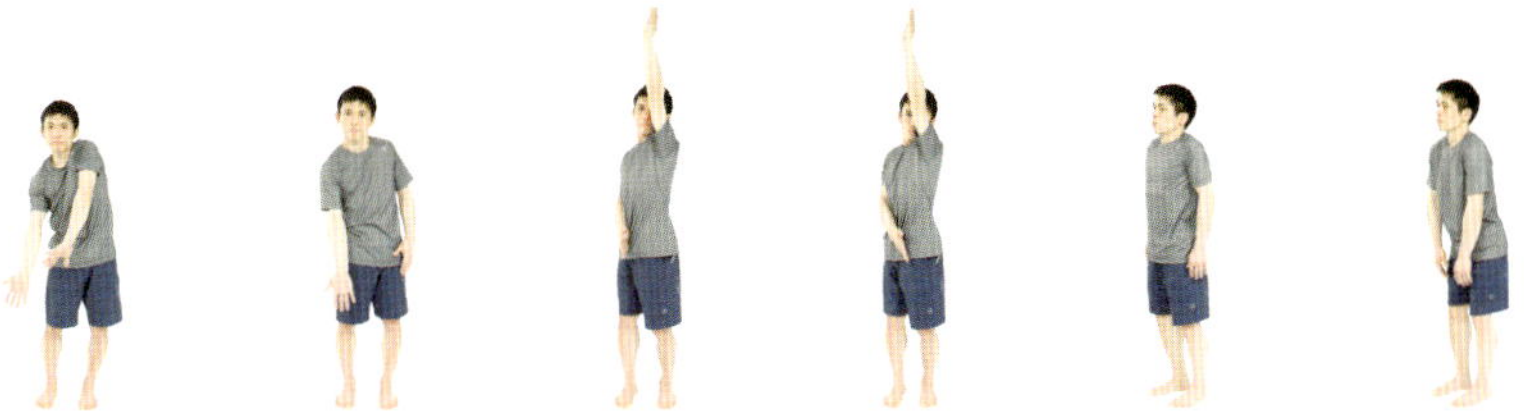

本書の使い方

腰痛を治すために、今何が自分に必要なのか、
確認してから読み進めましょう。

今すぐ腰の痛みから早く解放されたい人

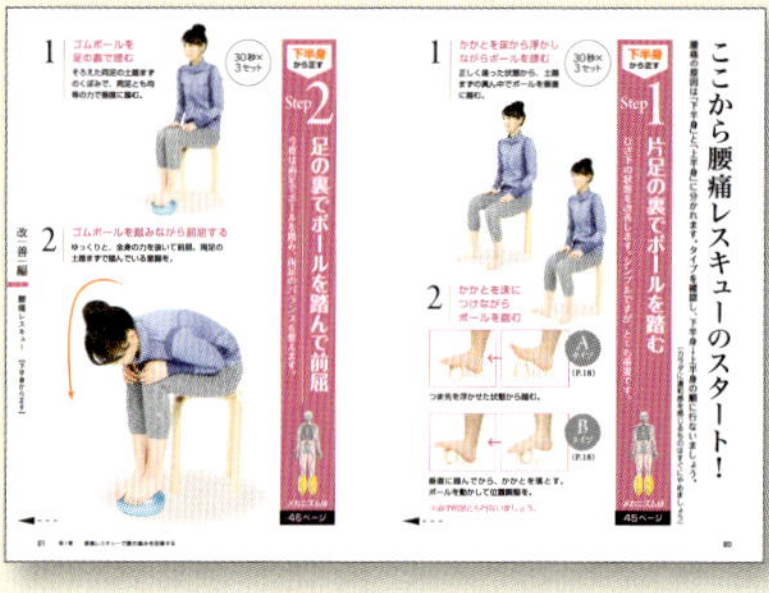
ここから腰痛レスキューのスタート！
下半身から正す
Step 1
片足の裏でボールを踏む
30秒×3セット
1 かかとを床から浮かしながらボールを踏む
2 かかとを床につけながらボールを踏む
45ページ
下半身から正す
Step 2
足の裏でボールを踏んで前屈
30秒×3セット
1 ゴムボールを足の裏で踏む
2 ゴムボールを踏みながら前屈する
改善編
45ページ

【第1章をチェック！】

下半身・上半身・全身それぞれからアプローチする「**腰痛レスキュー**」をご紹介。後半は、なぜ「腰痛レスキュー」が効くのか、そのメカニズムを個別に解説しています。まずは腰痛を安全&確実に改善したい人は、ここからチェック！

腰痛に関する知識や理論を知りたい人

【第2章&第3章をチェック！】

腰痛とは無縁のカラダの状態を知りたい人は第2章を、腰痛が引き起こされるメカニズムについて知りたい人は第3章をチェックして、腰痛改善に役立てていきましょう。

腰痛を予防したい人

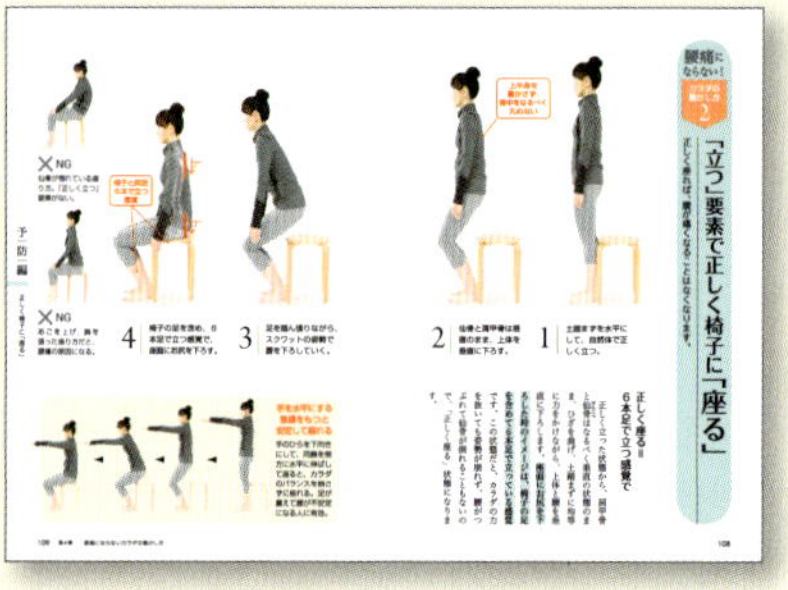

【第4章をチェック！】

「立つ」「歩く」「座る」などの基本動作から、ぎっくり腰にならない荷物の持ち上げ方まで、**腰痛を予防するカラダの動かし方**をご紹介しています。腰痛にならないために、正しいカラダの動かし方を、しっかりチェックしましょう。

第1章

改善編

腰痛レスキューで
腰の痛みを改善する

「一刻も早く腰痛を改善したい」。そんなあなたは、今すぐに〝腰痛レスキュー〟を始めましょう！　３つのポイントをおさえて行なえば、安全かつ確実に腰痛が改善します！

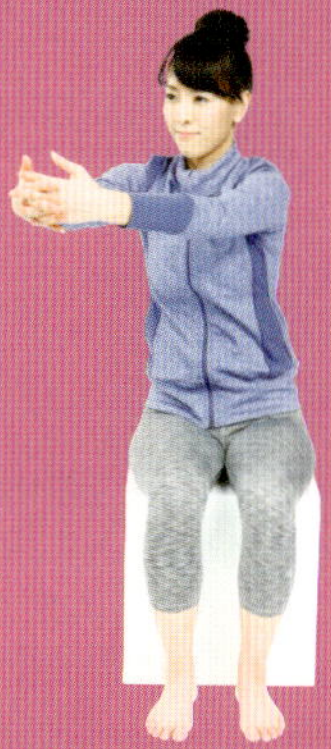

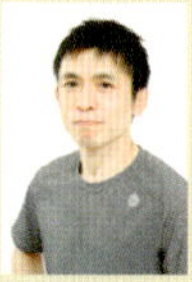

改善編担当
廣戸道場施術部
西澤正樹

改善編

誰でも簡単にできる！腰痛レスキューのやり方

腰痛レスキューの大事なポイント

Point 1

「正しく立つ」または「正しく座る」からスタート

腰が痛くても「もまない」「叩かない」「伸ばさない」

「一刻も早く腰痛から解放されたい」。これが皆さんの切なる願いだと思います。ですので、詳しい説明は後回しにして、**この順番でやれば腰痛が改善するエクササイズを、まずご紹介します**。そのためにも大切な〝これだけは理解していただきたい〟ことだけを、まずはお伝えします。

腰痛になると多くの人が「もむ」「叩く」「伸ばす」ことをしています。しかし、一時的な緩和にはなっても、むしろ腰痛には良くないことを認識しましょう。根治には、痛い腰に直接刺激を与えないことを強く意識してください。

「取扱説明書」に則して腰痛レスキューを行なう

人間のカラダには、「取扱説明書」ともいうべき、動かし方や順番があります。正しく動かしていれば、痛みや故障が起こる可能性は低くなります。腰痛には必ず原因があり、偶然には起こりません。本書では、この「取扱説明書」に則して腰痛レスキューを行ない、腰痛を改善していきます。

具体的には、**①基本となる正しい「立つ」「座る」をマスターする**、**②自分のカラダのタイプを知る**、**③痛い腰に直接ではなく、その原因までさかのぼって順番に対処する**、の3つです。

腰痛は下半身起因と上半身起因に大別できますが、ワンステップではなく、〝知恵の輪〟を解く感覚で改善していきます。それが腰痛改善の安全で確実な近道です。

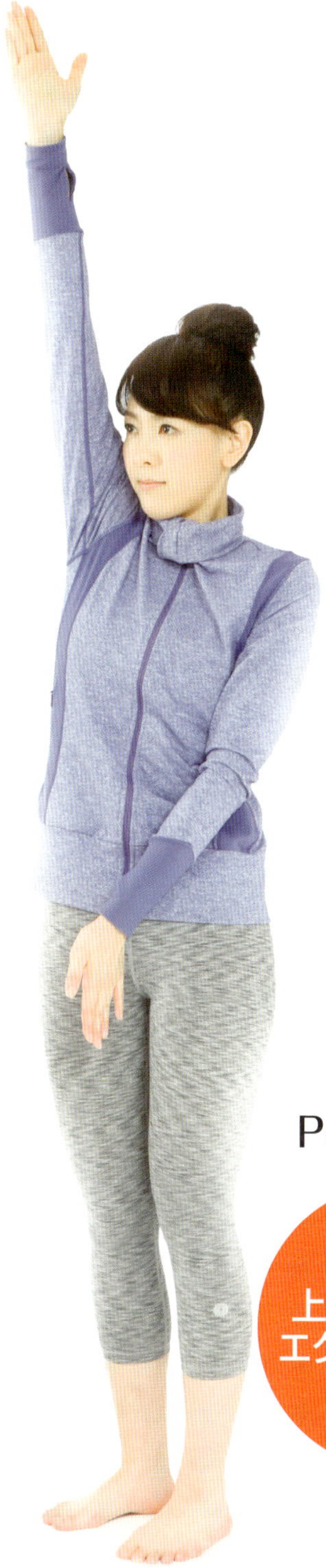

Point 2

自分の「カラダのタイプ」を必ずチェック

Point 3

下半身→上半身の順でエクササイズを行なう

腰痛レスキューを効果的に行なう秘けつ①

正しく「立つ」「座る」をマスターしよう

日常から正しく「立つ」「座る」ができれば、腰痛は劇的に改善します！

正しく「立つ」「座る」は腰痛レスキューの基本姿勢

腰が痛い時、最も大切なのは**痛いところをなるべく動かさない**ことです。腰痛レスキューの多くは座った状態で行ないます。**正しく座ることがすべての大前提**で、正しく座るには、**正しく立つことも不可欠**です。カラダは本来正しく立ち、正しく座れば、腰に負担がかかりません。面倒くさがらずにマスターしましょう。

正しい立ち方

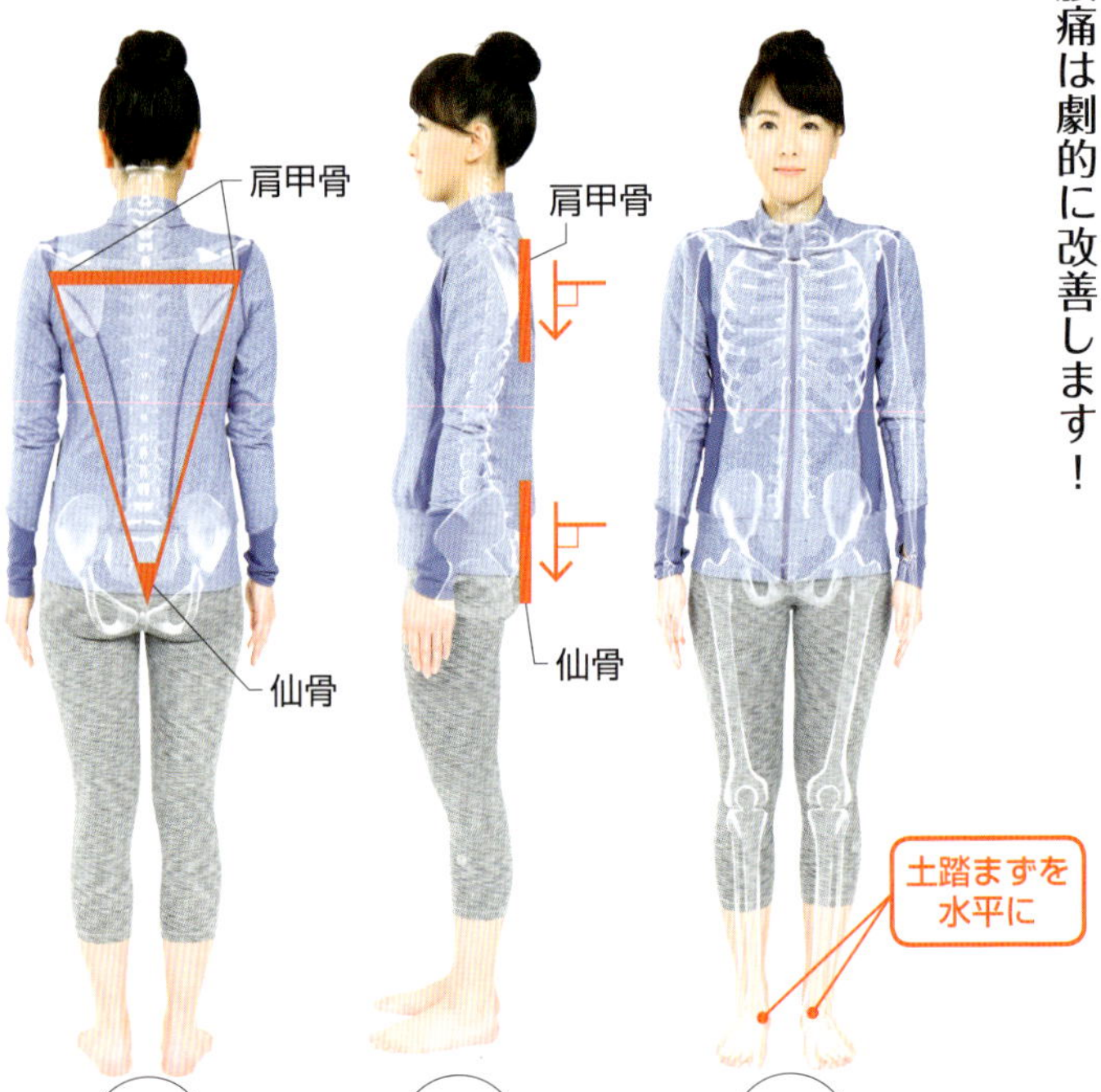

背面
左右の肩甲骨と仙骨を結ぶ三角形が、垂直になる感覚で。

側面
肩甲骨と骨盤の仙骨が、地面に対して垂直に。

正面
股関節幅（首幅）に足を開き、土踏まずを地面に対して水平に。

正しい座り方

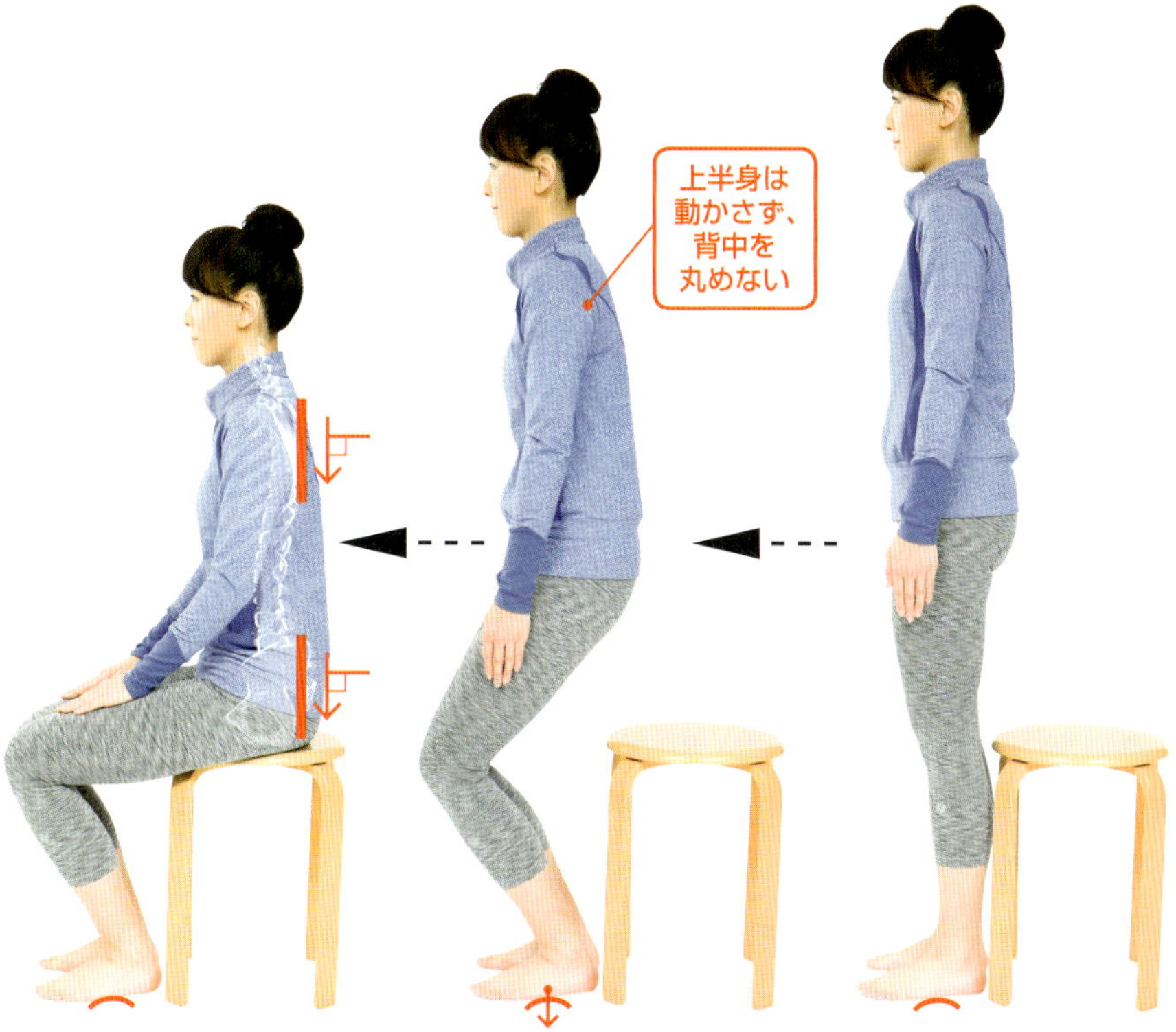

椅子の足（写真の場合４本）と合わせて、６本足で立っている感覚で座る。

足を踏ん張りながらスクワットの要領で腰を落とす。

正しく立った状態。土踏まずを水平にする意識で。

●前から見る

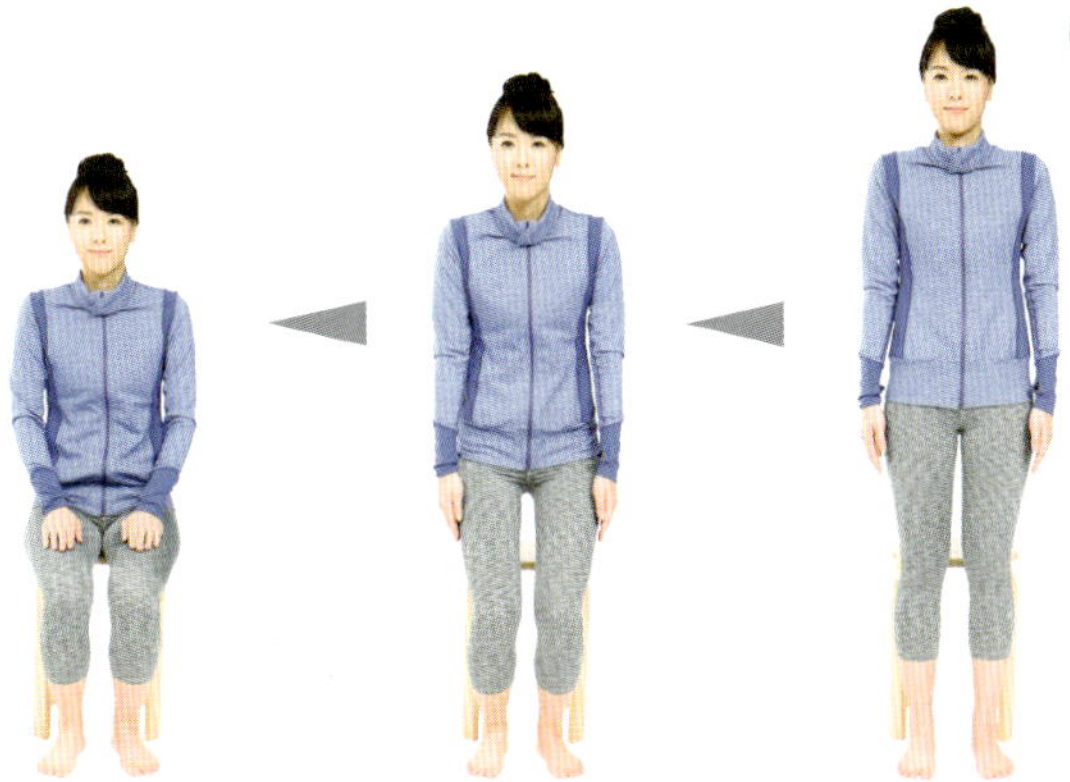

腰痛レスキューを効果的に行なう秘けつ②

自分のカラダのタイプを知ろう

人間のカラダは4タイプ。合った方法で腰痛レスキューするのが効果大！

タイプを知って正しい腰痛レスキューを

カラダの「取扱説明書」は4種類あります。つまり、人間のカラダの動きは、例外なく4タイプに分けられます。当然、腰痛に至る過程も改善方法も同様です。自分のカラダと違うタイプの動きをすると症状を悪くする恐れが大きいので、必ずタイプチェックを行ない、カラダに合った腰痛レスキューを実践しましょう。

……Aタイプか Bタイプをチェック……

仰向けに寝た状態から片足を抱える時に…

両腕に力を入れて無理に引かずに、どちらが足を抱えやすいかチェック。目安の１つは、股関節の抵抗感が大きいか小さいか。片方の足を試したら、いったん足を伸ばしてからもう片方の足も。

ひざの表側のほうが足を抱えやすい

A
タイプ

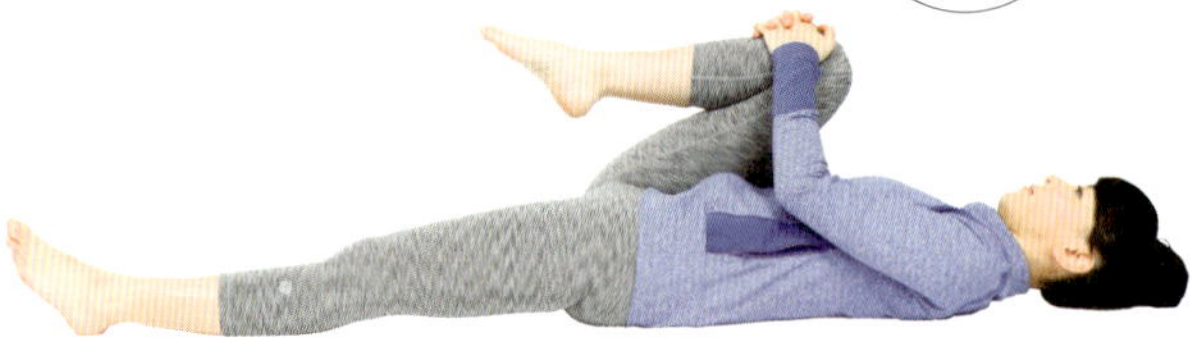

ひざの裏側のほうが足を抱えやすい

B
タイプ

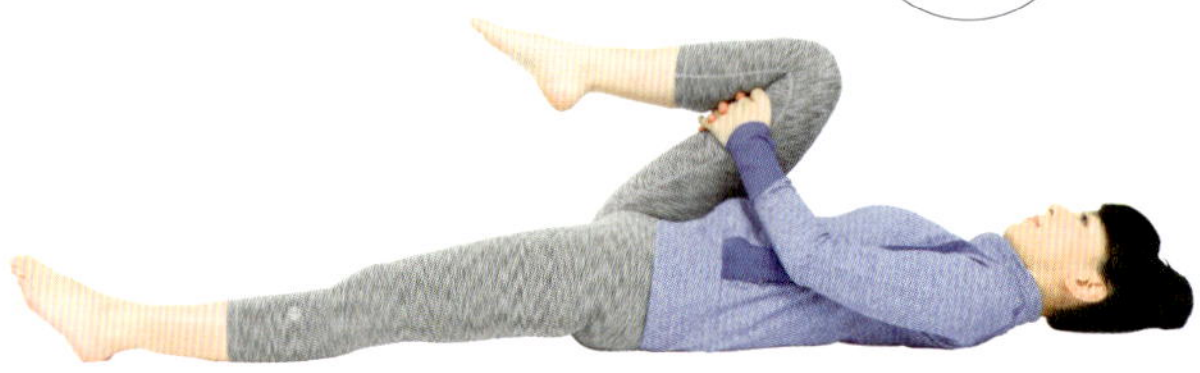

基本姿勢と自分のタイプがわかったら「腰痛レスキュー」を実践しよう！

下のチェックの組み合わせでカラダは4つのいずれかのタイプに

BⅡタイプ　BⅠタイプ　AⅡタイプ　AⅠタイプ

タイプのチェック方法は78ページもご覧ください

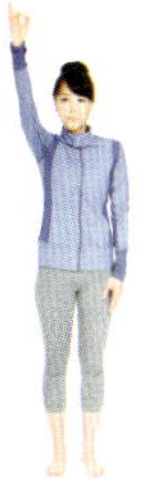

× NG

上げた腕がカラダから離れている。

Ⅰタイプか Ⅱタイプをチェック

指で輪を作って、腕を垂直に上げる時に…

正しく立ち、体側から離さずに、前方へ弧を描くようにして腕を垂直方向に上げる。目安は上げた腕が自然に止まる高さ。片方のタイプを試したら、いったん下してから片方のタイプも試す。

親指と薬指で輪を作るほうが腕を上げやすい

Ⅱタイプ

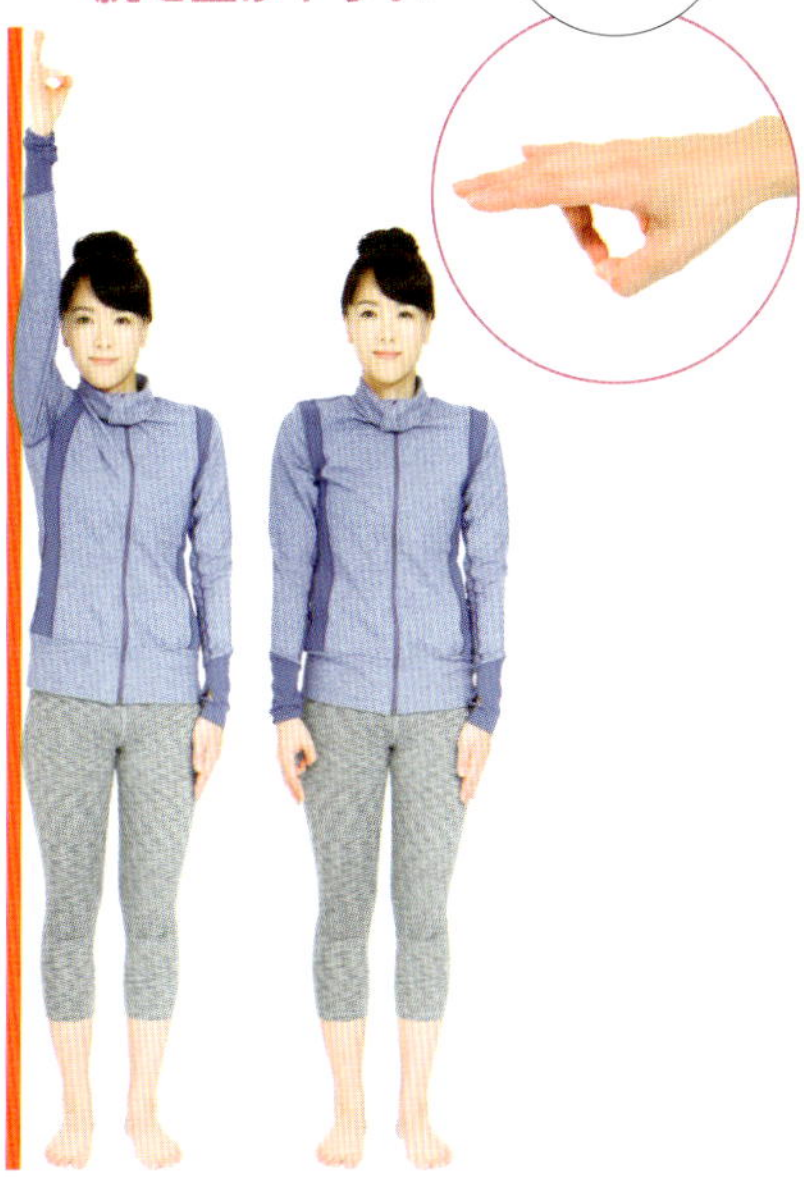

親指と人差し指で輪を作るほうが腕を上げやすい

Ⅰタイプ

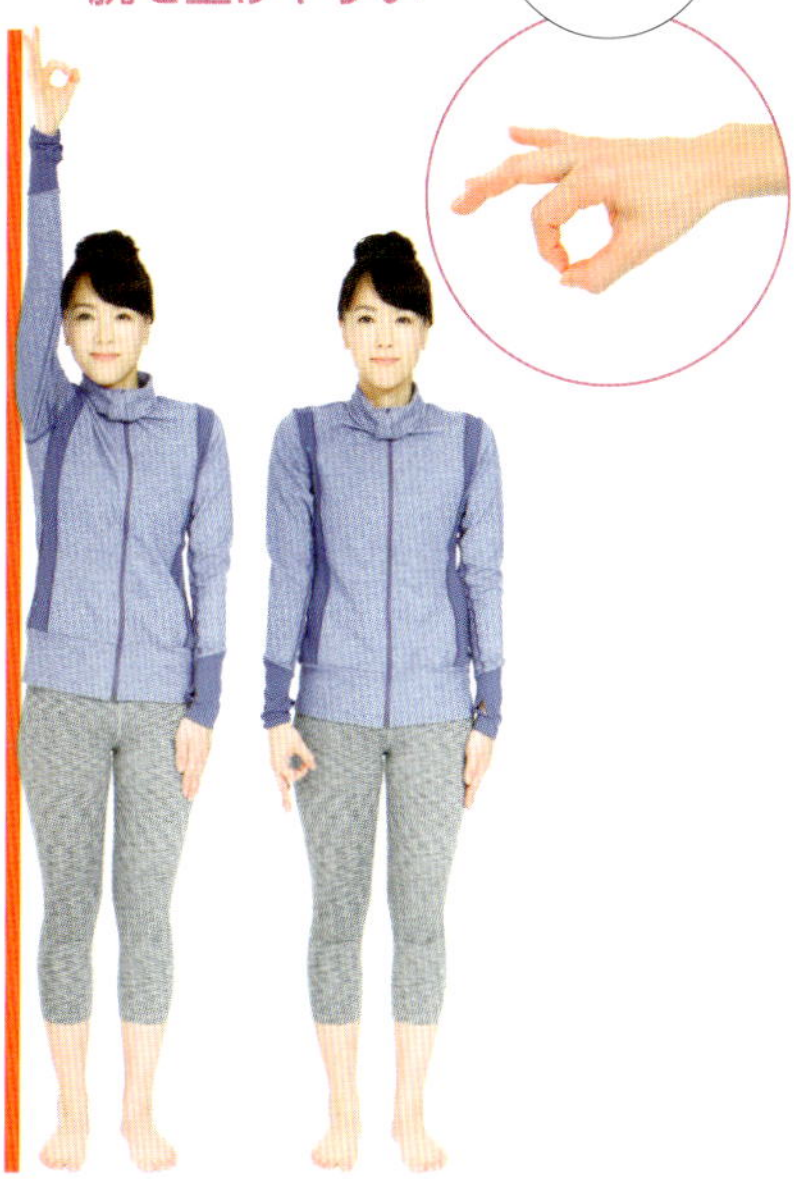

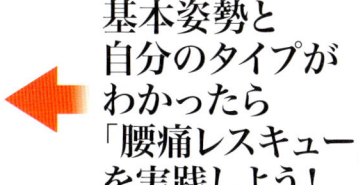

ここから腰痛レスキューのスタート！

腰痛の原因は「下半身」と「上半身」に分かれます。タイプを確認し、下半身→上半身の順に行ないましょう。

（カラダに違和感を感じるものはすぐにやめましょう）

下半身から正す

Step 1 片足の裏でボールを踏む

ひざ下の状態を改善します。シンプルですが、とても重要です。

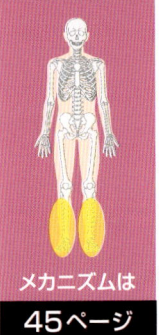

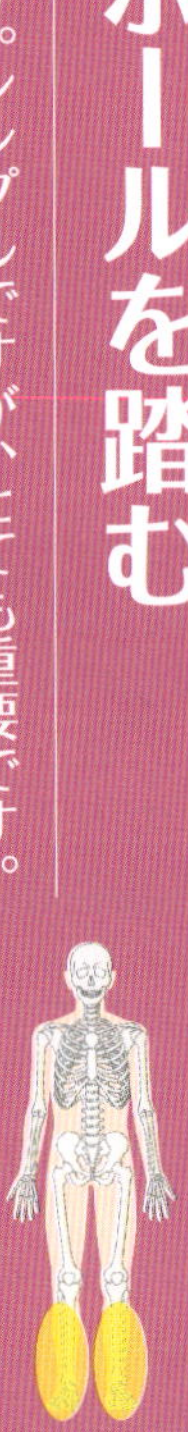

メカニズムは 45ページ

1 かかとを床から浮かしながらボールを踏む

30秒×3セット

正しく座った状態から、土踏まずの真ん中でボールを垂直に踏む。

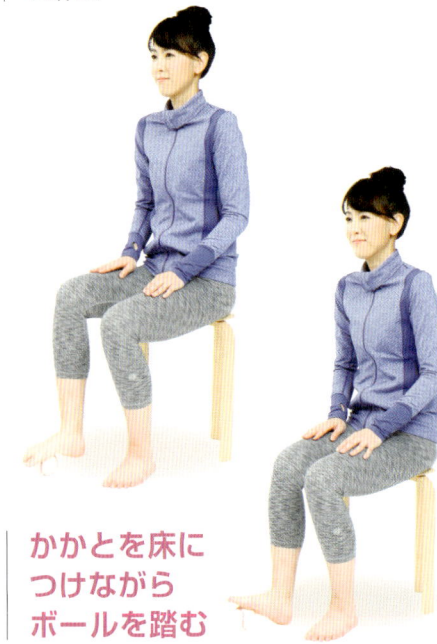

2 かかとを床につけながらボールを踏む

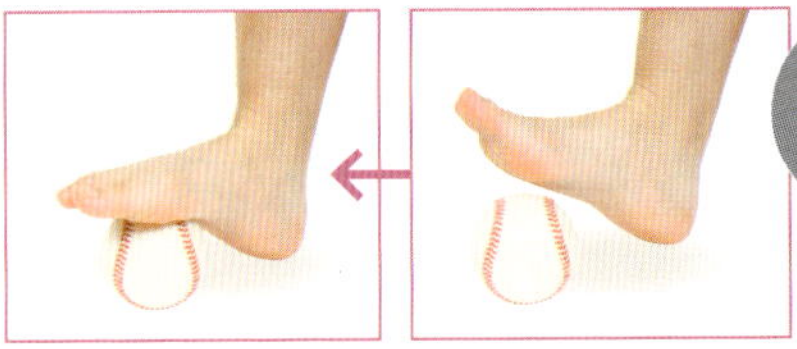

A タイプ (P.18)

つま先を浮かせた状態から踏む。

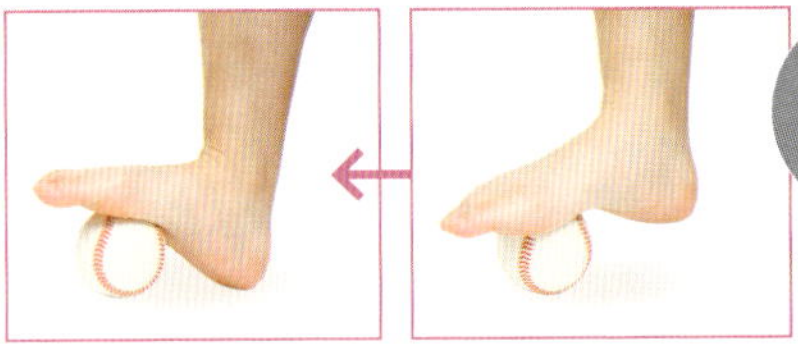

B タイプ (P.18)

垂直に踏んでから、かかとを落とす。ボールを動かして位置調整を。

※必ず両足とも行ないましょう。

下半身から正す

Step 2 足の裏でボールを踏んで前屈

今度は両足でボールを踏み、両足のバランスを整えます。

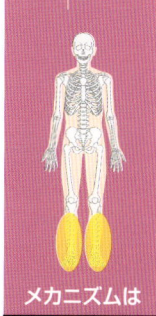

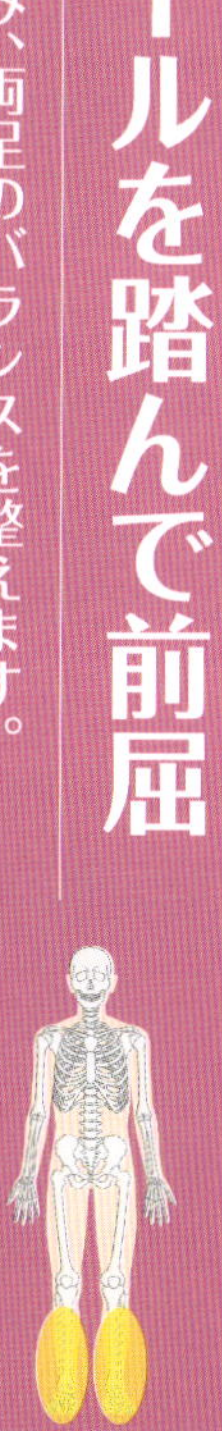

メカニズムは

46ページ

30秒×3セット

1 ゴムボールを足の裏で踏む

そろえた両足の土踏まずのくぼみで、両足とも均等の力で垂直に踏む。

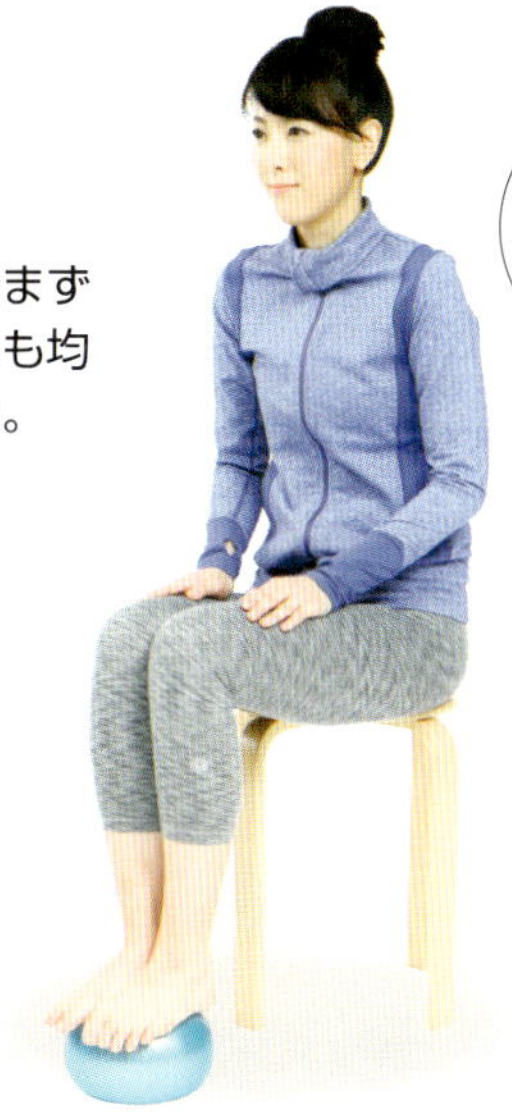

2 ゴムボールを踏みながら前屈する

ゆっくりと、全身の力を抜いて前屈。両足の土踏まずで踏んでいる意識を。

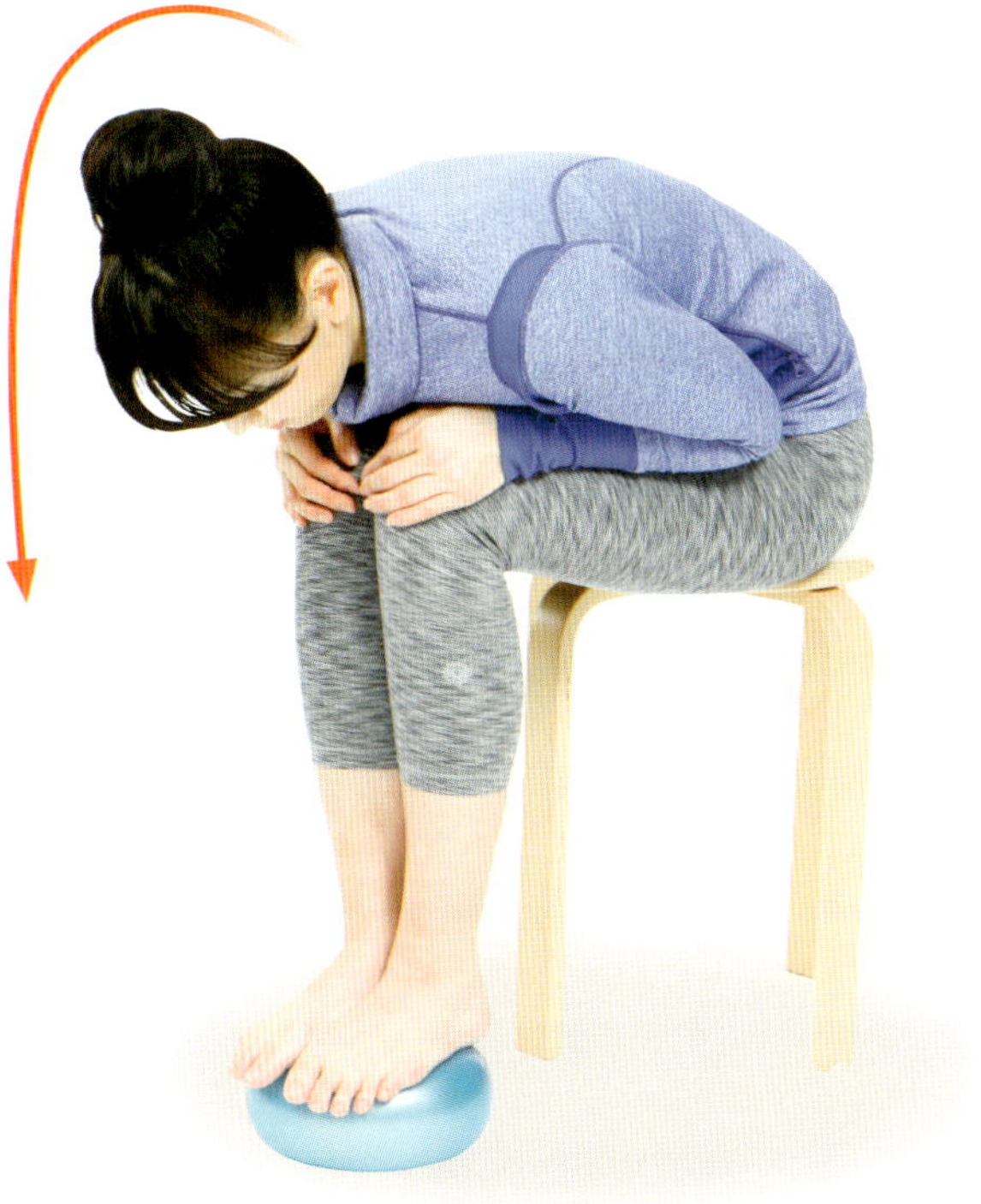

下半身から正す

Step 3 太ももの下にボールを入れる

ひざ下の次は太もも付近の改善。徐々に腰に近づきます。

30秒×3セット

I タイプ (P.19)

太ももの下の外側にゴムボールを入れて前屈

ボールを入れた時、太ももが内側に回転する感覚があればOK。ボールの代わりにクッションでも可。

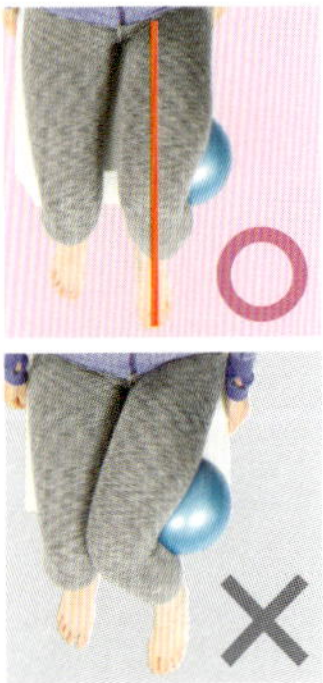

足が内側に入りこみすぎ。足は必ずまっすぐに。

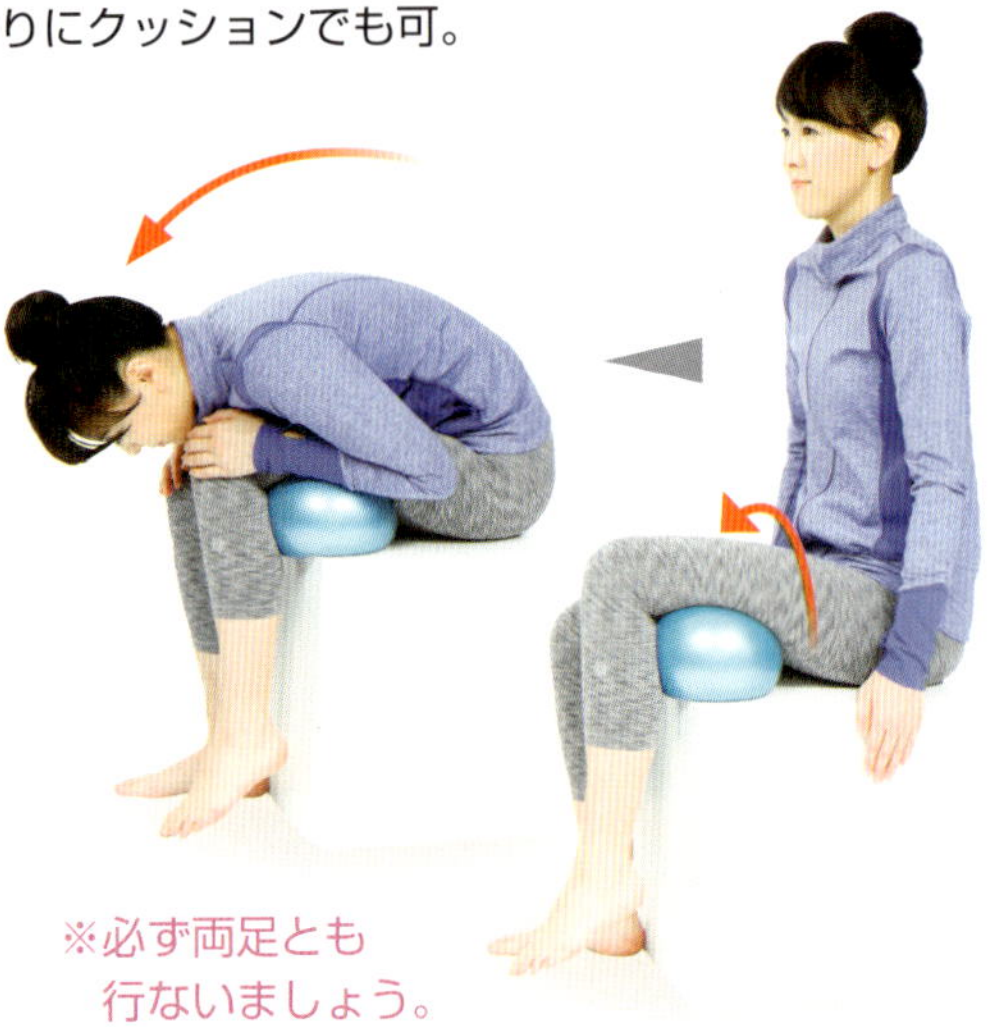

※必ず両足とも行ないましょう。

II タイプ (P.19)

太ももの下の内側にゴムボールを入れて前屈

ボールを入れた時、太ももが外側に回転する感覚があればOK。ボールの代わりにクッションでも可。

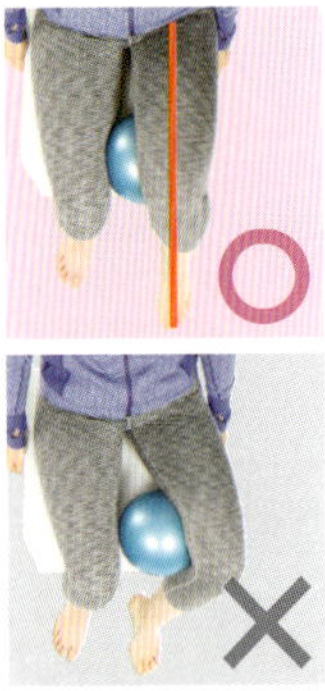

足が外側に飛び出しすぎ。力ではなく、足の重さでボールが止まる位置に。

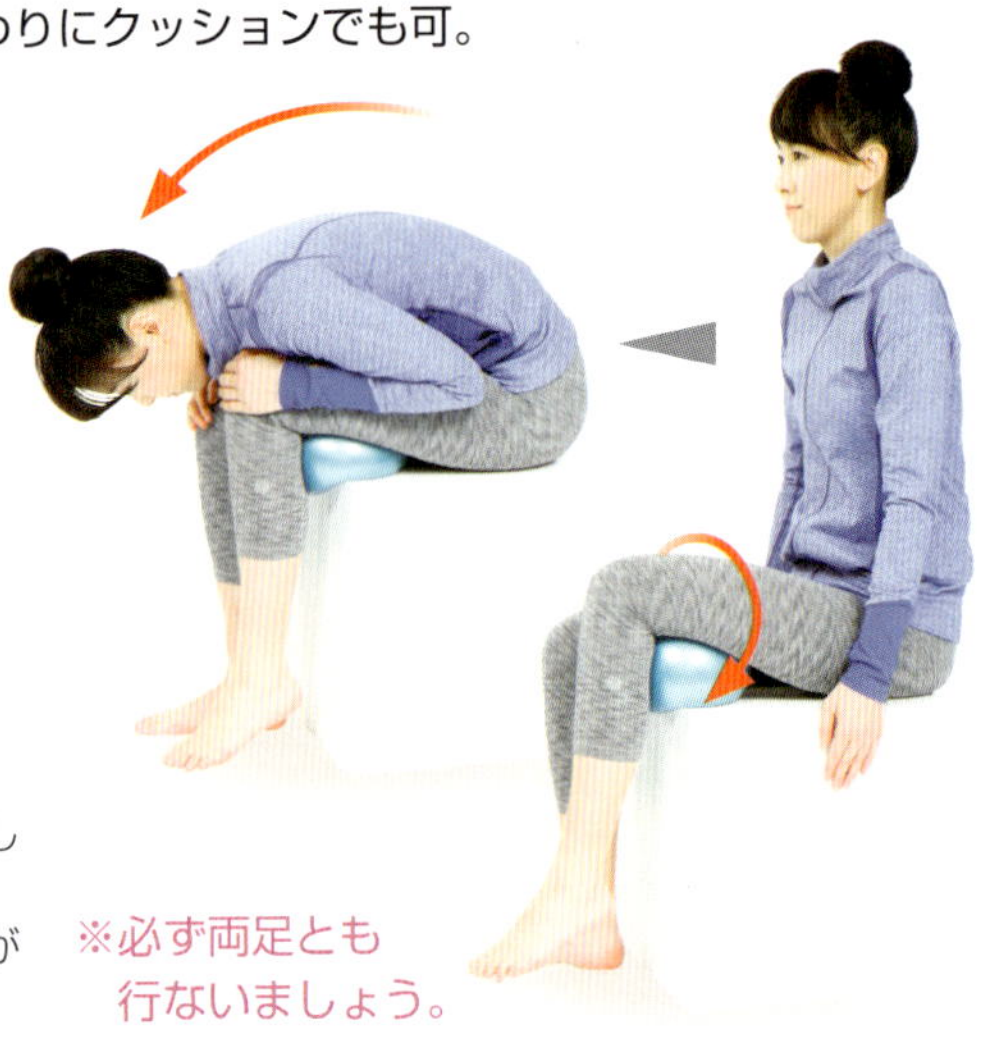

※必ず両足とも行ないましょう。

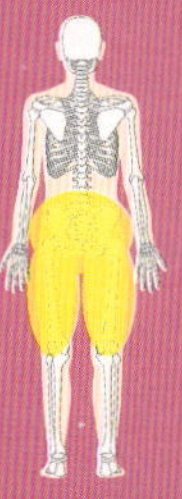

メカニズムは
47ページ

下半身
から正す

Step 4

お尻の下にクッションを敷く

このエクササイズで、骨盤の左右の高低差を改善していきます。

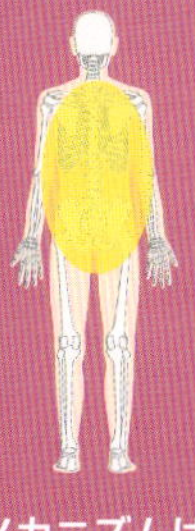

メカニズムは
48ページ

30秒×
3セット

お尻の片側にクッションを敷いて正しく座る

お尻の左右差を感じる以外は、正しく座った状態を維持。クッションは高すぎないように注意。

●横から見る

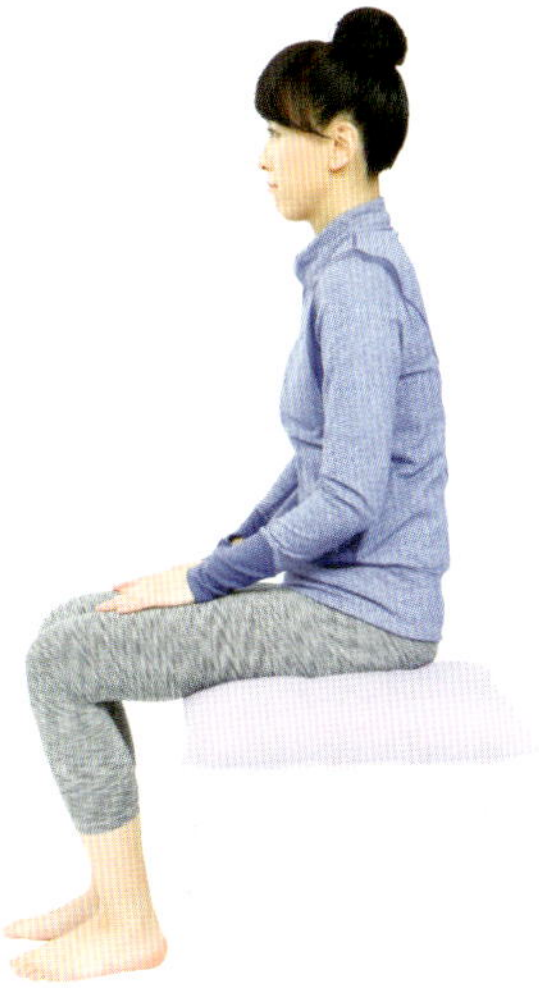

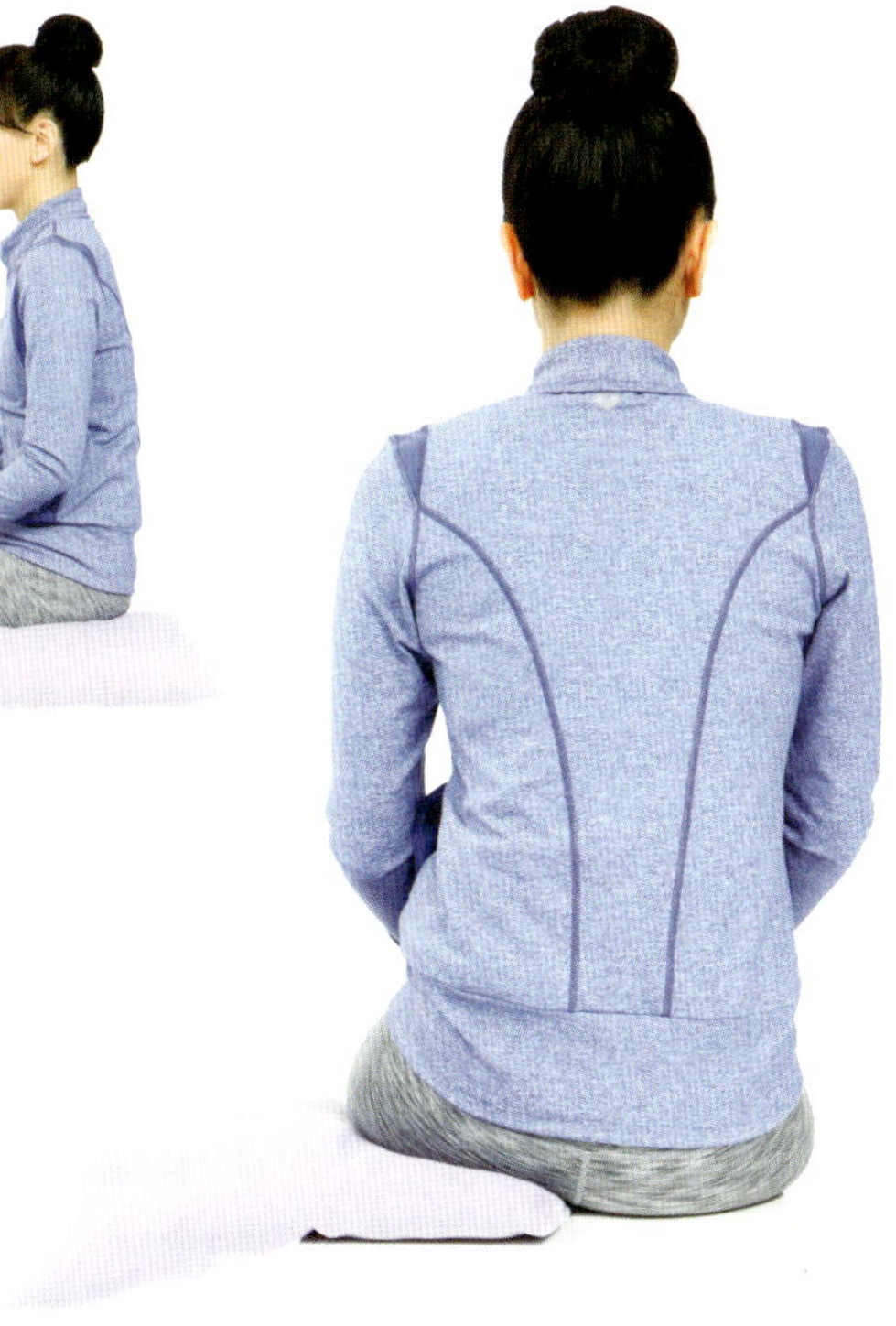

※必ず両側とも行ないましょう。

下半身
から正す

Step 5 ボールをみぞおちにはさむ

骨盤から背中にかけての緊張を改善します。

30秒×3セット

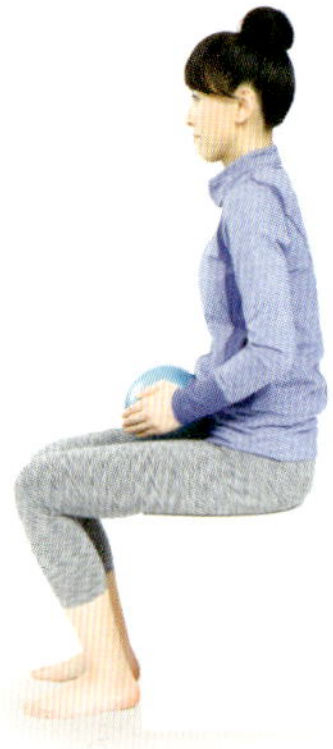

1 下腹部に近い位置でボールを持つ

正しく座り、足は股関節幅に開く。

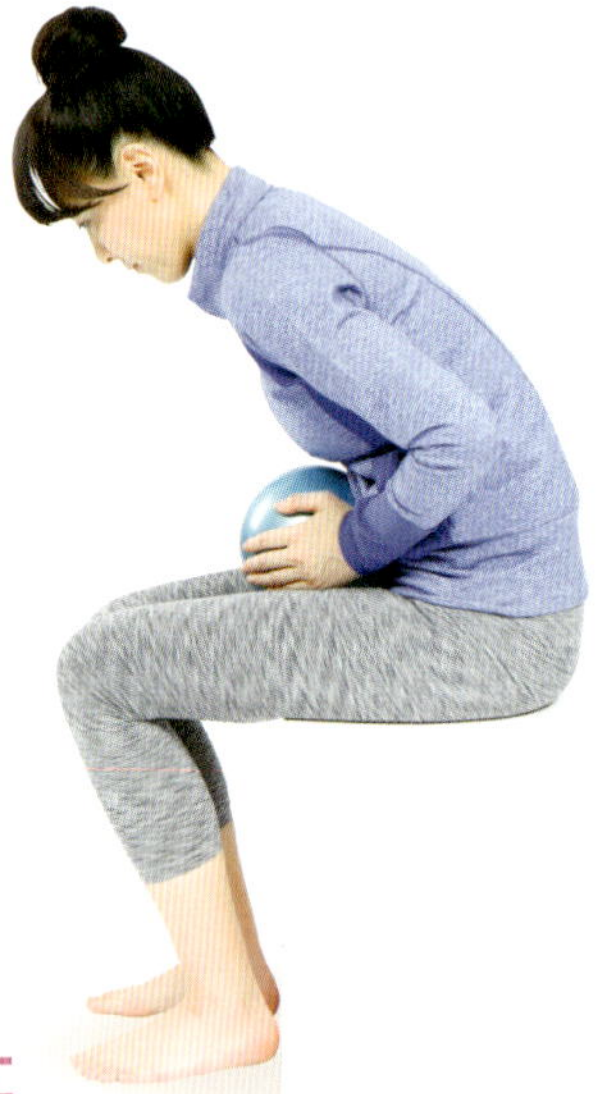

2 ゴムボールを持ったまま上体をかがめる

ボールの中心に向かって上半身をボールの上にのせる。

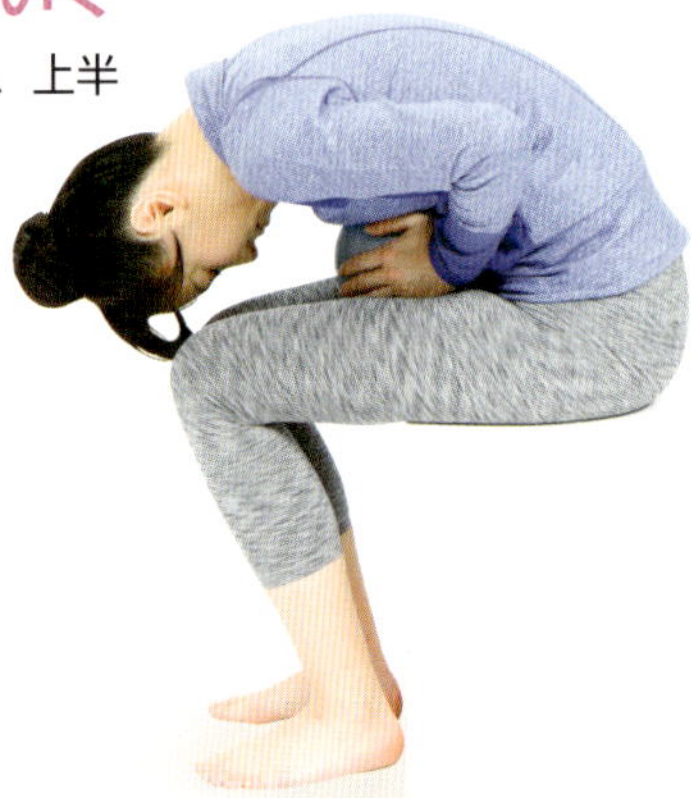

3 ボールを動かさないように深くかがめていく

首もしっかり曲げ、上半身の力を抜く。

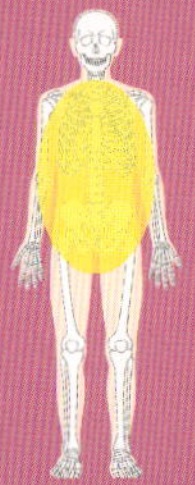

メカニズムは
49ページ

下半身
から正す

Step 6

横になって枕を足ではさむ

痛みが特にひどい時に有効な腰痛レスキューです。

30秒×3セット

1 ベッドに正しく座り枕を目視する

枕の向きに注目。カラダのある側が斜め下になっている。

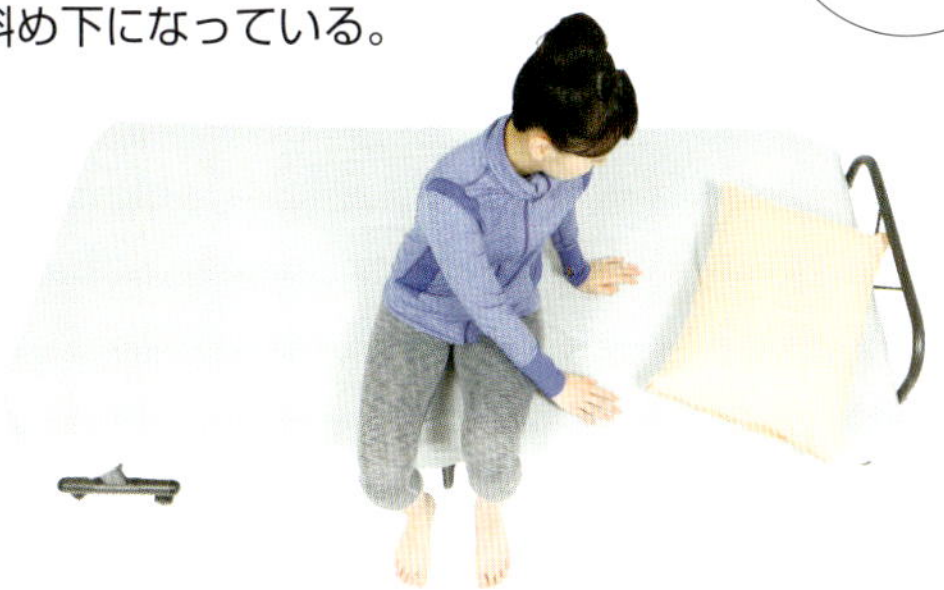

2 枕を見ながら痛い側を上にしてカラダを横にする

楽だと思う姿勢で、しばらくそのままに。

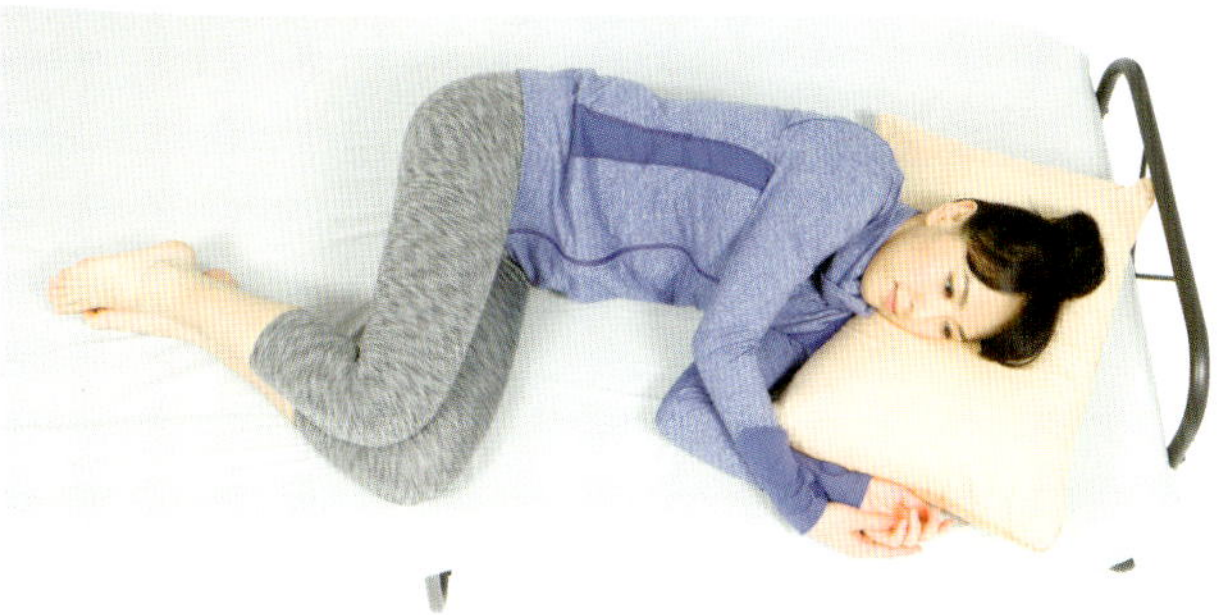

3 カラダの下側にある肩を前に動かす

肩甲骨周りをベッドに密着させ、引き続きそのままの姿勢で。

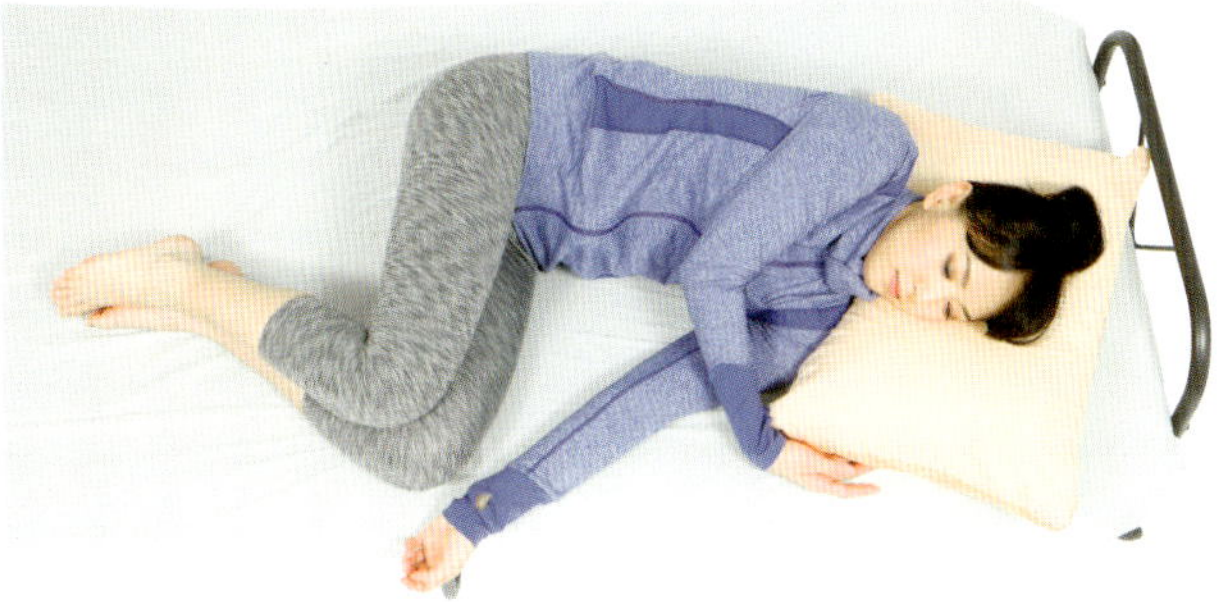

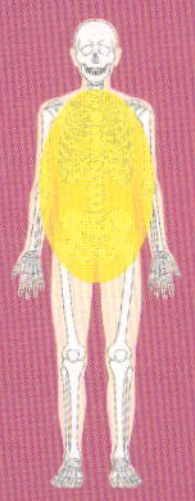

メカニズムは
50ページ

◀--- 次ページに続きます

4 サポートする人の力を借りて自分のタイプに合った姿勢になり両足で枕をはさむ

1人で行なう場合

「みぞおち・ひざ・足首」を直線上にそろえるイメージで。枕はひざ下部分ではさむ。

AⅠタイプ

「みぞおち・ひざ前側・足首」を直線上にそろえる

みぞおち、ひざ前側、足首で直線のラインを作るような姿勢をとり、枕をひざ下部分ではさむ。

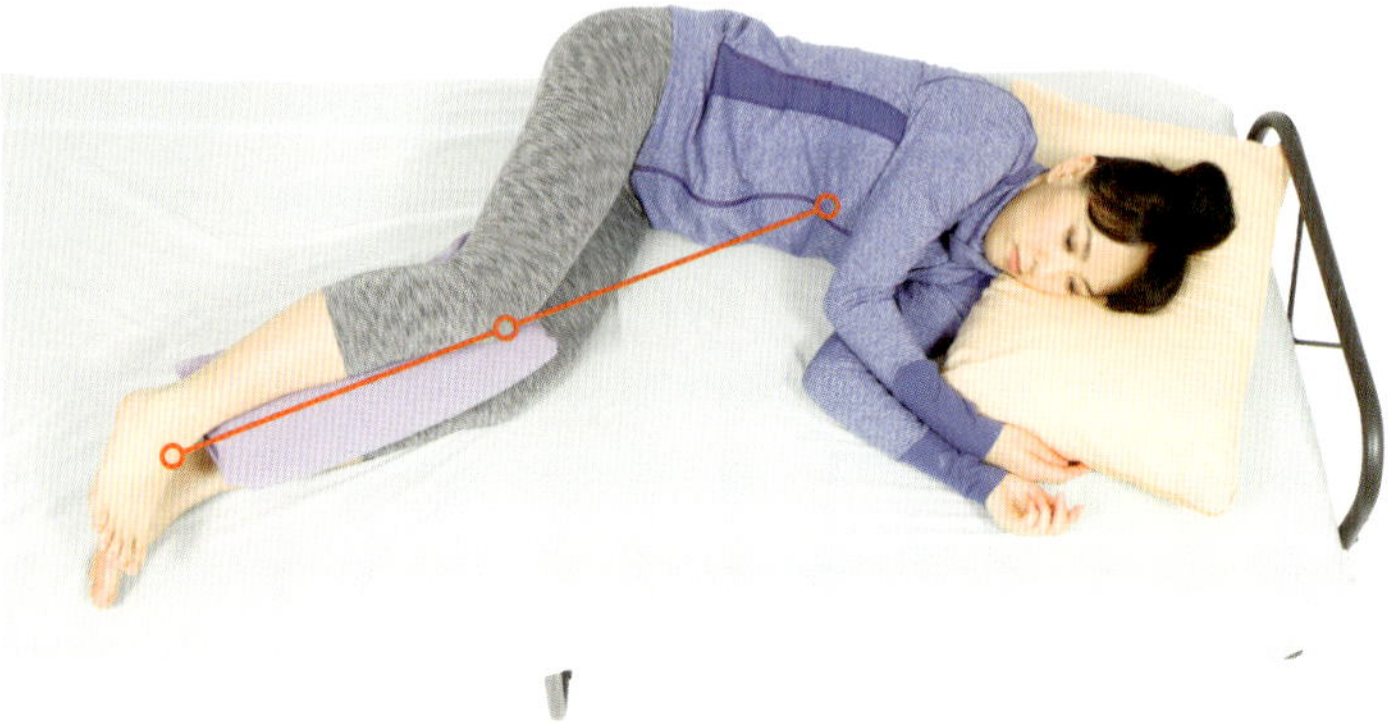

1人で行なう場合

「みぞおち・ひざ・足首」を直線上にそろえるイメージで。枕はひざ下部分ではさむ。

AⅡタイプ

「みぞおちの後ろ側・ひざ裏・かかと」を直線上にそろえる

みぞおちの後ろ側、ひざ裏、かかとで直線のラインを作るような姿勢をとり、枕をひざ下部分ではさむ。

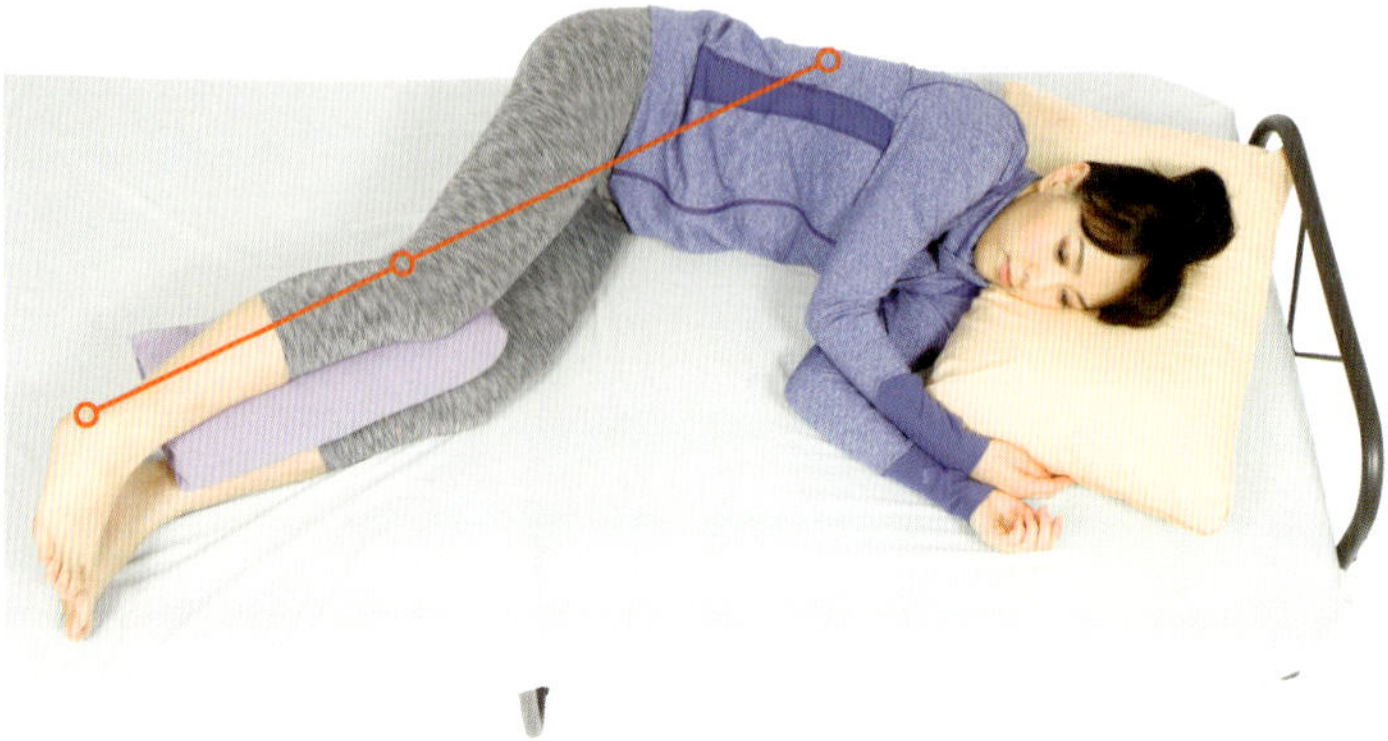

BI タイプ

「首のつけ根・仙骨・かかと」を直線上にそろえる

首のつけ根、仙骨、かかとで直線のラインを作るような姿勢をとり、枕を太もも部分ではさむ。

1人で行なう場合

「首のつけ根・股関節・足首」を直線上にそろえるイメージで。枕は太もも部分ではさむ。

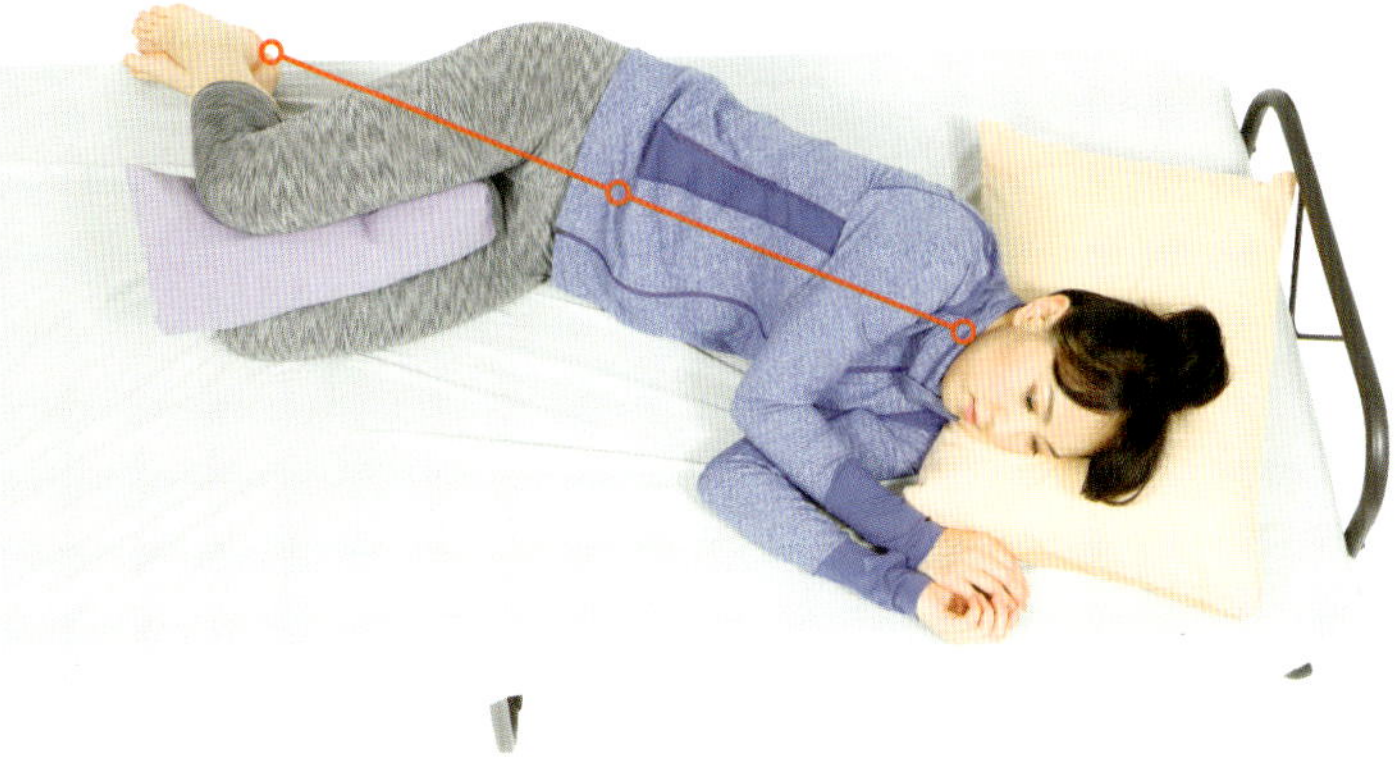

BII タイプ

「首のつけ根・股関節前側・足首」を直線上にそろえる

首のつけ根、股関節前側、足首で直線のラインを作るような姿勢をとり、枕を太もも部分ではさむ。

1人で行なう場合

「首のつけ根・股関節・足首」を直線上にそろえるイメージで。枕は太もも部分ではさむ。

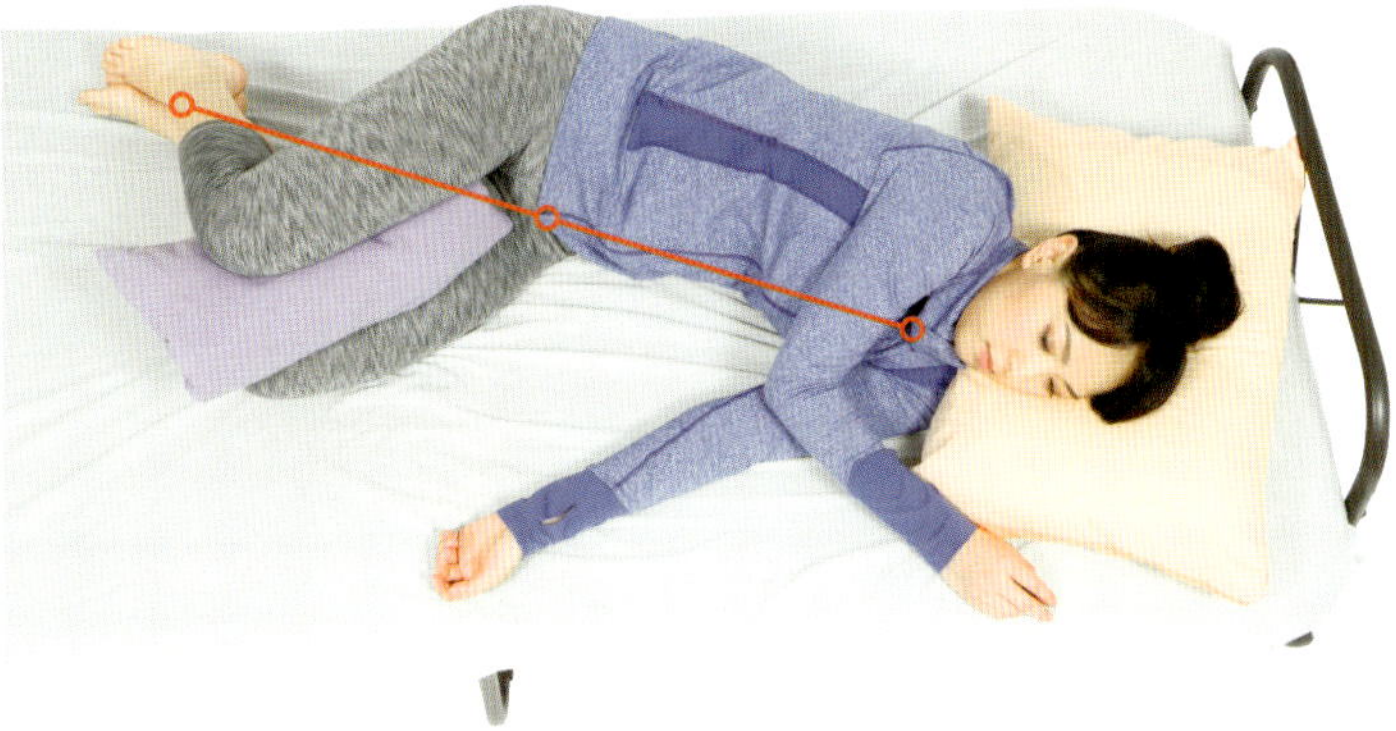

上半身から正す

Step 1 ベッドに上半身をゆだねる①

上半身が原因の腰痛を、胸郭の位置を治して改善します。

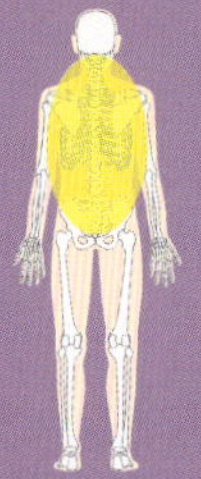

メカニズムは
52ページ

1分

1 枕を置き ベッドの前に正しく立つ

足は股関節幅。枕は一辺をベッドの端に合わせて置く。

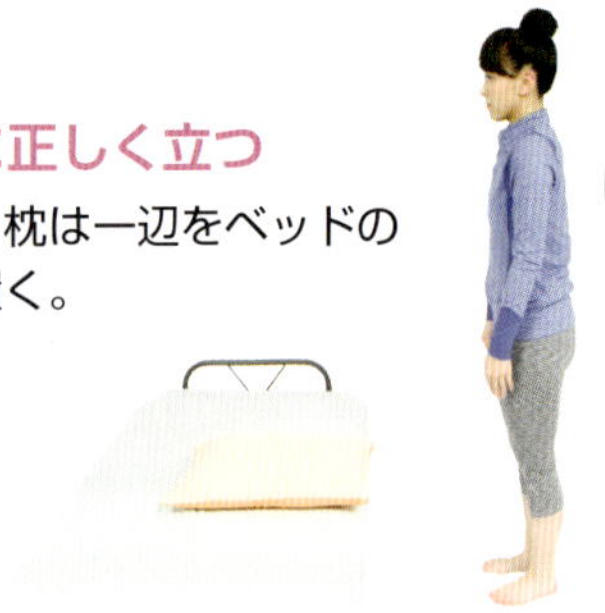

2 腰を曲げ 上半身をベッドと平行にする

ひざはベッドにのせずに。腰を曲げる時はゆっくりと。

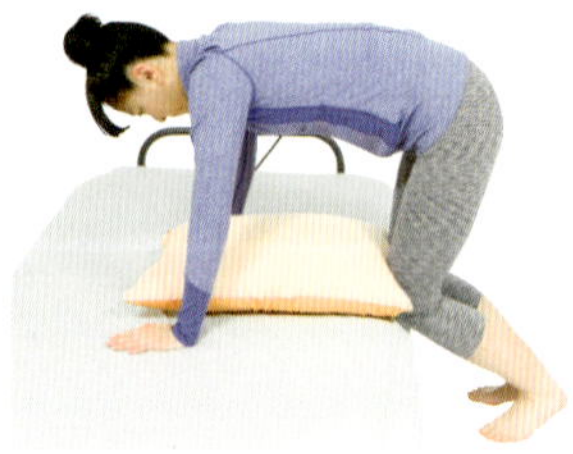

3 上半身を枕の上にゆだね全身の力を抜く

肩甲骨や首、下半身が自重で脱力する感覚になればOK。ポイントは足裏が天井を向くこと。

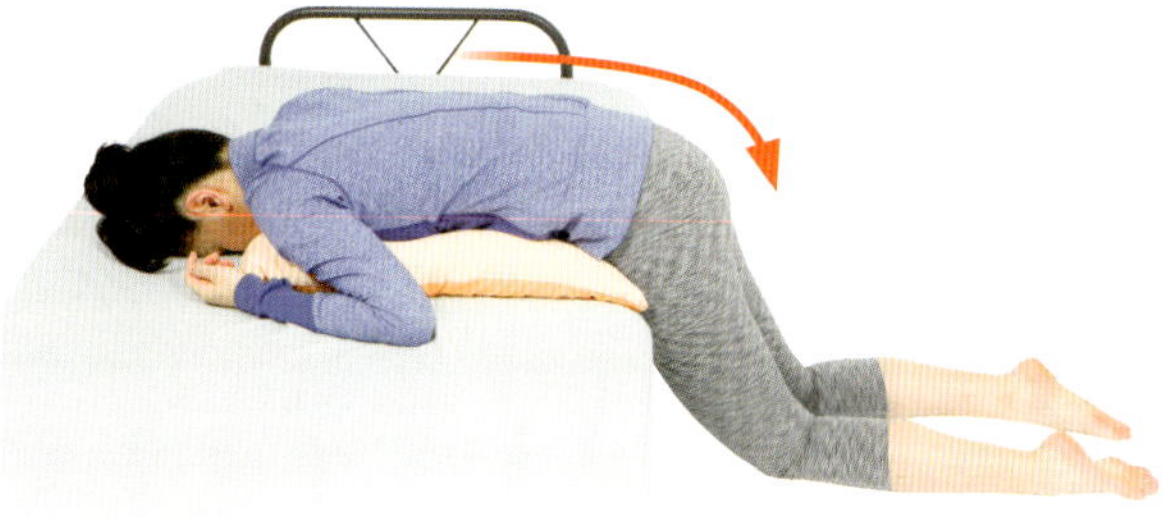

4 戻る時は、ひざの位置は変えずに上半身を下半身側へスライドさせる

両手を支点にしてプッシュする要領で。

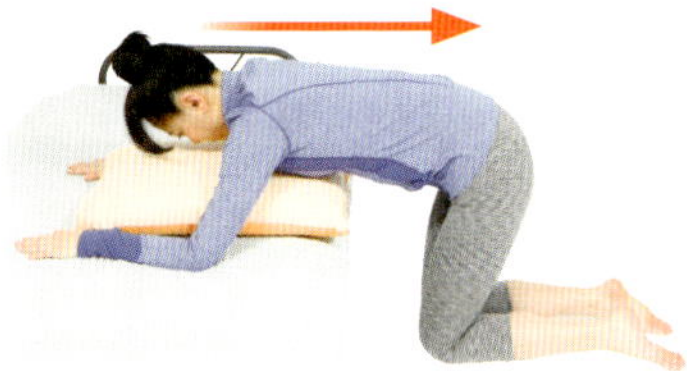

5 腰を落とし安定してから上半身を起こす

おなかに力を入れ、カラダを反らなくても起き上がれる。

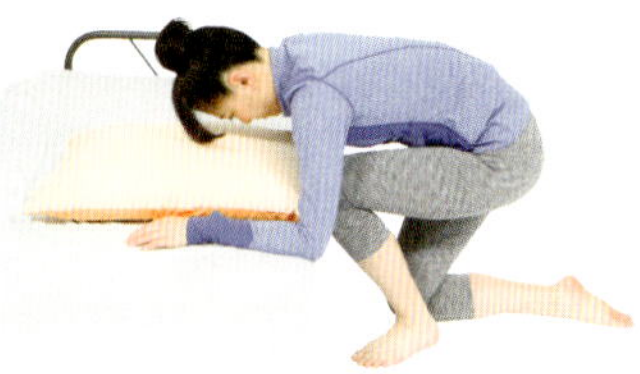

上半身から正す

Step 2

ベッドに上半身をゆだねる②

首回りから骨盤にかけて、上半身全体を改善します。

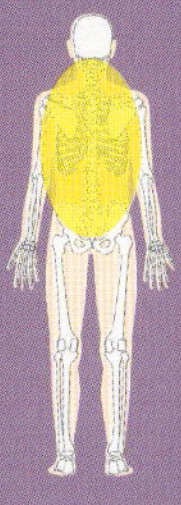

メカニズムは
53ページ

1 ベッドにのり枕の上で四つんばいになる

1分

足は股関節幅。正しく立った状態から行なう。枕の位置に注目。

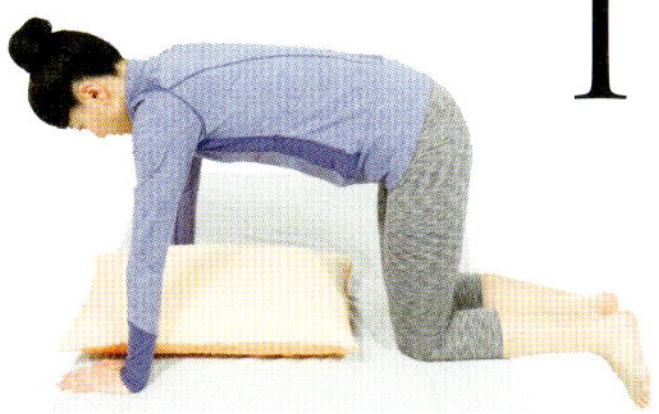

2 上半身を枕の上にゆだね全身の力を抜く

腕は両肩甲骨が開く位置に。あごは枕にのせない。

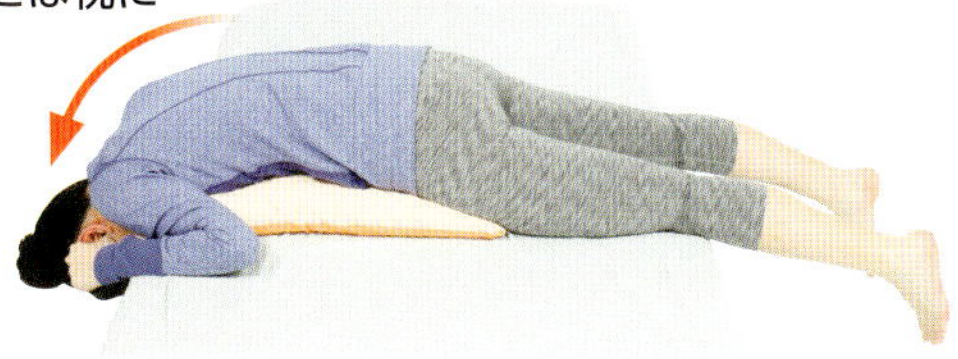

3 左右の肩甲骨が広がってきたら肩から上と両腕をベッドの外に出す

息苦しくなったり、頭に血が上らないよう注意。

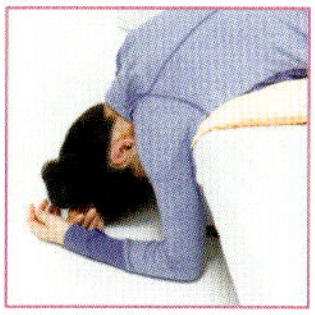

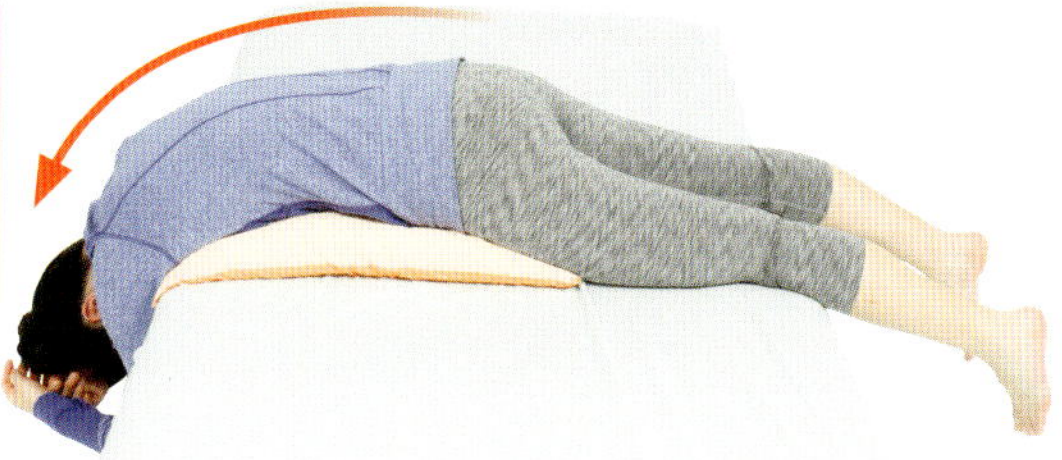

4 頭を少し上げ、片ひじを少しずつベッドに戻す

下半身に力を入れないように、ゆっくりと行なう。

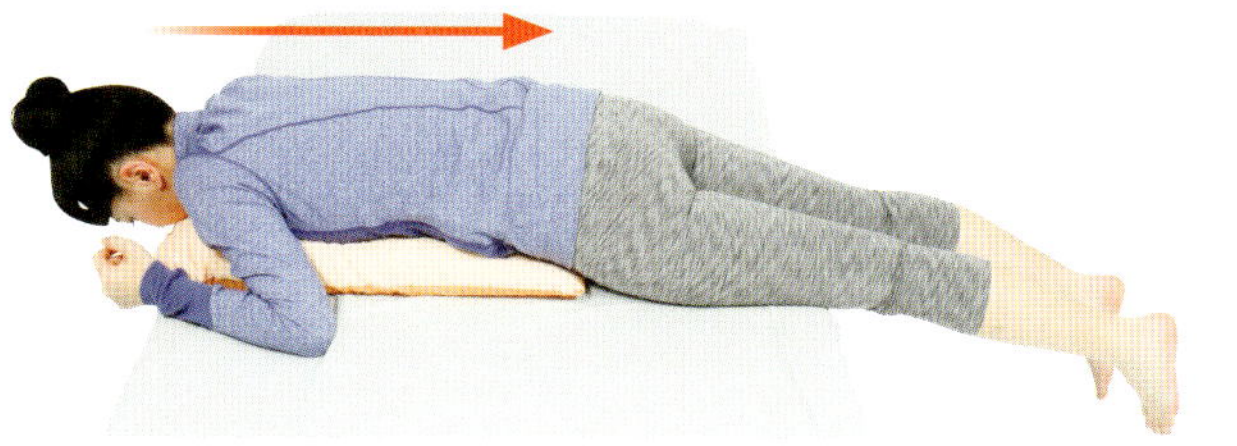

※4の後は、28ページの「4→5」と同じプロセスで体を起こしましょう。

上半身から正す

Step 3

手を組んで上半身をひねる

胸郭と骨盤の位置関係を改善し、痛みをやわらげていきます。

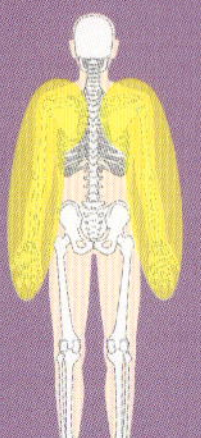

メカニズムは
54ページ

1 タイプ別に手を組んで腕を前に出す

各12回×3セット

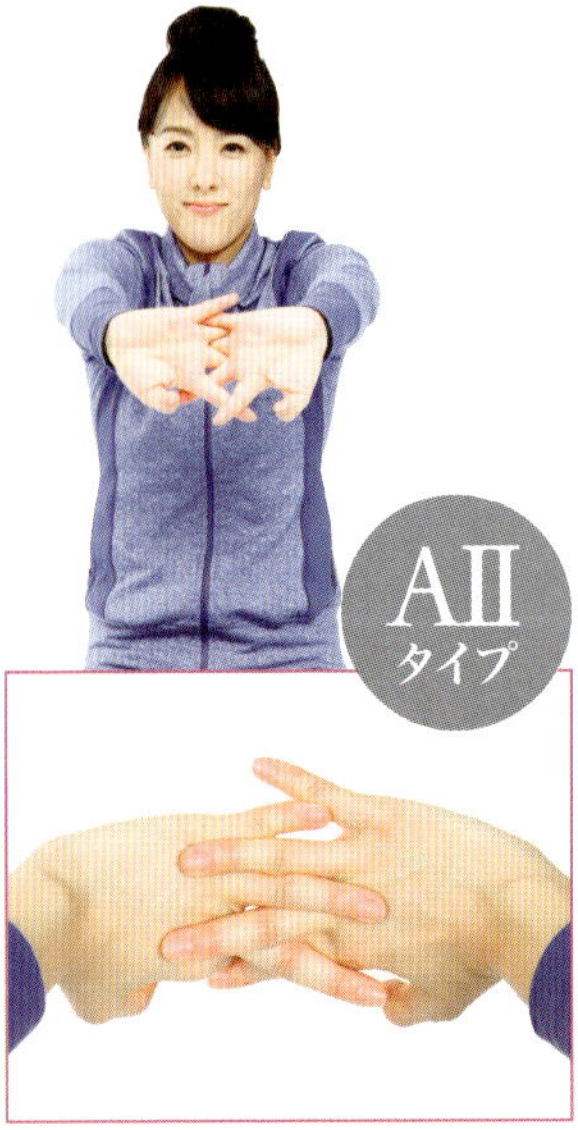

薬指を中心に組んで、手を返す。

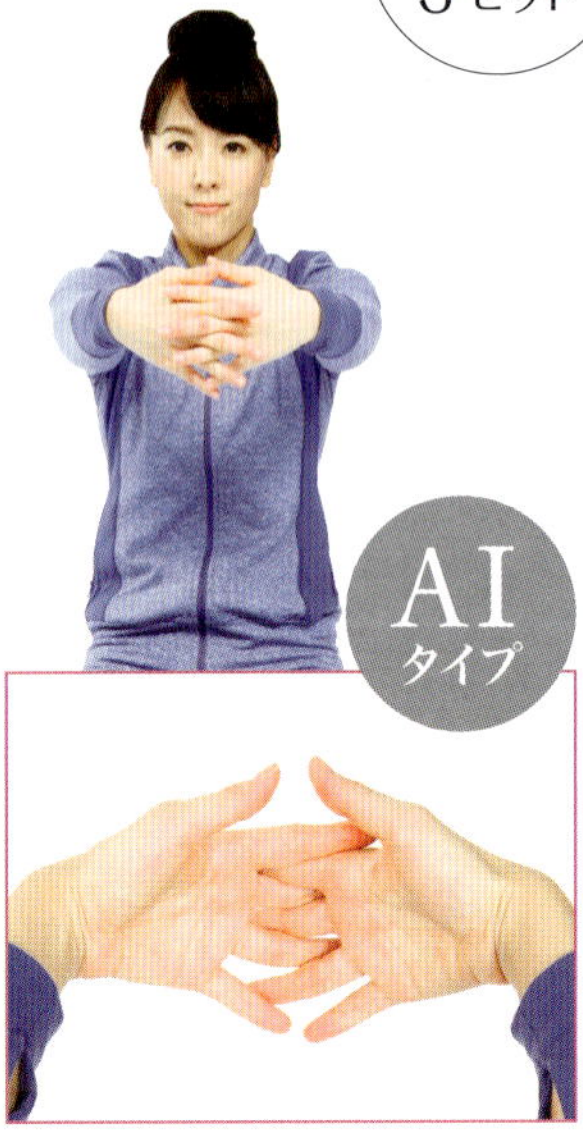

人差し指を中心に組む。

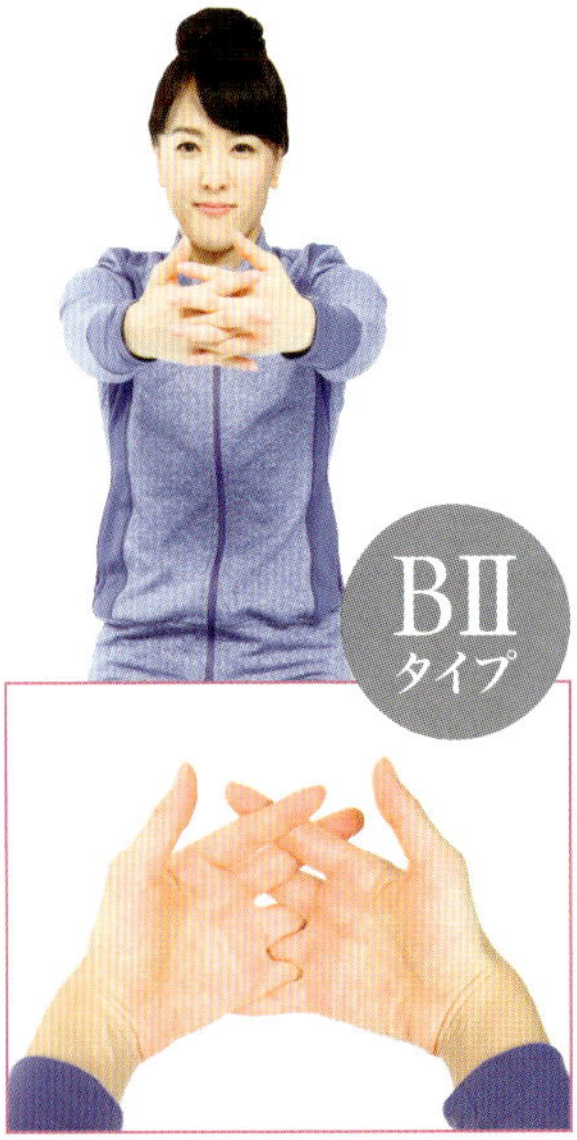

薬指を中心に組む。

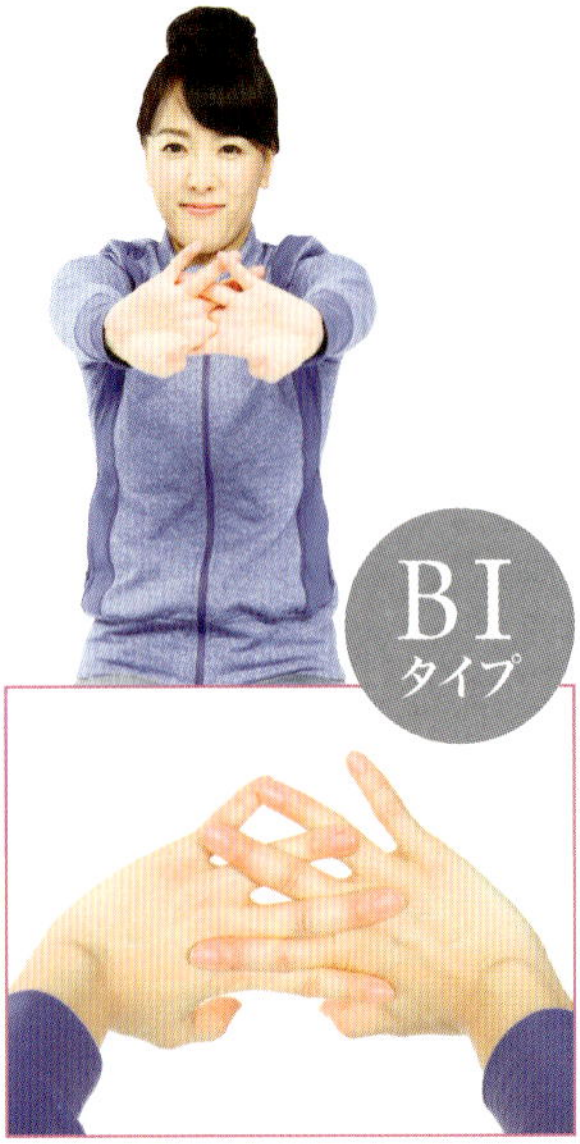

人差し指を中心に組んで、手を返す。

2 腕を出し両肩を前後にゆっくりと動かす

両肩甲骨を閉じたり開いたりする感覚で。

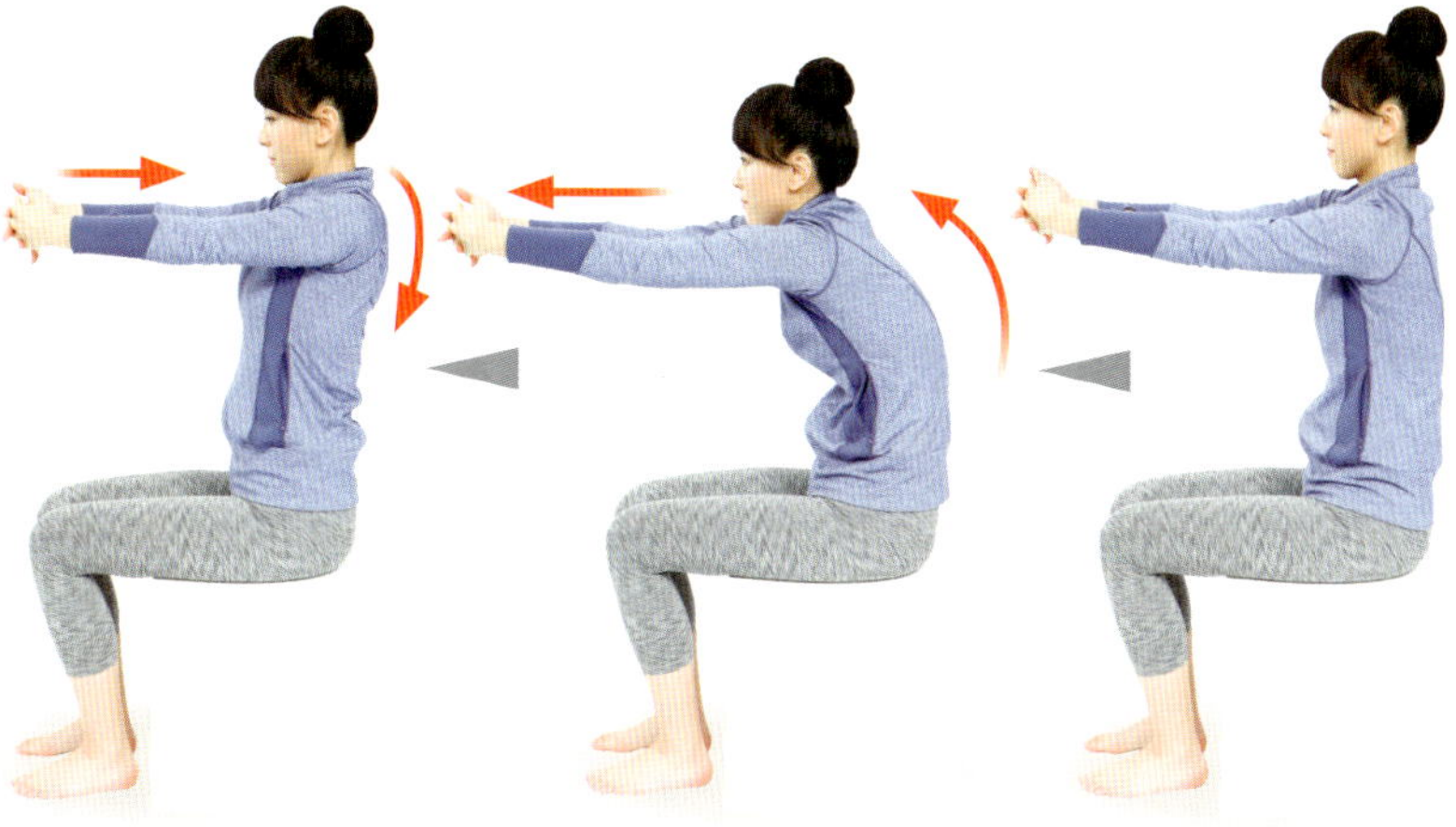

3 肩の高さを変えずに上半身を左右に回す

足は股関節幅（首幅）。力や勢いを使わず、下半身を
動かさないようにしてゆっくりと大きく回す。

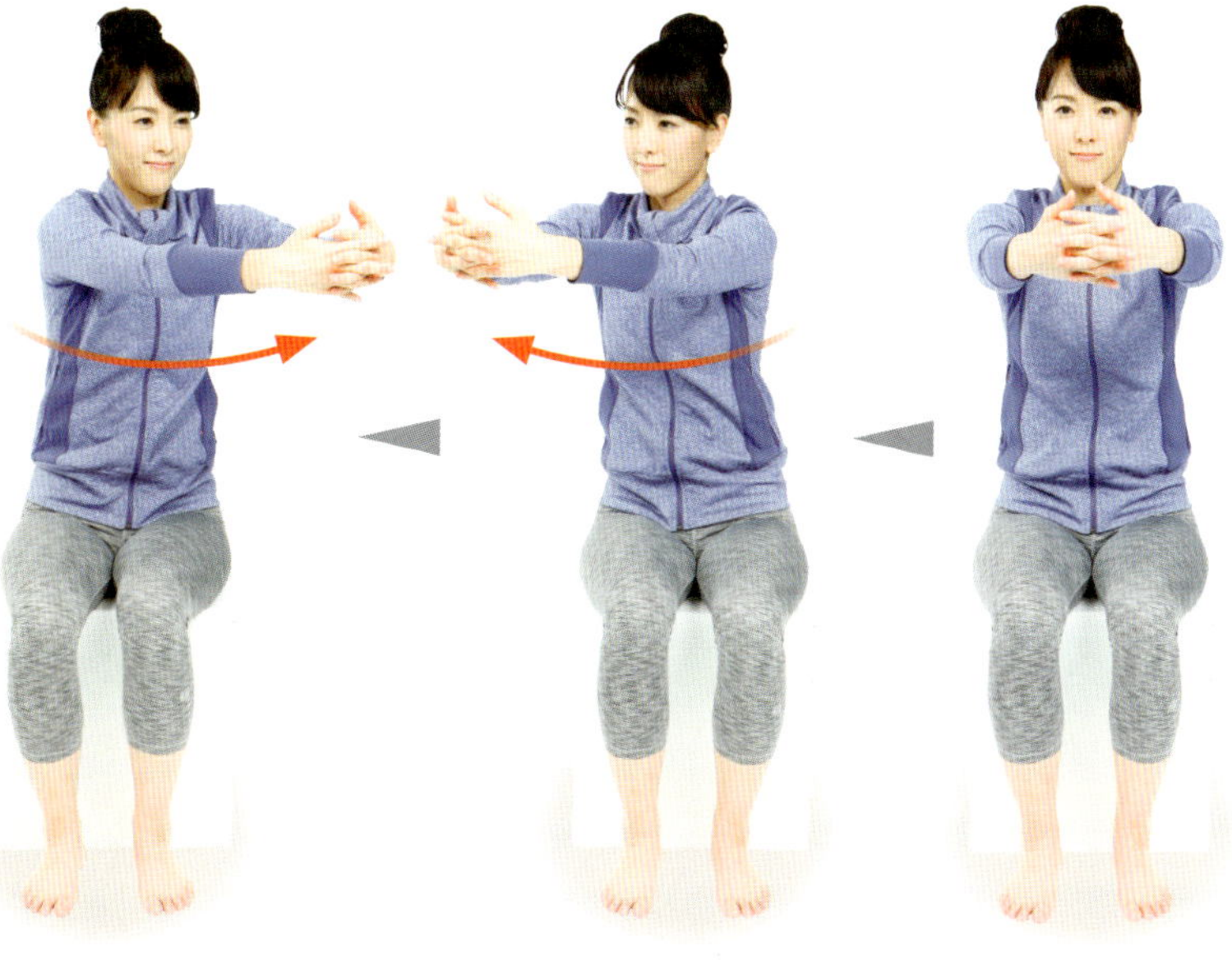

上半身
から正す

Step 4

腰の下に枕を敷いて仰向け

背骨を本来の形に戻します。枕を必ず肩甲骨下まで入れて！

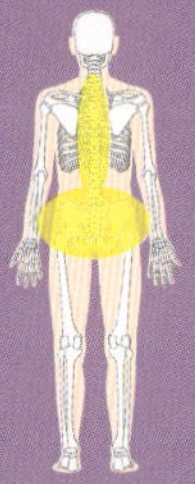

メカニズムは
55ページ

A タイプ (P.18)

太ももをひざ下の長さ分上げてから足を下してひざを立てる

1分

両足とも、すねがベッドと水平の位置になるように上げて、足を下ろす。その後に、腰の下に枕を敷く。

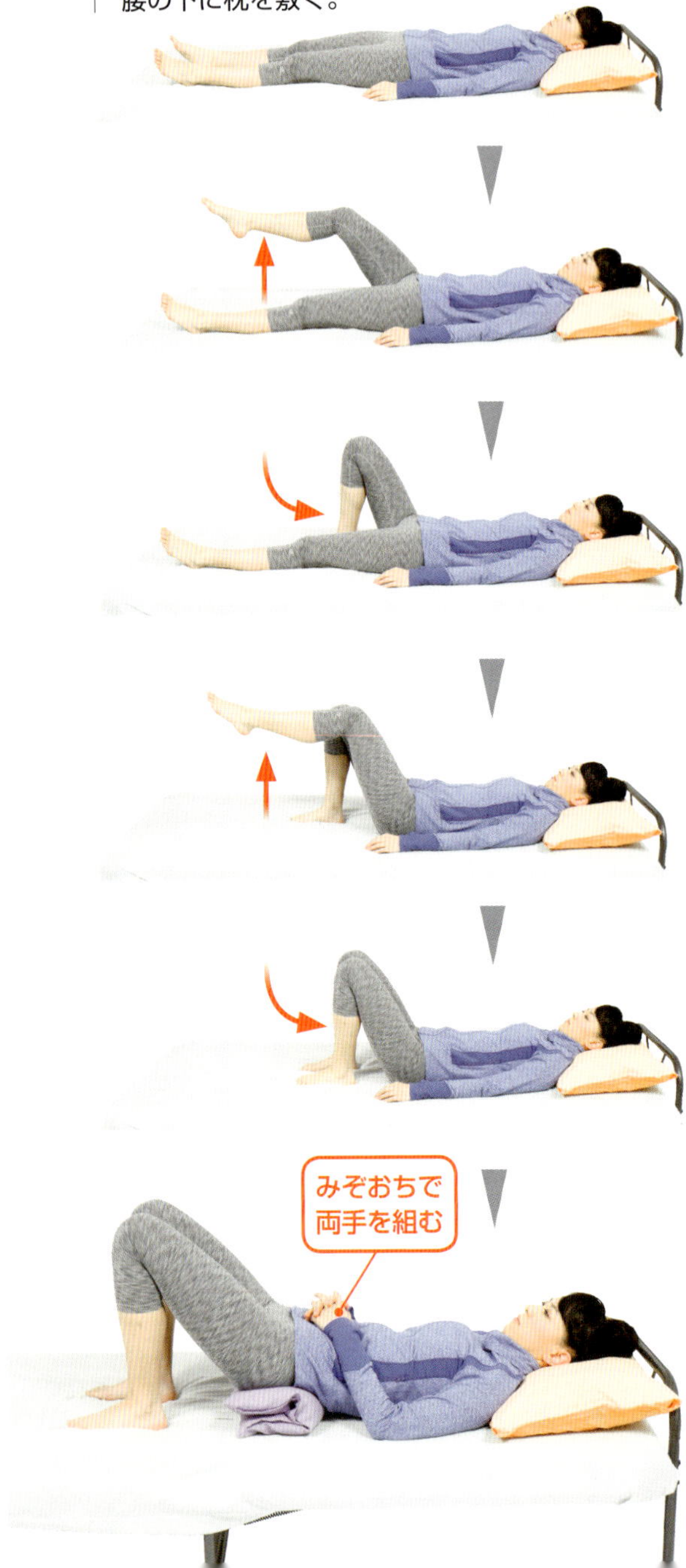

B タイプ （P.18）

足の裏をベッドにスライドさせるように ひざを立てる

両足とも同じやり方で、足の裏をスライドさせるようにしてひざを立て、腰の下に枕を敷く。

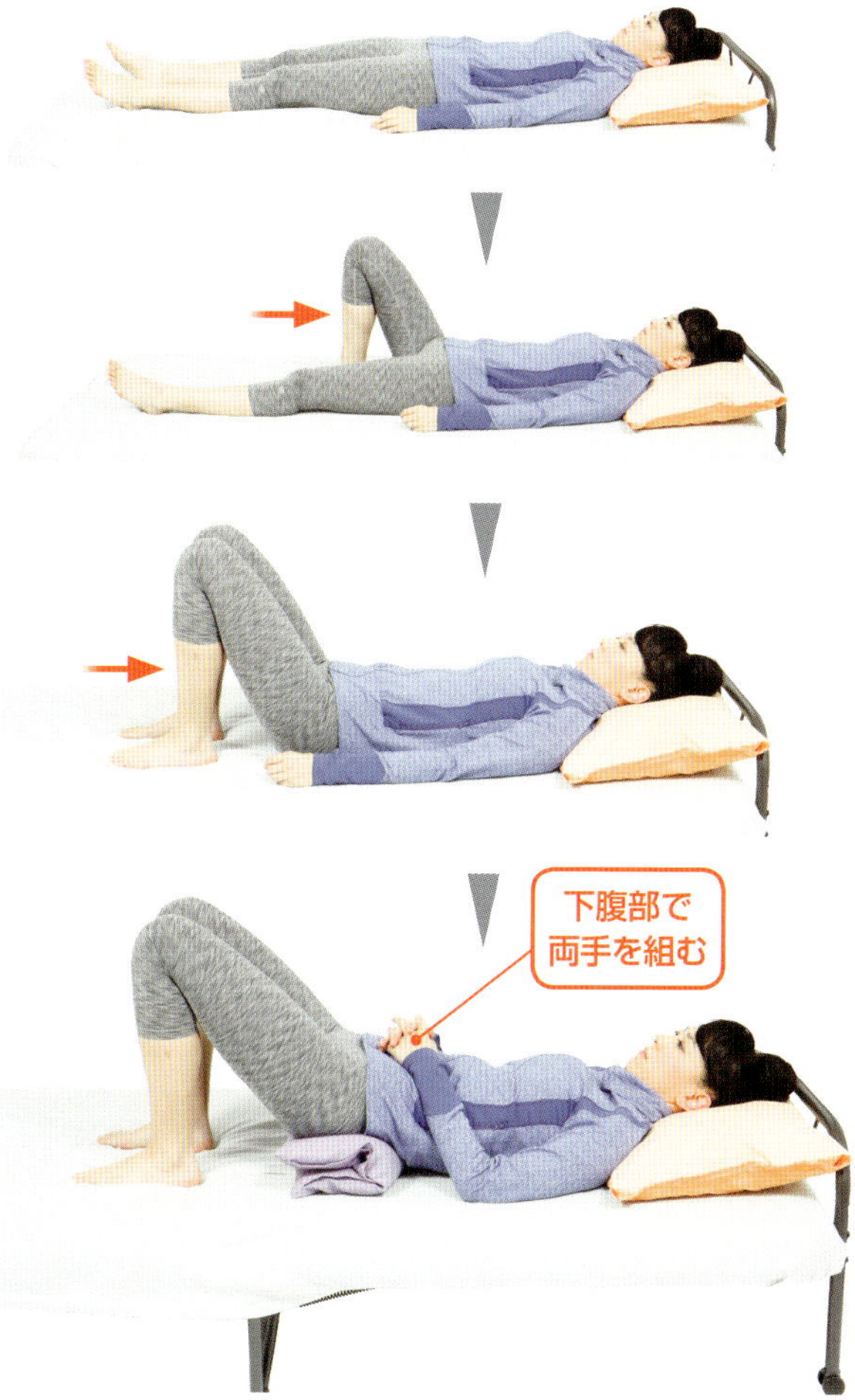

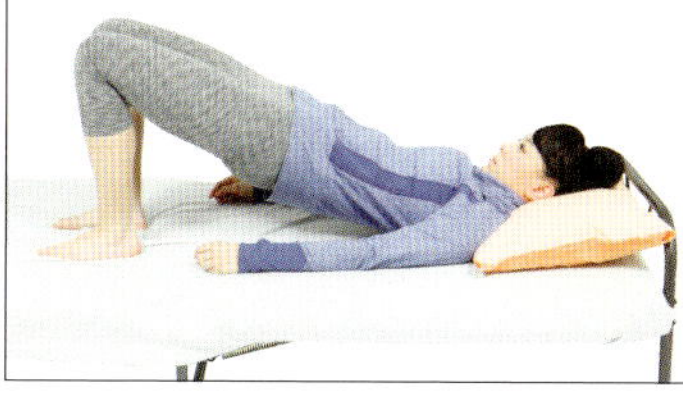

枕を敷く前の腰の上げ方

力を入れて腰を上げないように注意。Aタイプは、足裏に力を入れて踏むように。Bタイプは、ひざを足先側に倒すようにすると腰が上がる（左の写真はBタイプ）。枕を敷く位置は骨盤の仙骨の下。

● 朝起きた時の腰痛レスキュー

全身から正す

Step 1 カラダをCの字に反らせる

寝たままの状態で、痛みの原因を改善します。

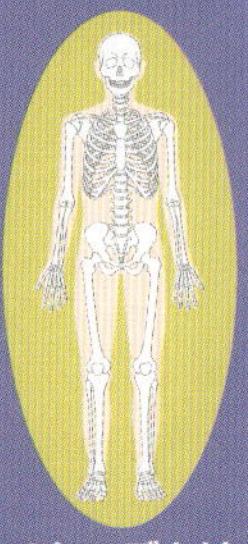

メカニズムは
56ページ

左右
1分×
2セット

1 仰向けに寝る

あごを引き、足は股関節幅に。全身の力を抜いて。

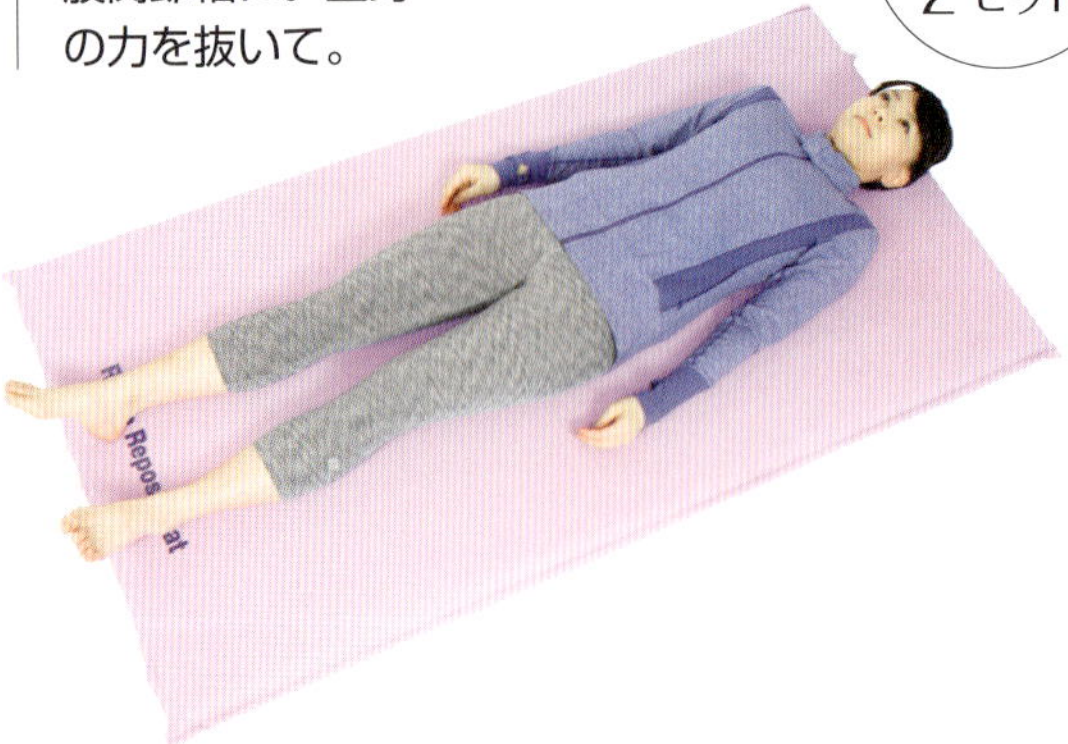

2 右足を右側に開く

無理をせず、股関節が動く範囲で、右足を開く。

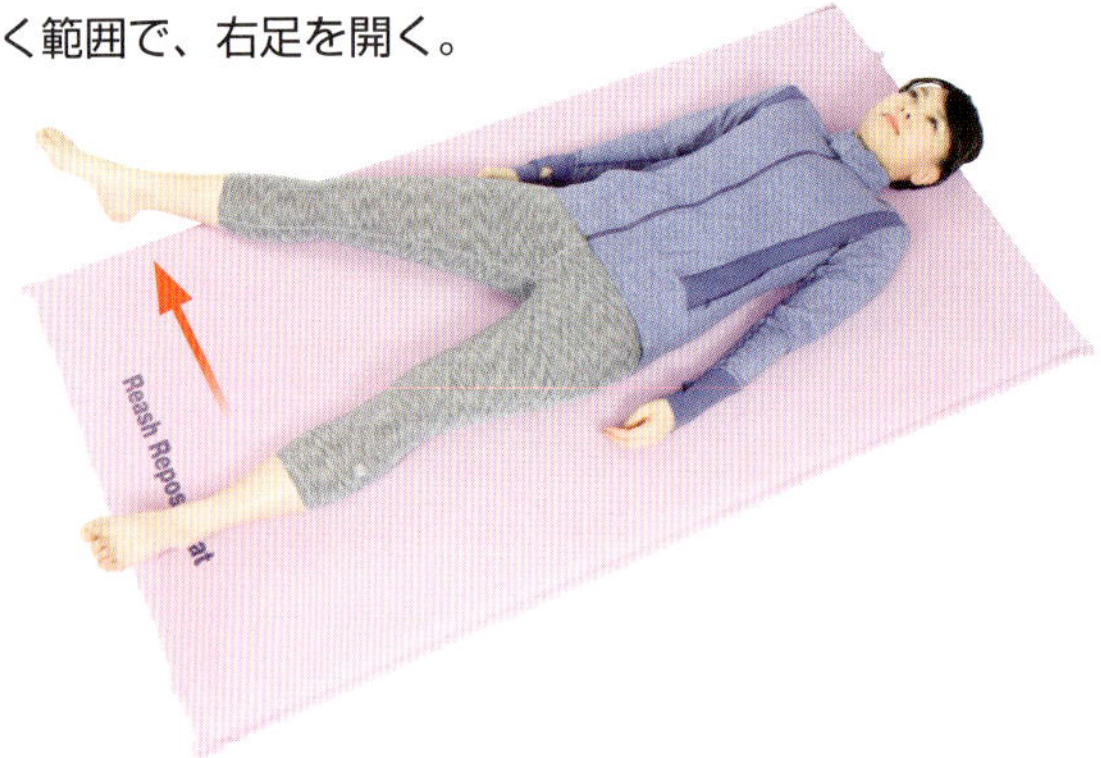

3 左足を右足にそろえる

足を上げずに、スライドさせるように動かす。

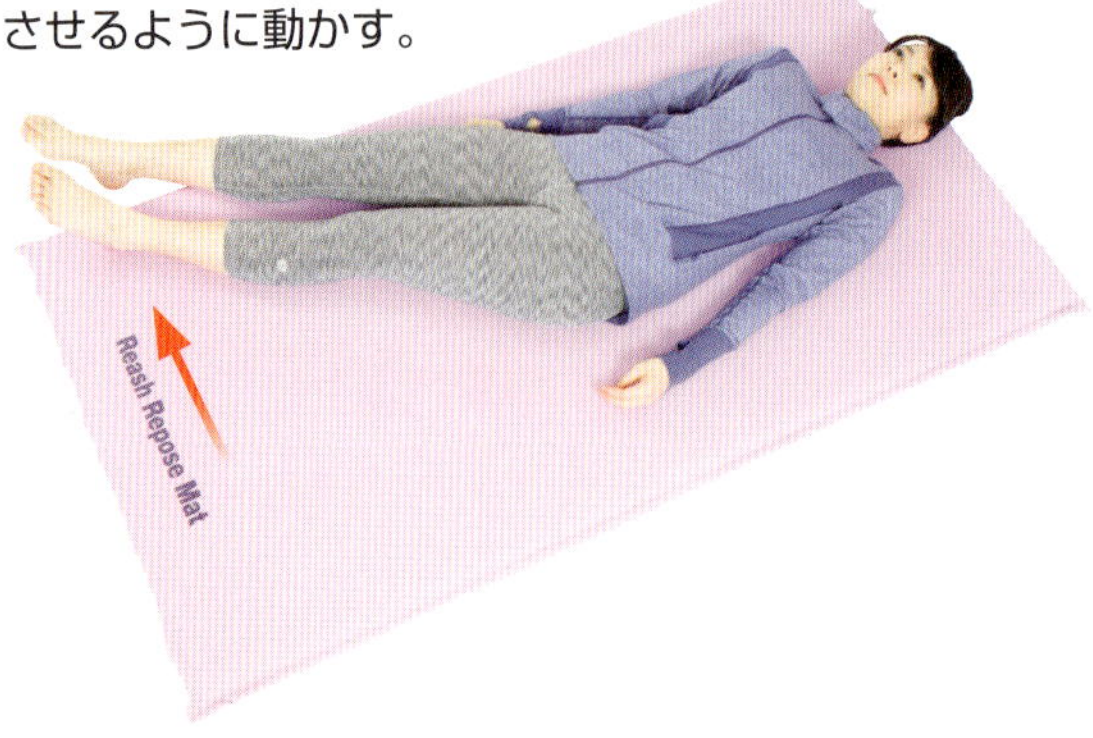

4 右足を左足の上にのせる

肩甲骨と骨盤が布団に密着しているように注意。

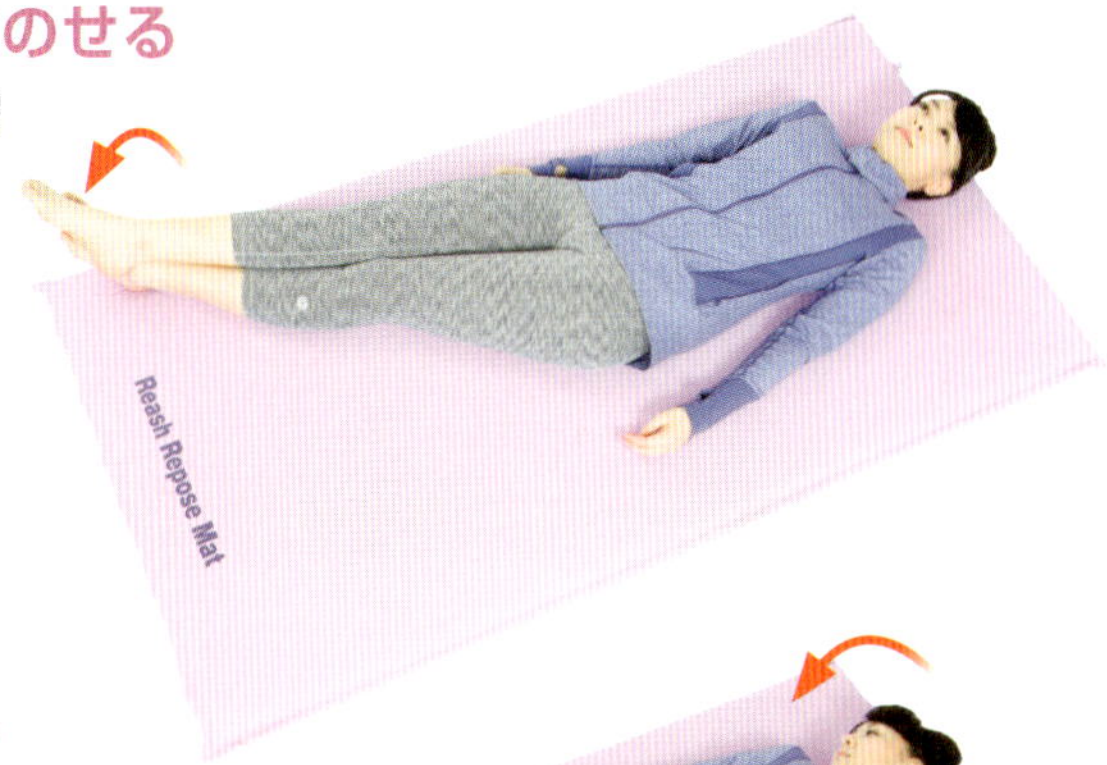

5 顔を右側に向ける

この時、おなかのところで両手の指を組む。

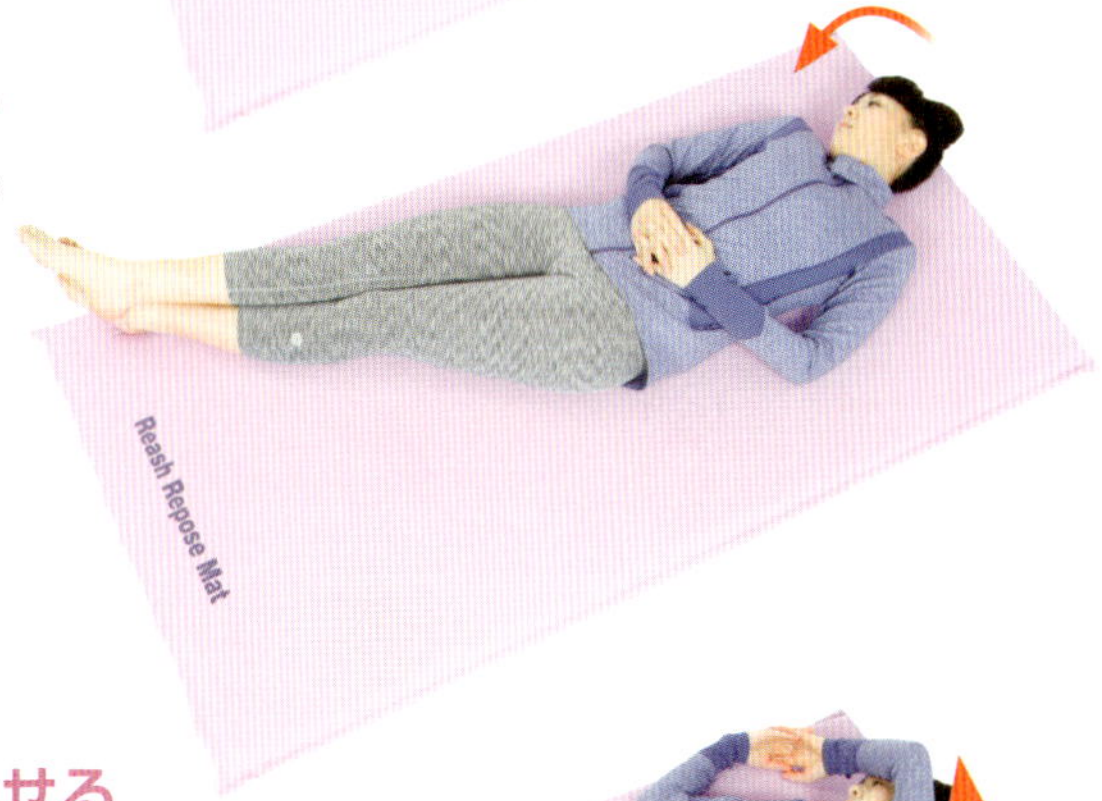

6 顔の上に左腕をのせる

組んだ手は床に近い位置に移動させるようにして。

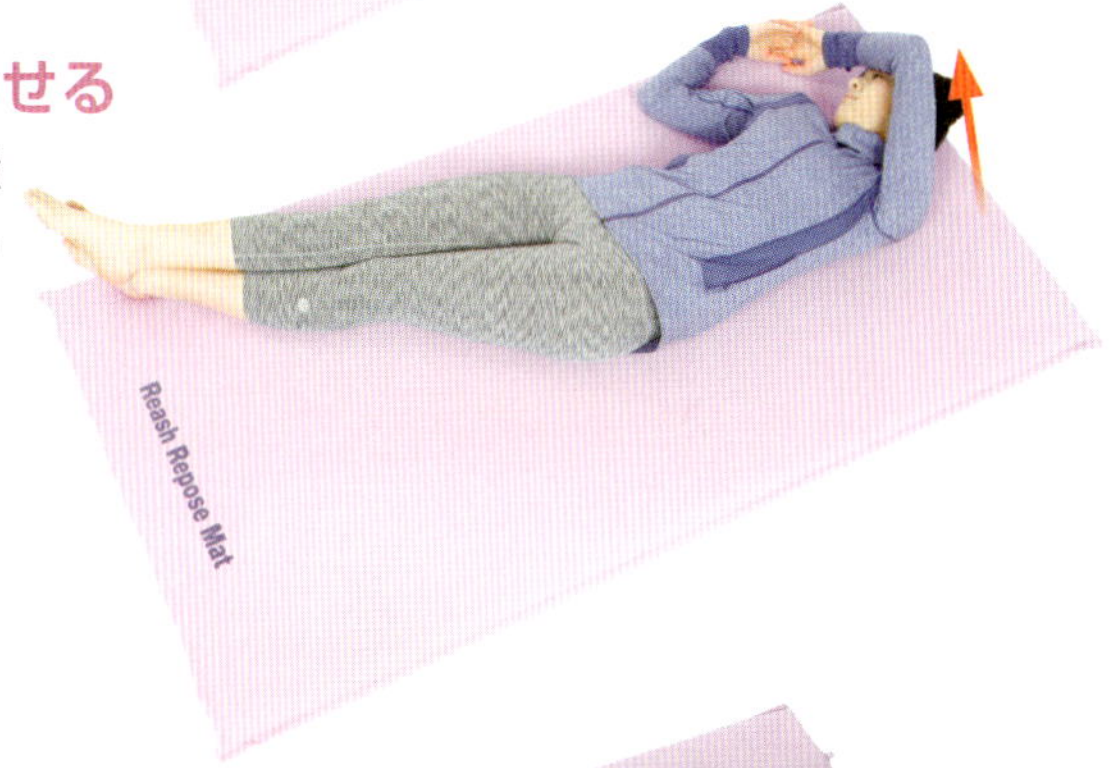

7 1の姿勢へ戻る

6から1へ、順にさかのぼる要領で戻す。

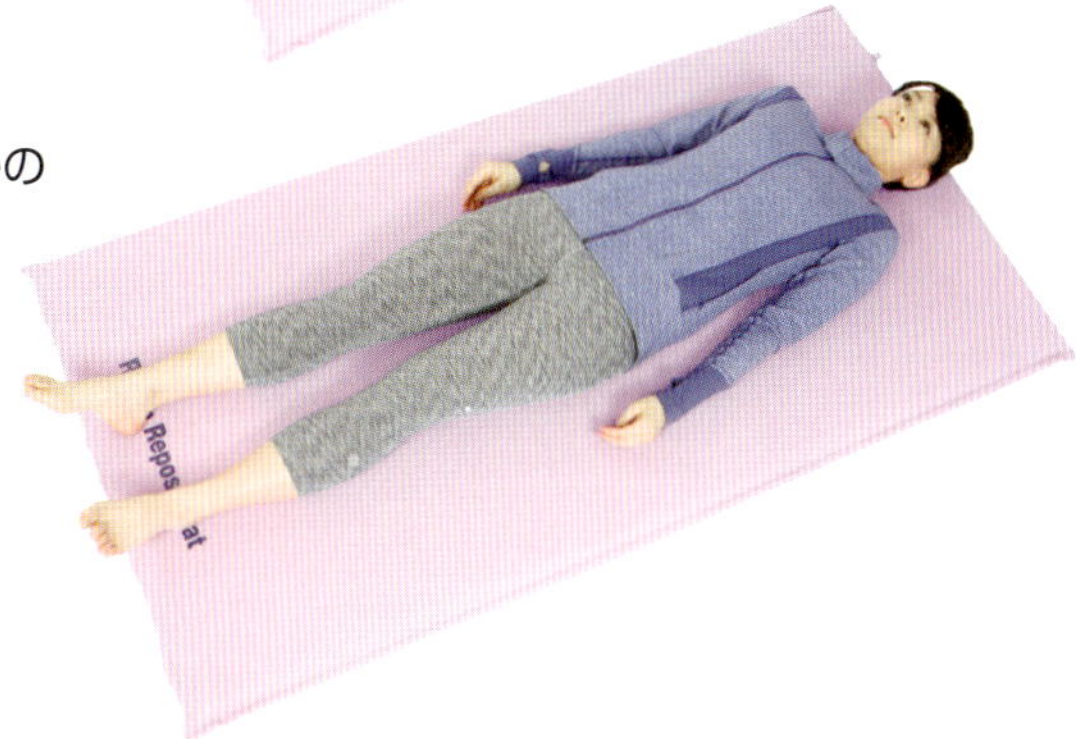

全身から正す

Step 2 横向きに寝て上半身をひねる

全身に力を入れず、ダラ～っとしたイメージで！

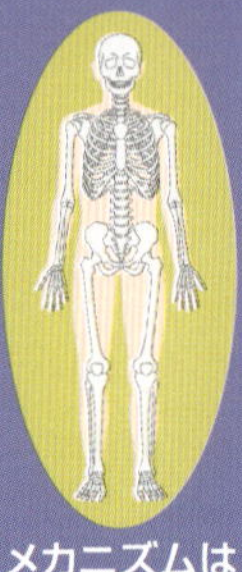

メカニズムは

57ページ

左右
1分×
2セット

1 左向きに寝て腕をそろえる

必ずあごを引き、全身の力を
抜いて、最も安定する形に。

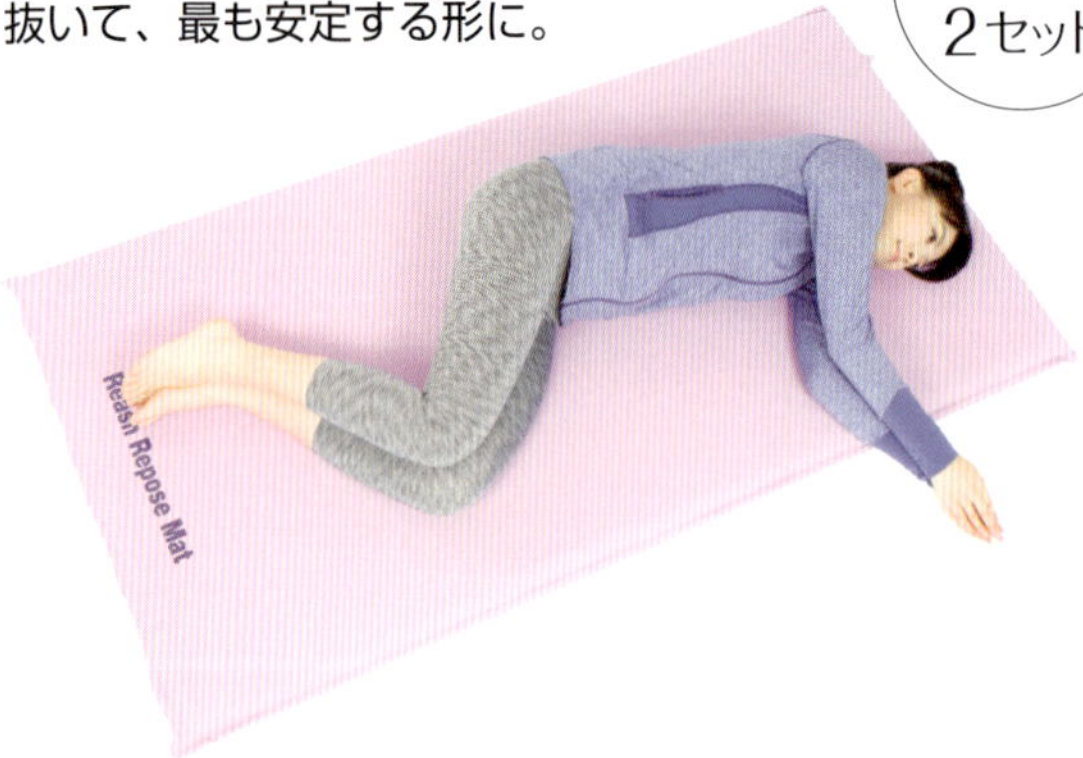

2 顔を上に向け右手を左肩へ

腕はカラダに密着させ、
スライドさせるように。

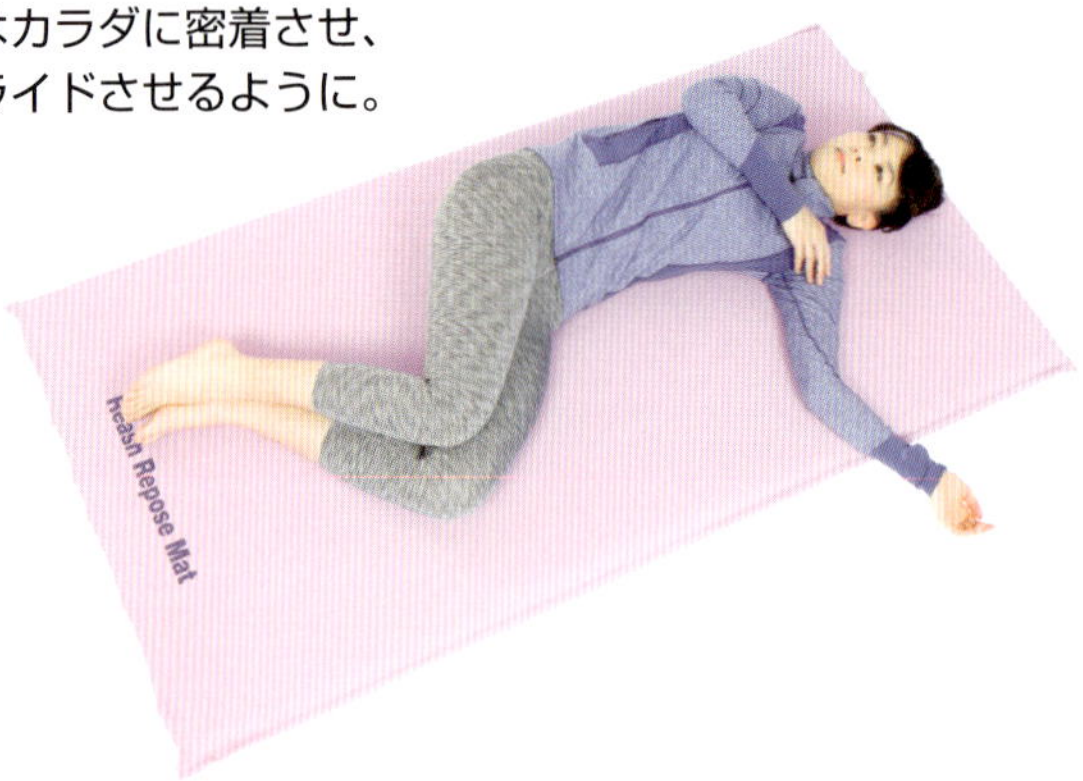

3 顔を右側に向け右手を右肩へ

カラダを安定させてか
ら動きに移るとよい。

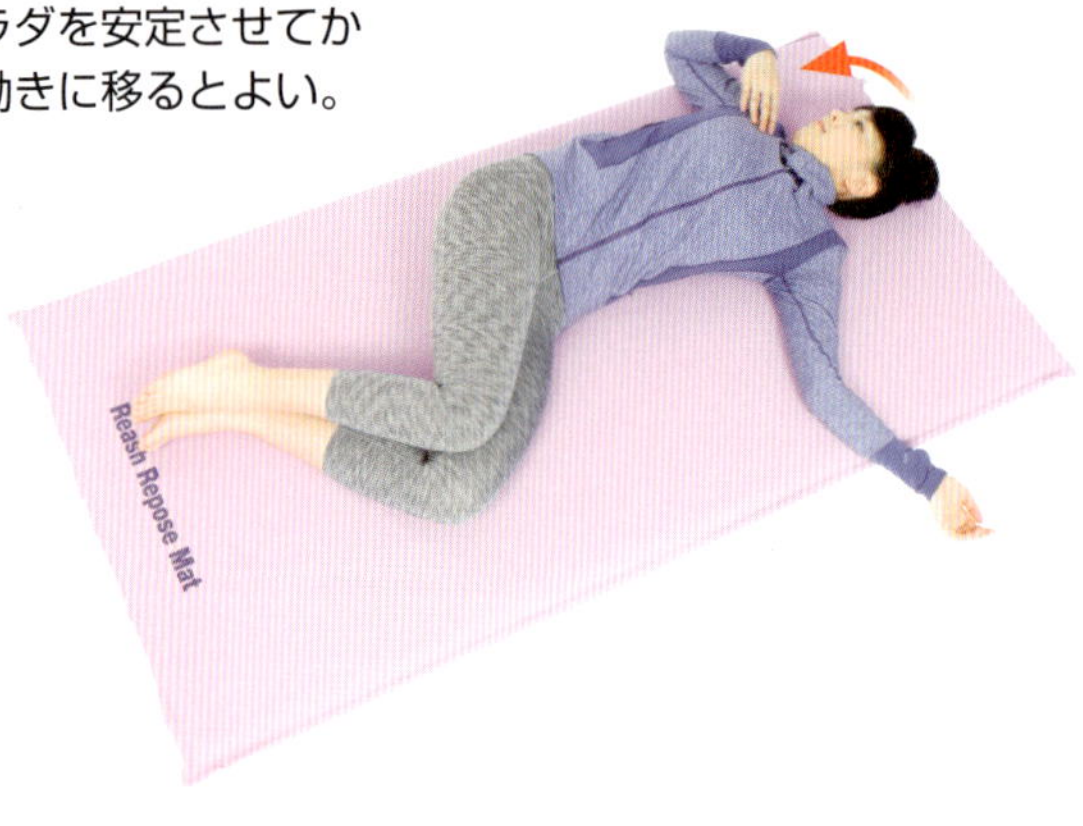

4 右腕を開いて上半身をひねり両肩を床につける

両ひざは必ずそろわなくてもOK。右足が大きく浮くようなら、1の形で調整を！

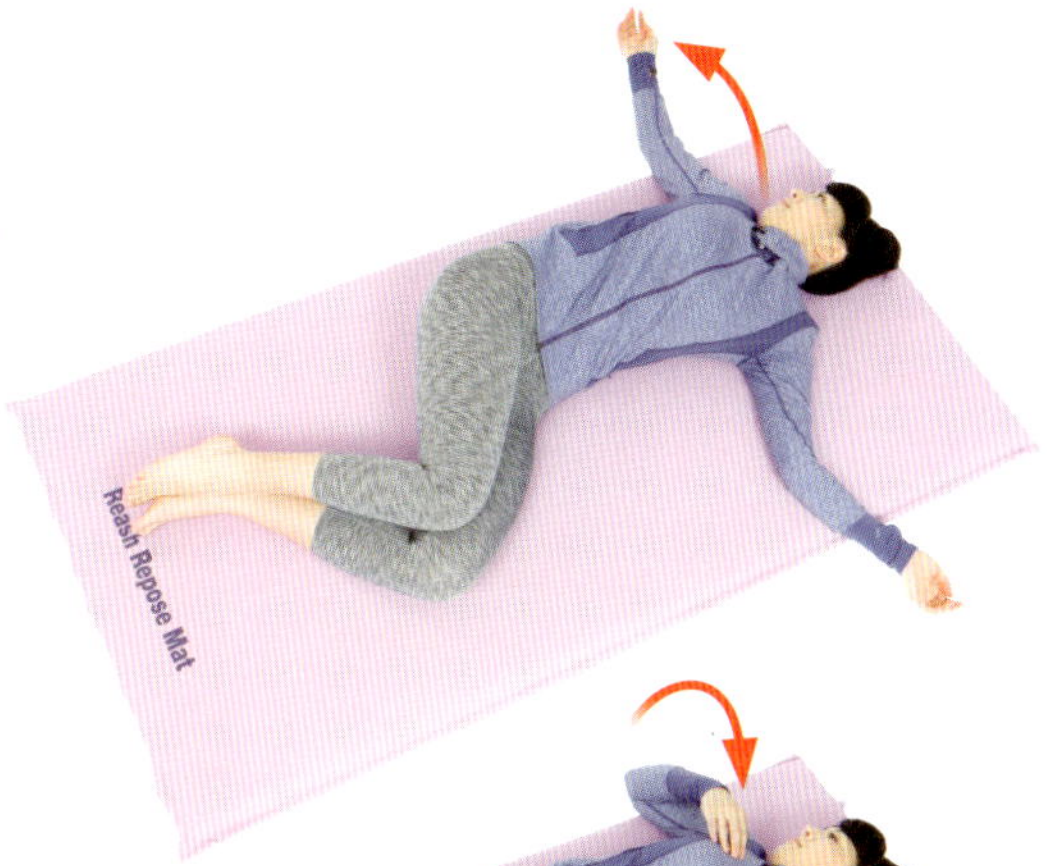

5 右手を右肩へ

手首、ひじの順番で曲げると負担を回避できる。

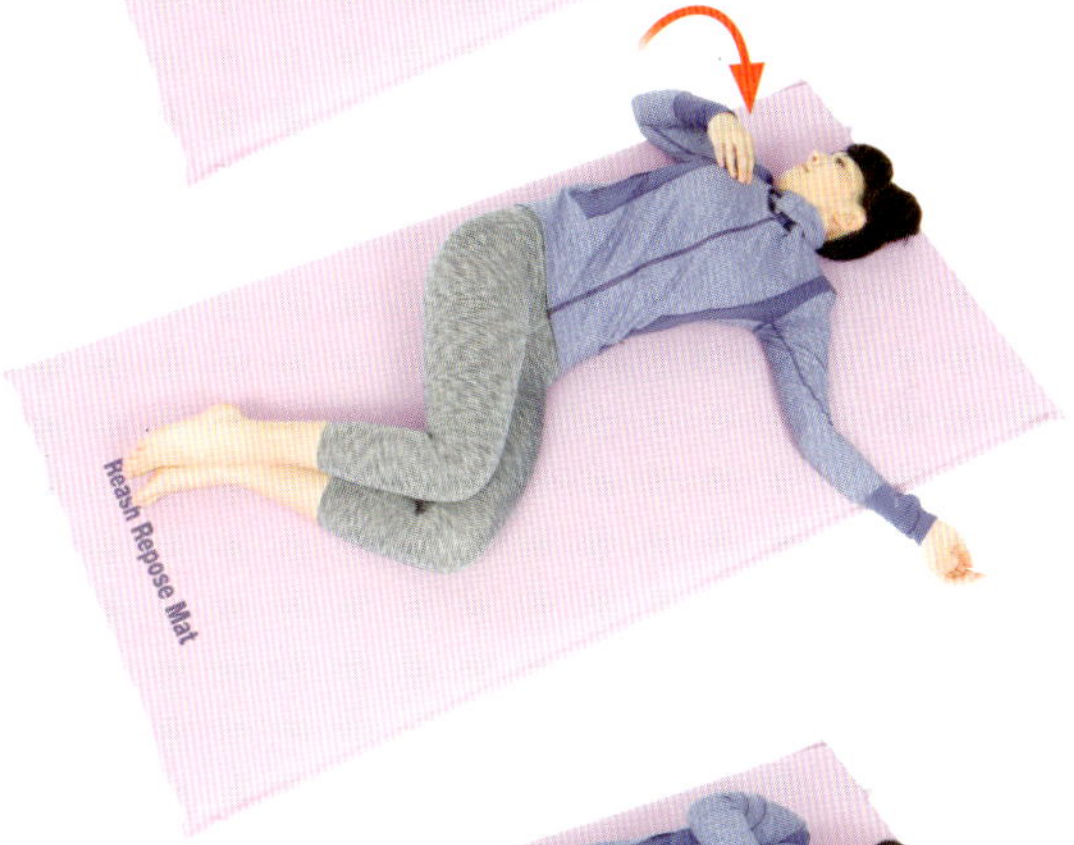

6 右腕を左腕の上へ

肩、上半身の順番で動かすと、力を入れずに戻せる。

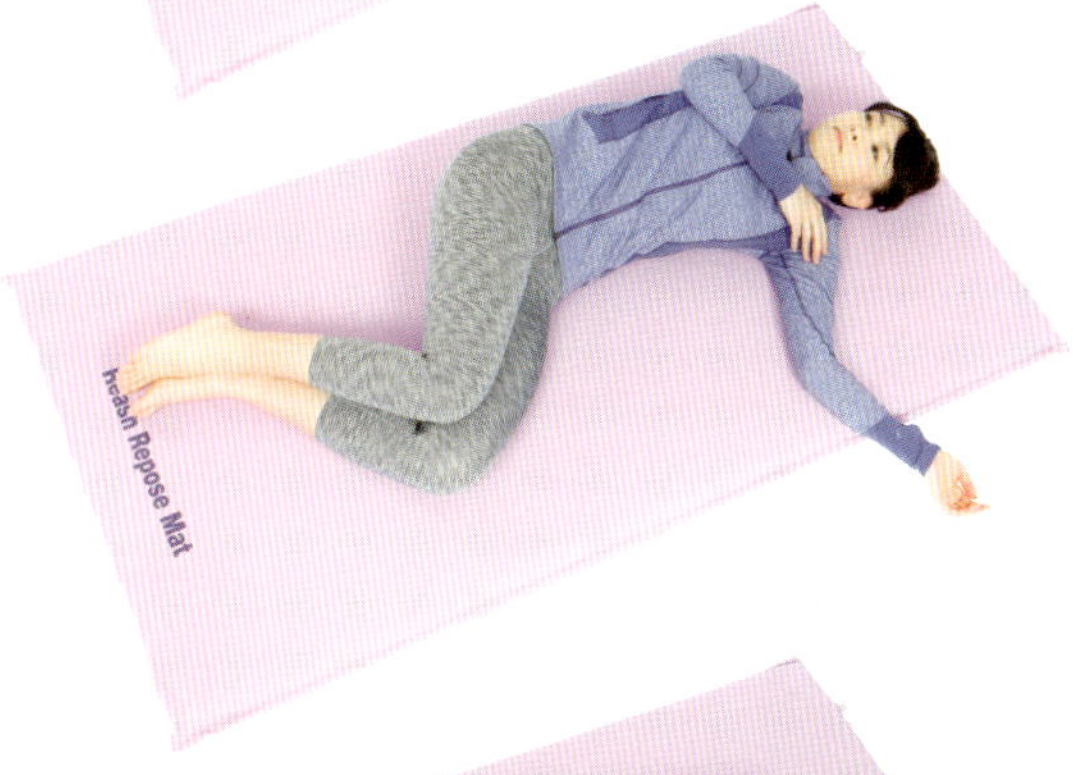

7 1の姿勢へ戻る

元の状態に戻った時、余計な疲れがなければ大きな効果。全体を通して、リラックスしながら行なおう。

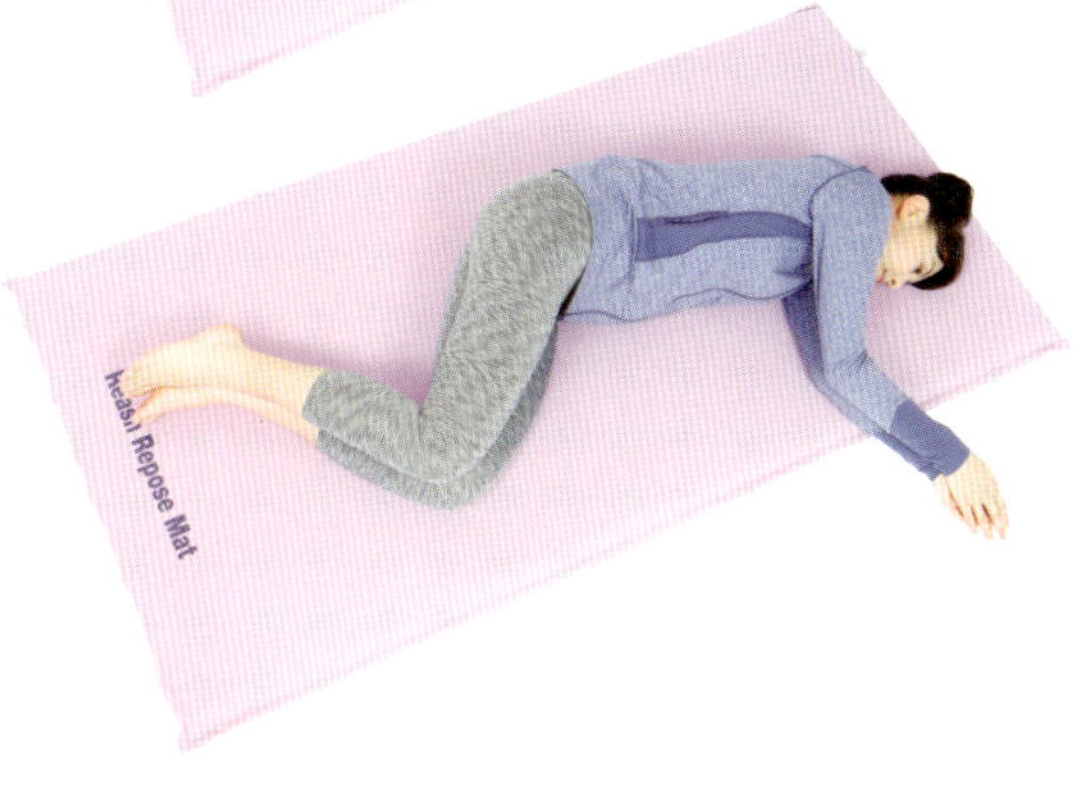

● 仕事中などカラダを動かしている時の腰痛レスキュー

全身から正す

Step 1

カラダを上へうねらせる

カラダを前後に、下から上へ順番にクネクネと！

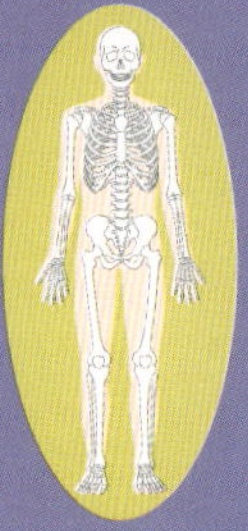

メカニズムは
58ページ

30秒

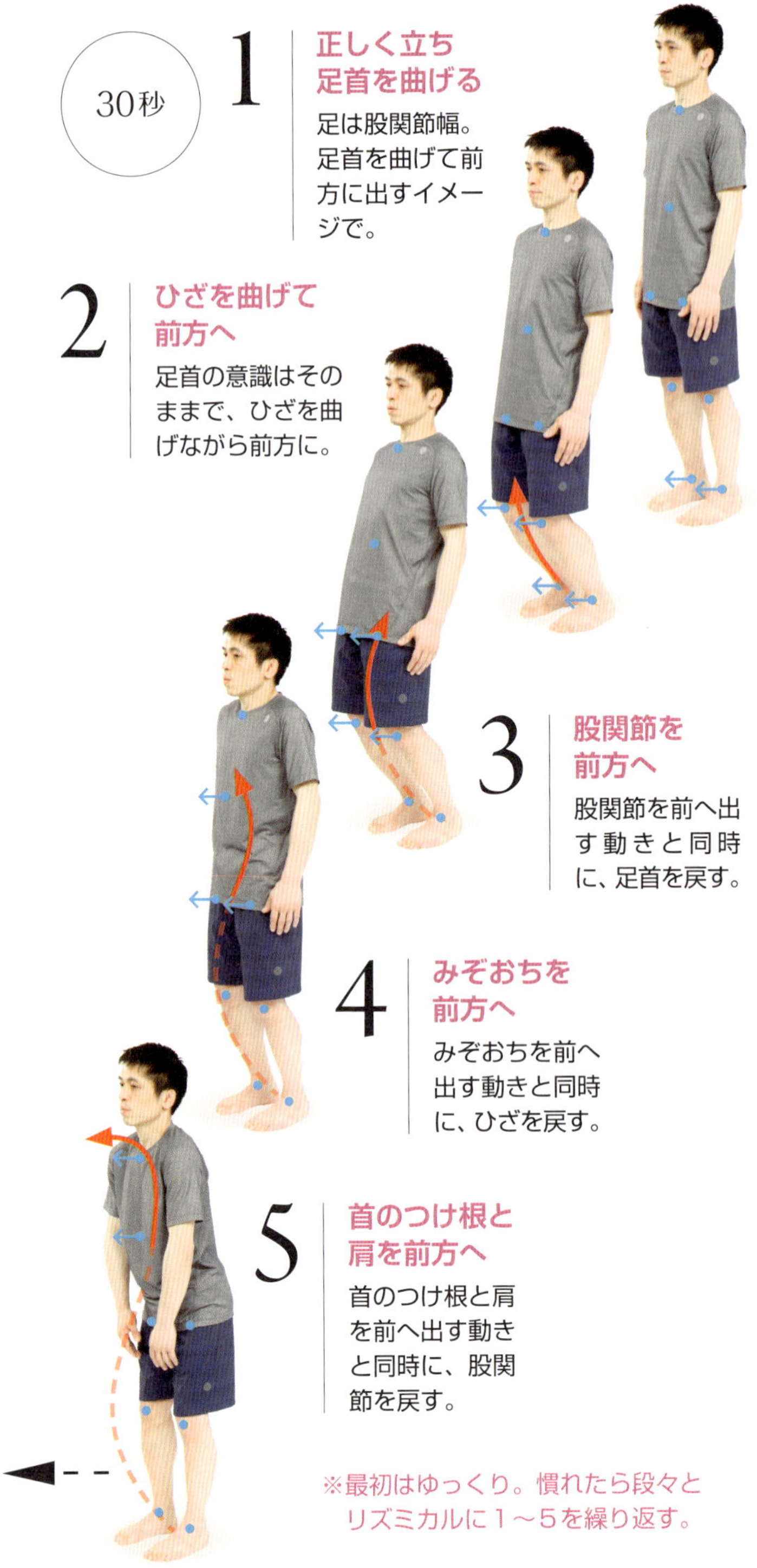

1 正しく立ち足首を曲げる

足は股関節幅。足首を曲げて前方に出すイメージで。

2 ひざを曲げて前方へ

足首の意識はそのままで、ひざを曲げながら前方に。

3 股関節を前方へ

股関節を前へ出す動きと同時に、足首を戻す。

4 みぞおちを前方へ

みぞおちを前へ出す動きと同時に、ひざを戻す。

5 首のつけ根と肩を前方へ

首のつけ根と肩を前へ出す動きと同時に、股関節を戻す。

※最初はゆっくり。慣れたら段々とリズミカルに1～5を繰り返す。

全身から正す

Step 2 カラダを下へうねらせる

今度は上から下へ、カラダを順番にクネクネと！

30秒

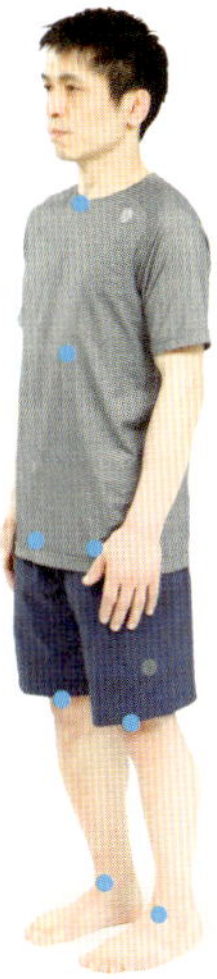

1 正しく立つ

足は股関節幅。
肩の力を抜いて。

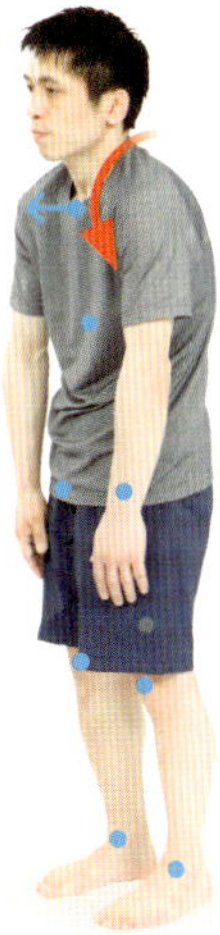

2 首のつけ根と肩を前方へ

首のつけ根と肩を、前へ出すように動かす。

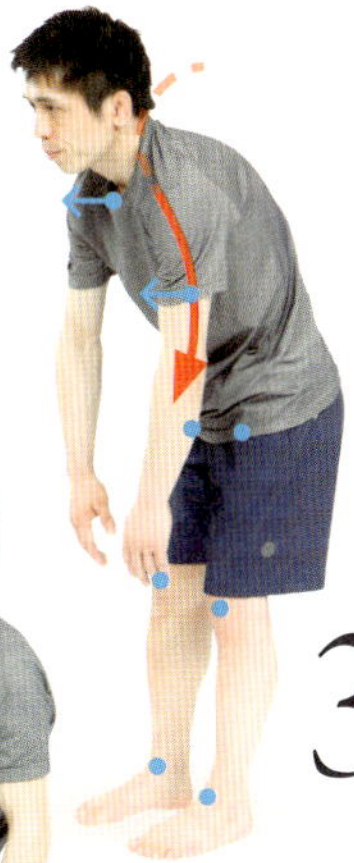

3 みぞおちを前方へ

首のつけ根と肩の意識はそのままに、みぞおちを前へ出す。

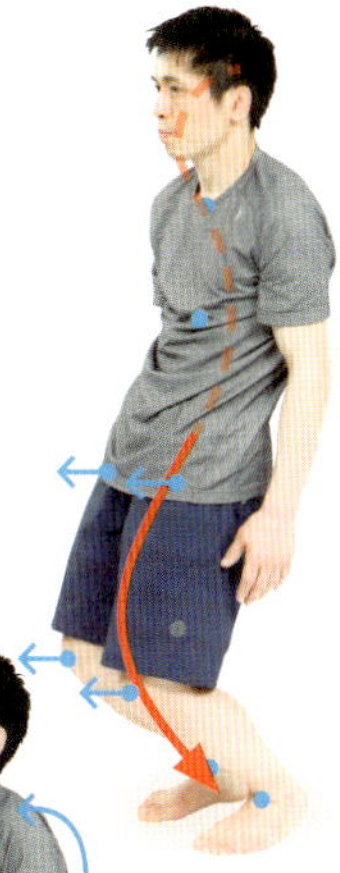

4 股関節とひざを前方へ

前へ出す動きと同時に、首のつけ根と肩、みぞおちを戻す。

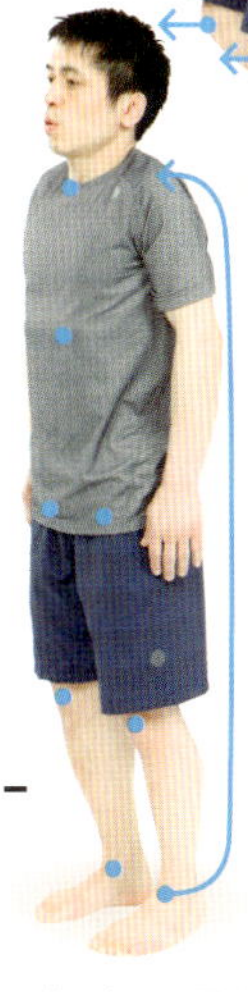

5 股関節とひざを戻す

股関節からひざと、順番に戻すようなイメージで。

※最初はゆっくり。慣れたら段々とリズミカルに1～5を繰り返す。

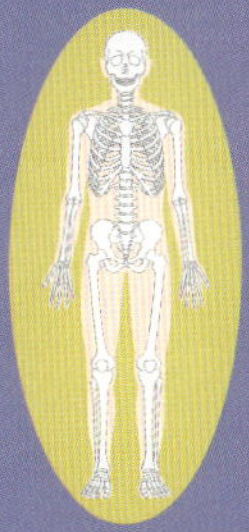

メカニズムは
59ページ

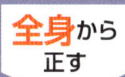

全身から正す

Step 3

左右の手を交互に上下させる①

まずは正しく動き、徐々にテンポをあげてみよう！

3回×3セット

1 手のひらを胸の前で合わせる

正しく立った状態で。合わせる両手は力を入れずに。

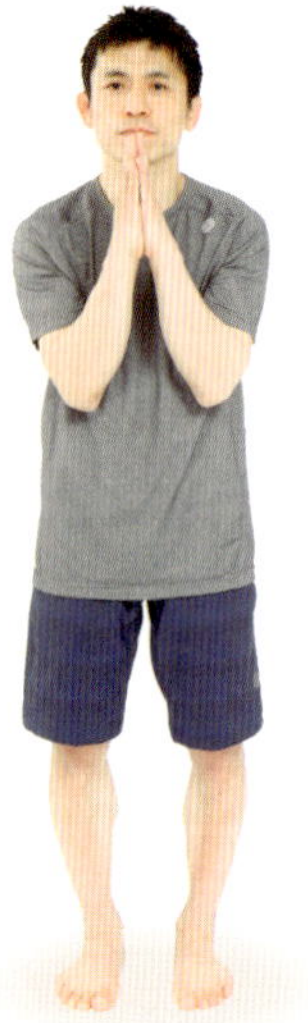

2 カラダの中心線上に左右の手を交互に上げ下げする

合わせた手を、片腕ずつ上下に伸ばすイメージで上げ下げする。体幹部が自然と回旋する。

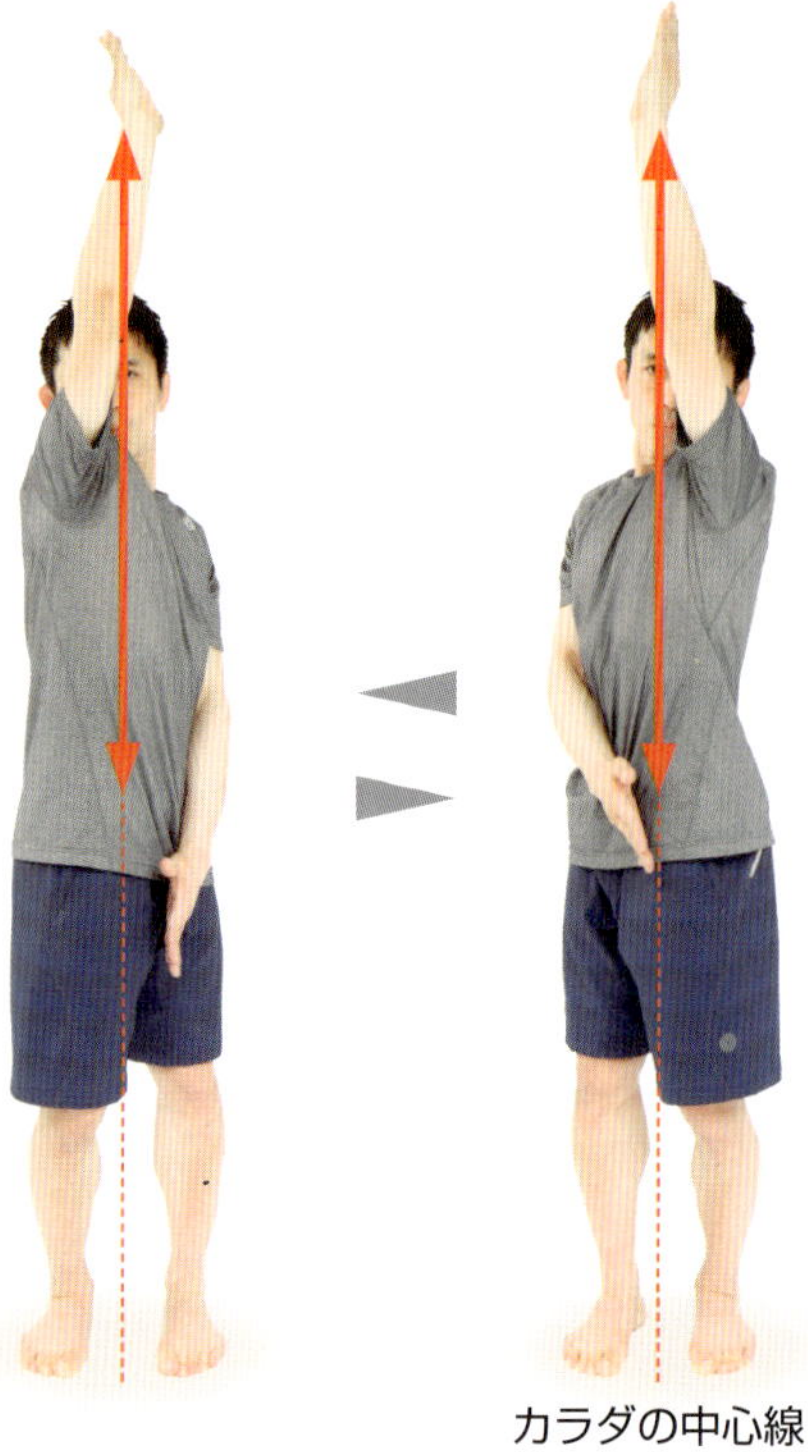

カラダの中心線

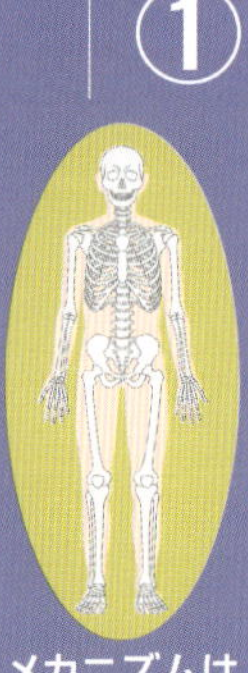

メカニズムは
60ページ

全身から正す

Step4 左右の手を交互に上下させる②

軸に沿って、左右交互に、力を入れずにリズミカルに！

3回×3セット

1 首の前に手をセット

広げる手の幅は、足と同じ股関節幅（首幅）に。

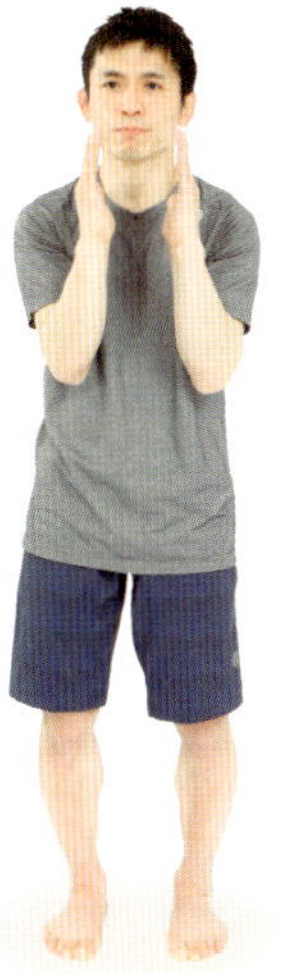

2 左右の軸に沿って左右の手を交互に上げ下げする

1の位置から、左右の手を同時にまっすぐ上げ下げする。左右の軸上に沿って、体幹部が自然と回旋する。

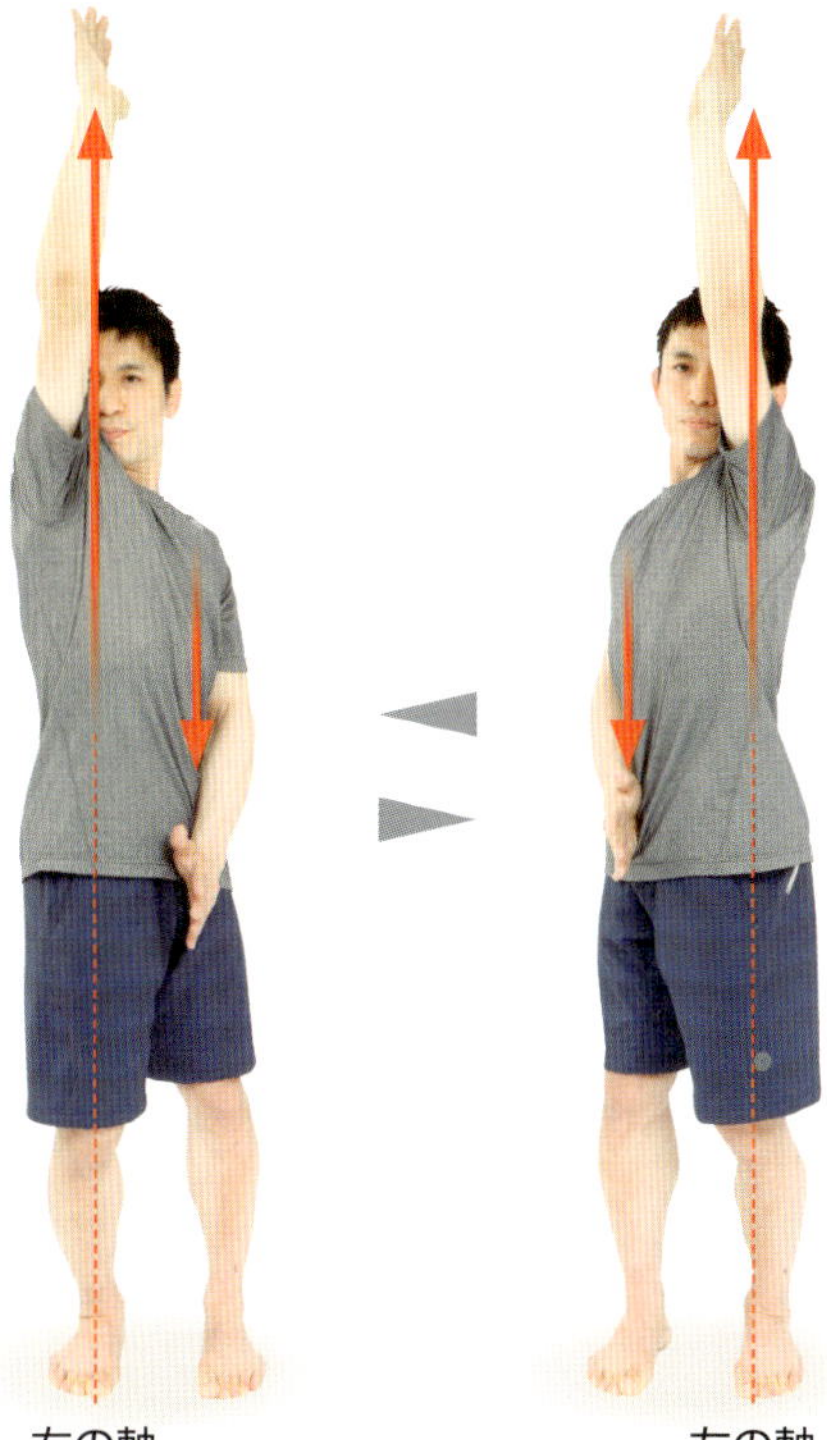

右の軸　　左の軸

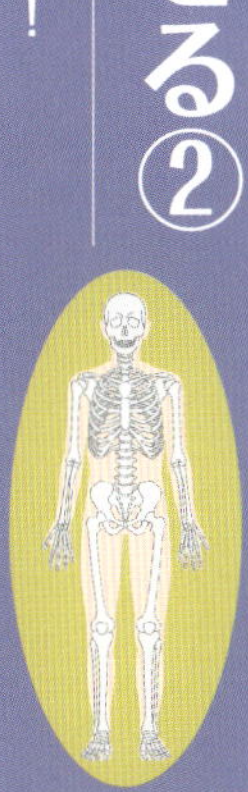

メカニズムは
61ページ

全身から正す

Step 5 片手を円を描くように動かす

窓ガラスを拭くように、手のひらを大きく動かします。

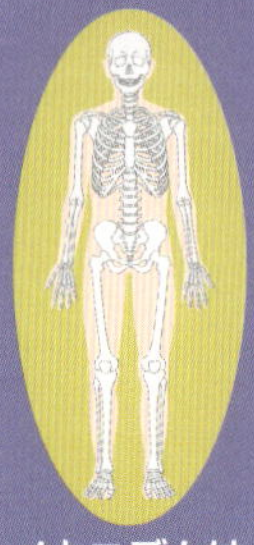

メカニズムは 62ページ

左右 3回× 3セット

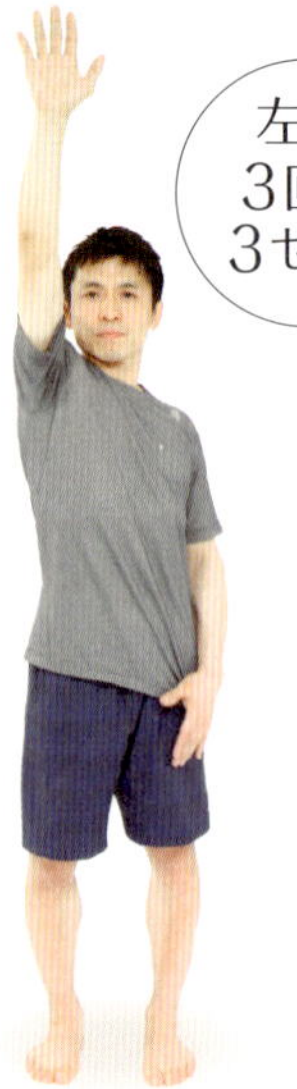

1 股関節幅(首幅)に右腕を上げる

足は股関節幅。上げた手になるべく力を入れずに。

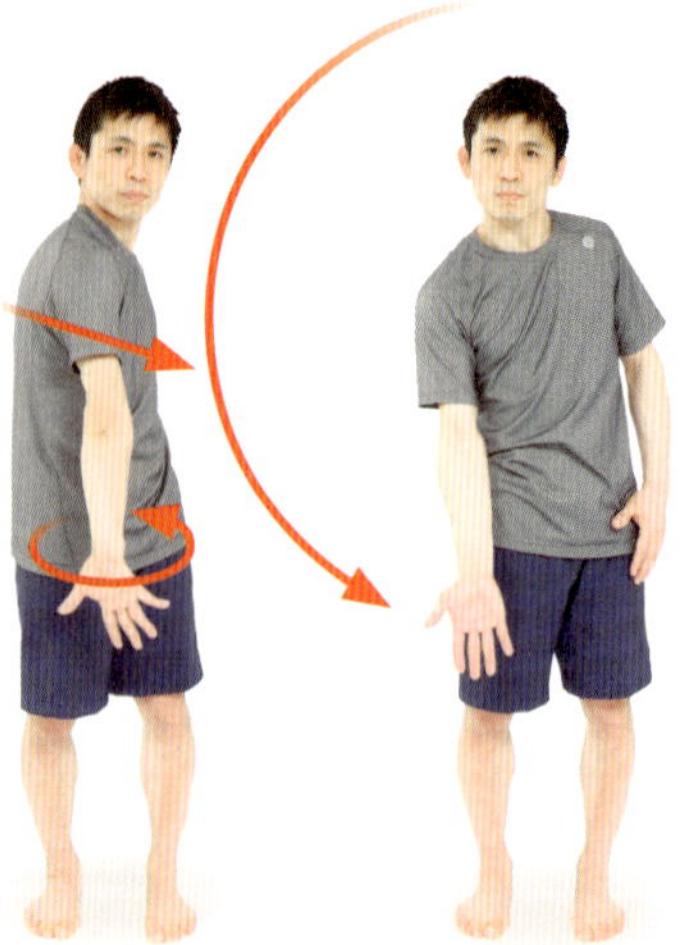

2 右手のひらでガラスを拭くように円を描く

手のひらが常に正面を向くように、肩を大きく回す。手を下ろしきったら、カラダの向きの入れ替えで手のひらの向きを保つ。

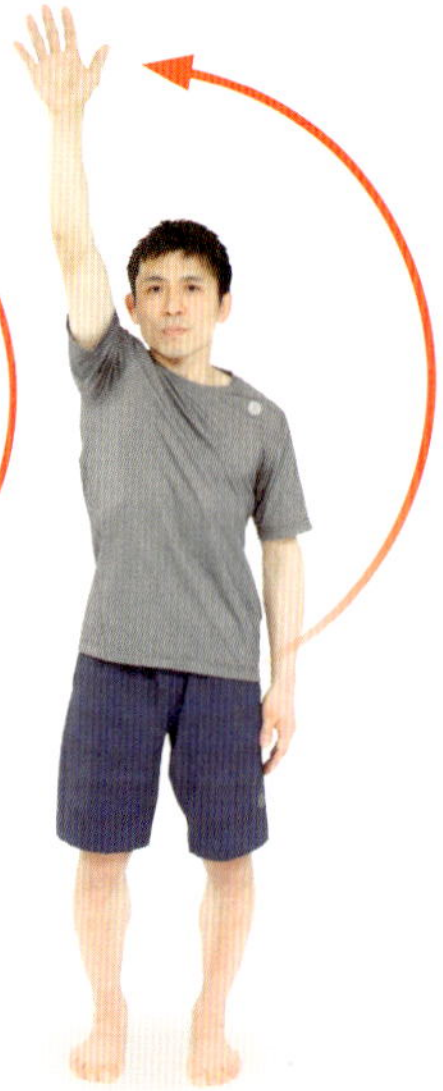

3 右腕を元の位置へ

手のひらは正面を向いたまま。

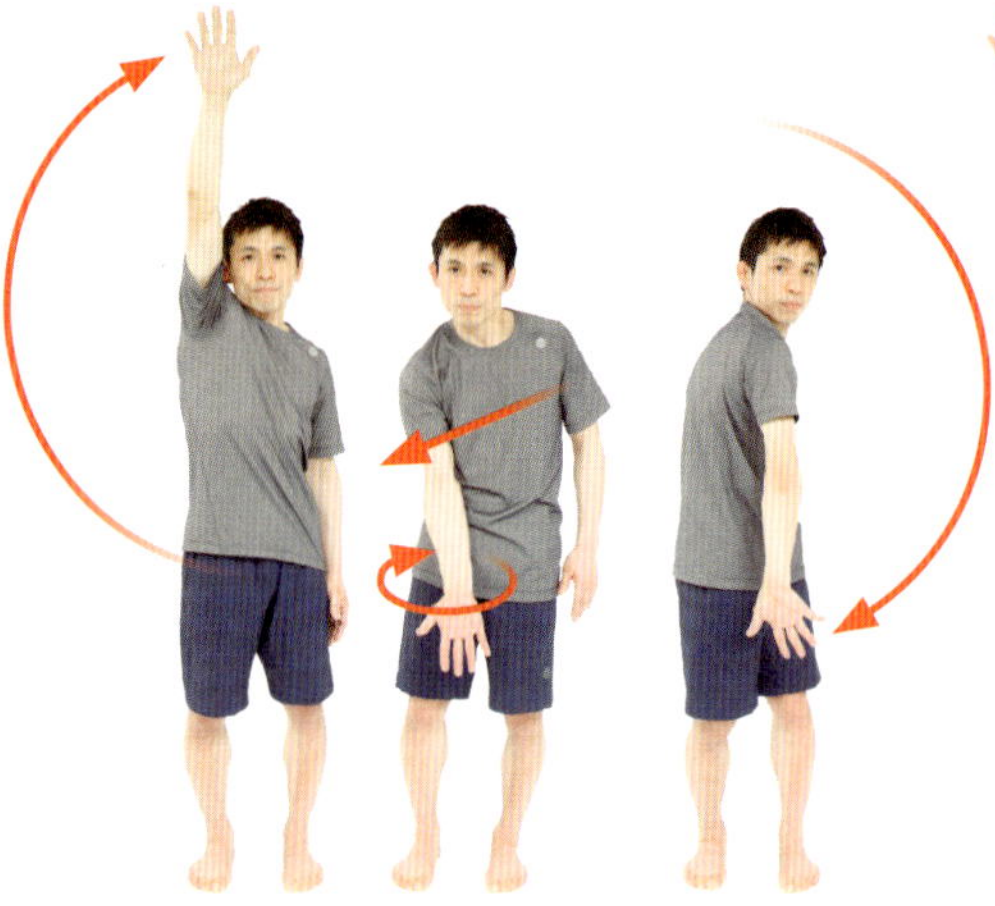

4 右腕を反対回りに動かす

正しく動かして、手のひらとカラダの向きの入れ替えを、リズミカルに連動させる。

※もう片方の腕も同じ要領で行ないましょう。

全身から正す

Step 6 両手を円を描くように動かす

次は両手一緒に動かします。カラダの傾きに要注意を！

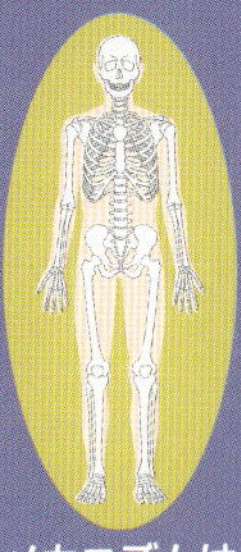

メカニズムは
62ページ

3回×3セット

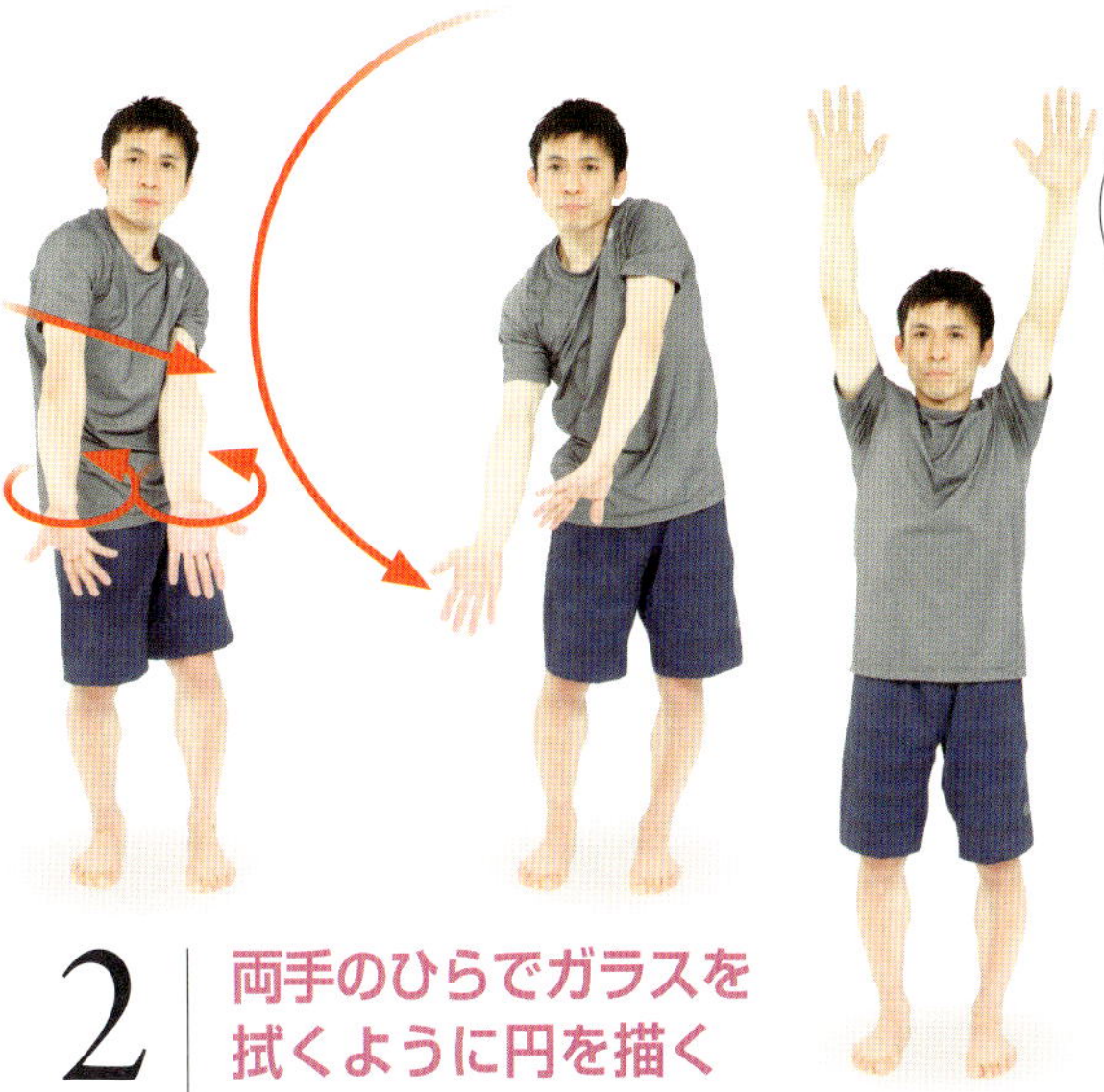

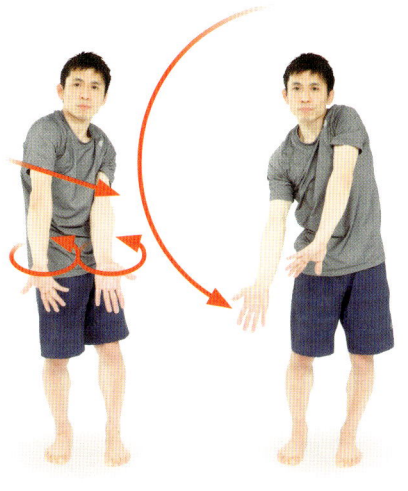

1 股関節幅（首幅）に両腕を上げる

両腕の幅は常に一定に。

2 両手のひらでガラスを拭くように円を描く

両手のひらが常に正面を向くように大きく回す。手を下ろしきったら、カラダの向きの入れ替えで手のひらの向きを保つ。

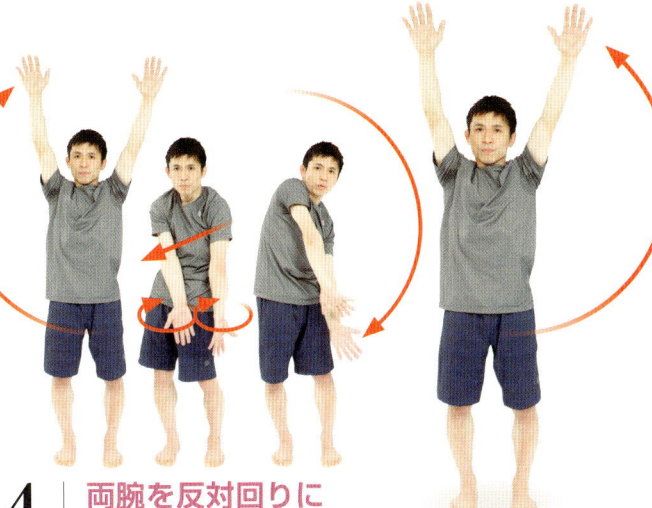

3 両腕を元の位置へ

手のひらは正面を向いたまま。

4 両腕を反対回りに動かす

両腕の幅と両手のひらの向きをキープして、体幹を使う意識で、一定のリズムで大きく回す。

カラダに何が起こった？
腰痛レスキューが効くメカニズムとは

正しい方法で腰痛レスキューをすれば、「もまない」「叩かない」「伸ばさない」でも、その効果を実感できたはず。だけど、一体、あなたのカラダに何が起こったのでしょうか？

具体的に何をどう改善したのかを、詳しくご紹介します。

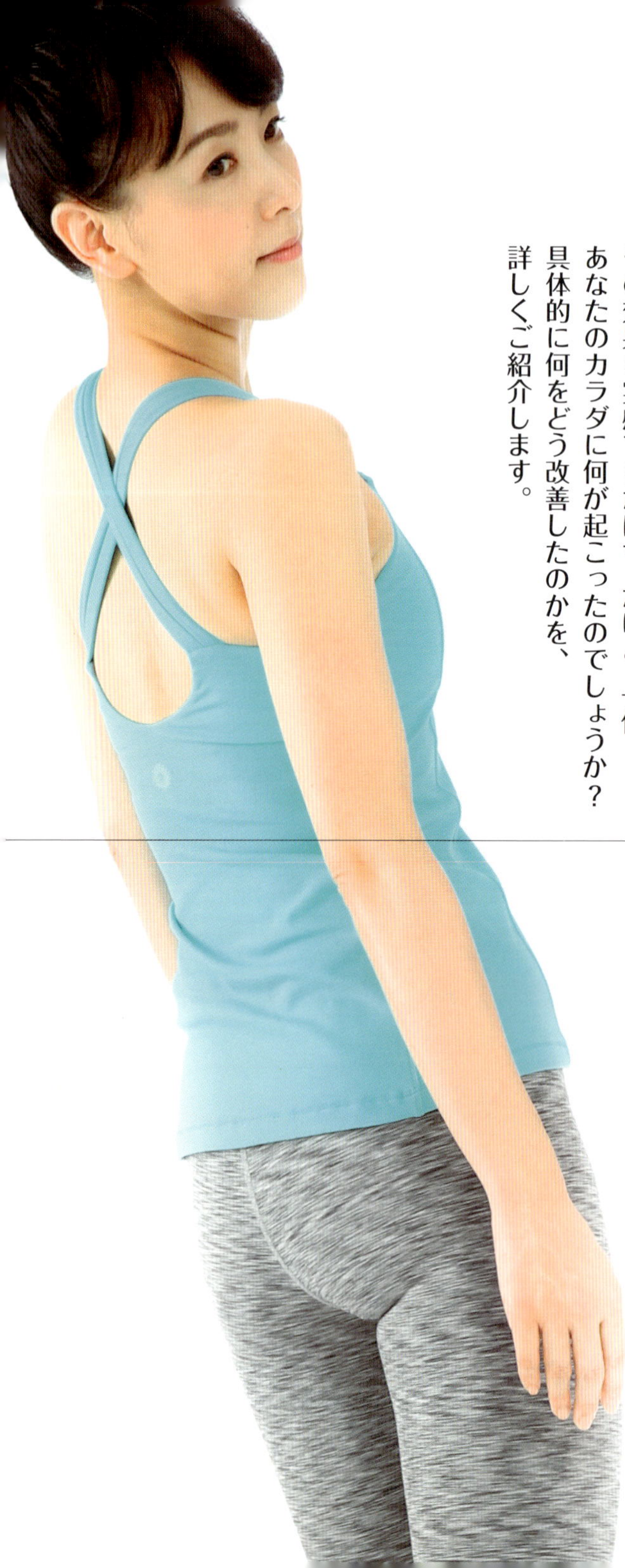

メカニズム

土踏まずのアーチを正すことが 腰痛解消へのすべての始まり！

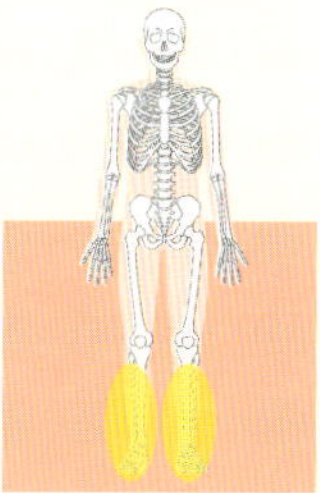

土踏まずにアーチが復活！

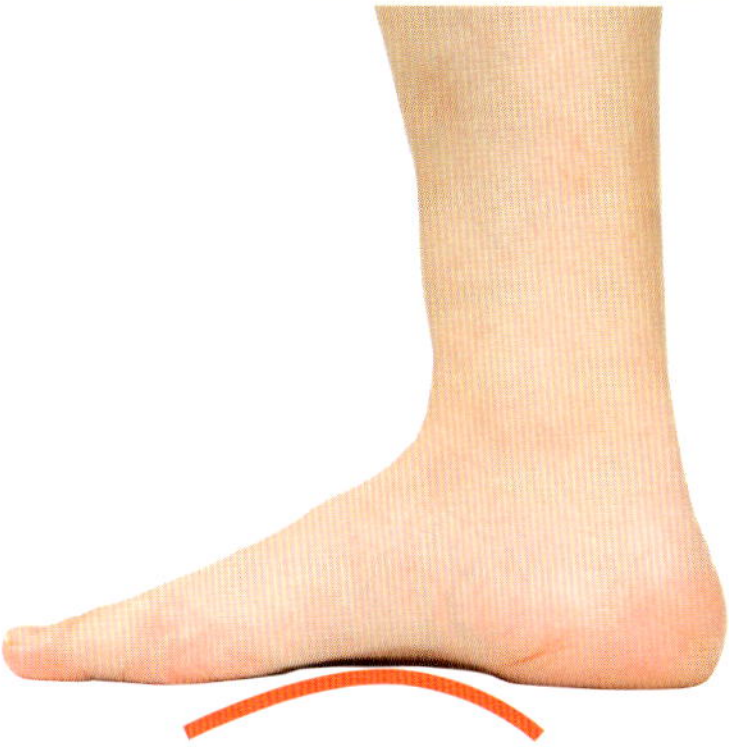

【Point】

正しいアーチがある状態

きれいなアーチ状をしている土踏まず。これが本来の状態。

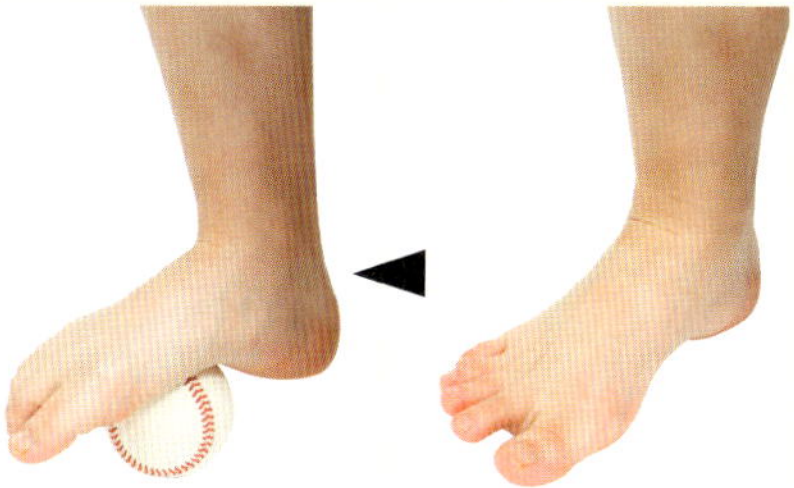

【Point】

ボールを踏むとアーチが矯正される

扁平足状態だと指が反っている。解消されると指が下がり、足の甲も丸みが出る。

本来、**土踏まずはアーチ状になっています**。そのアーチが失われて扁平《へんぺい》状態になるのは、足裏からふくらはぎの筋肉が引っ張られ続けているからです。この状態を放置すると、ガニ股になったり、腰から太ももにかけてしびれも出ます。つまり、骨盤から足裏が本来の足の状態ではないのです。腰をいくらもんでも叩いても痛みが再発するのは、この扁平状態を解消しないためです。**ボールを踏むことで、土踏まずを意識することが重要です**。

腰痛
レスキュー

下半身から
正す
Step 2

メカニズム

両足のバランスを整え
ひざ下の状態を改善する

ステップ1で片足ずつ、ふくらはぎの緊張と土踏まずのアーチを改善しました。しかし、人間は二本足で立って歩くもの。両足のバランスが良くないと腰痛の原因となってしまうので、**両足でボールを踏み、バランスを整えます。**

ここまでの腰痛レスキューで、ひざ下部分を改善できます。下半身が起因の腰痛は、足裏から骨盤の間に問題があるために起こるので、いきなり腰の対処をしても改善しません。末端から順に対処することが有効なのです。

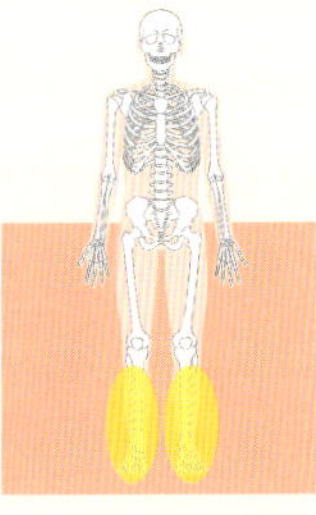

足首が柔らかくなり
ひざ下を本来の状態に矯正する

【Point】

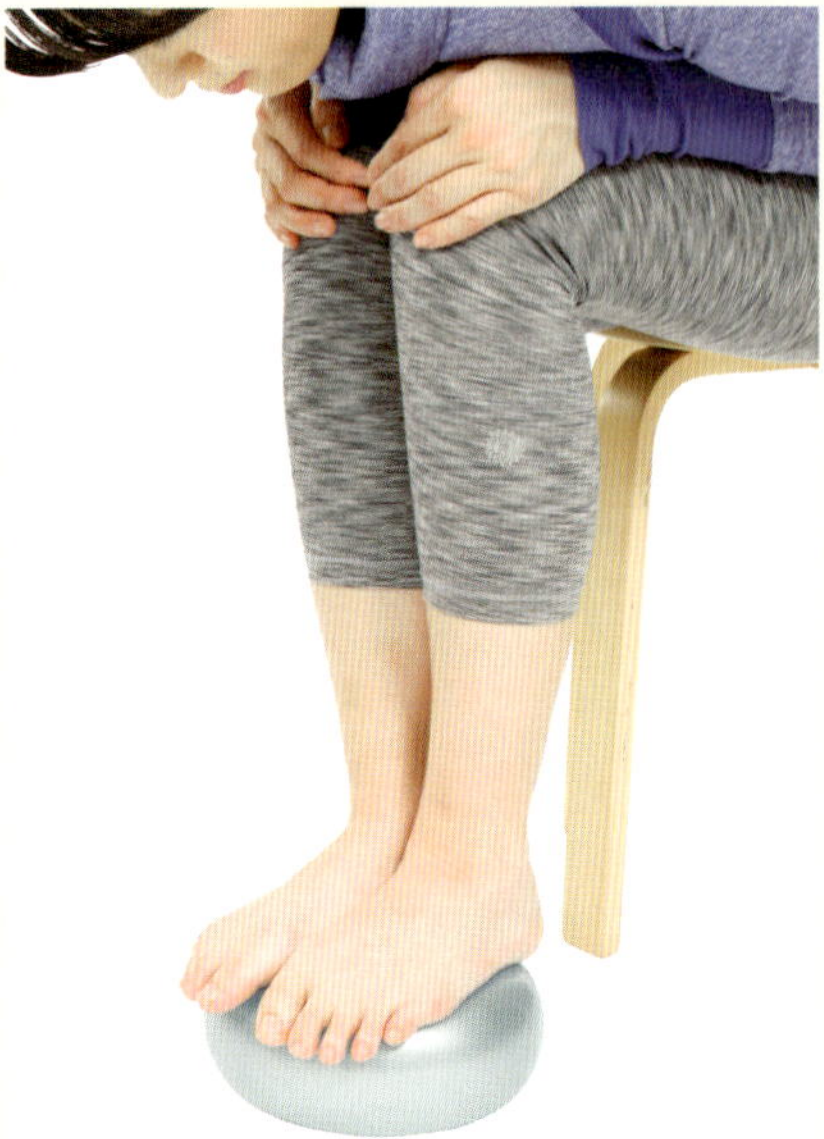

両足でボールを30秒踏んでから、次に前屈して踏む圧を少し高めると、足首の柔軟性に、より効果が出てくる。

腰痛レスキュー

下半身から正す Step3

メカニズム

太ももの向きや動きを改善して股関節の位置を矯正する

タイプにより内・外回りの違いはありますが、太ももを動かす時、必ず「回旋」動作が伴います。しかし、本来回旋しない側に回旋してしまうと、足の向きが変わるなどの悪影響が出ます。椅子に正しく座り、足首より下の向きに違和感があるなら要改善です。

ステップ3は、**本来回旋する側に半強制的に動かすことで、太ももの向きや動きを改善し、股関節の位置を矯正**します。ここまでのステップで、骨盤ののる土台を本来の状態に戻せます。

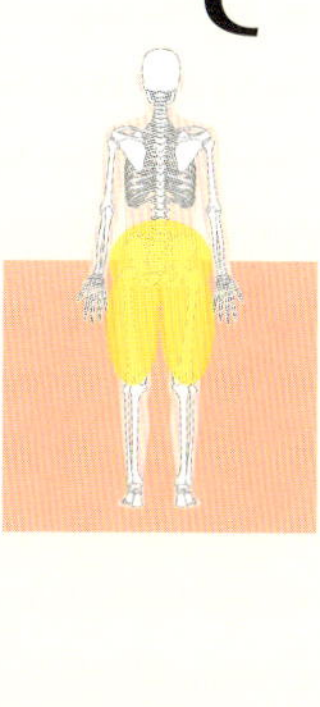

股関節の位置が矯正される

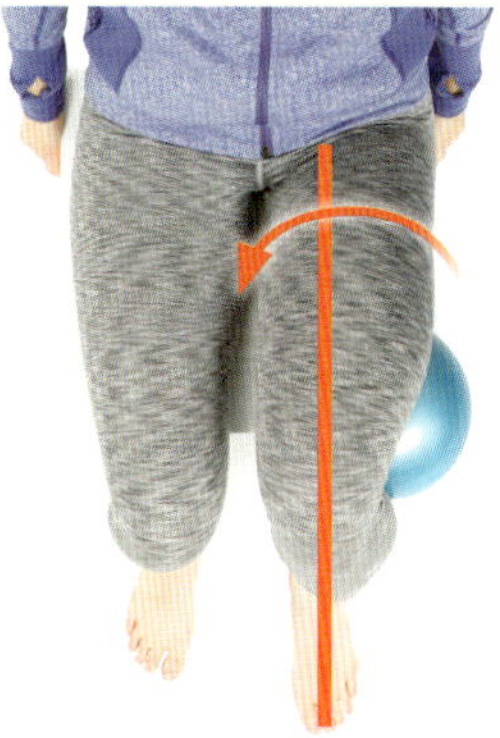

Ⅰタイプ

【Point】

太ももが内旋し矯正される

本来内回りのⅠタイプ。ゆっくりと前屈をすると、さらに効果が高まる。

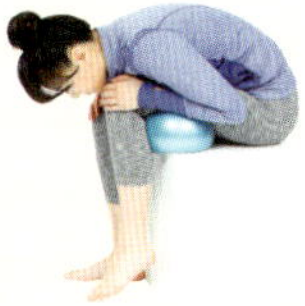

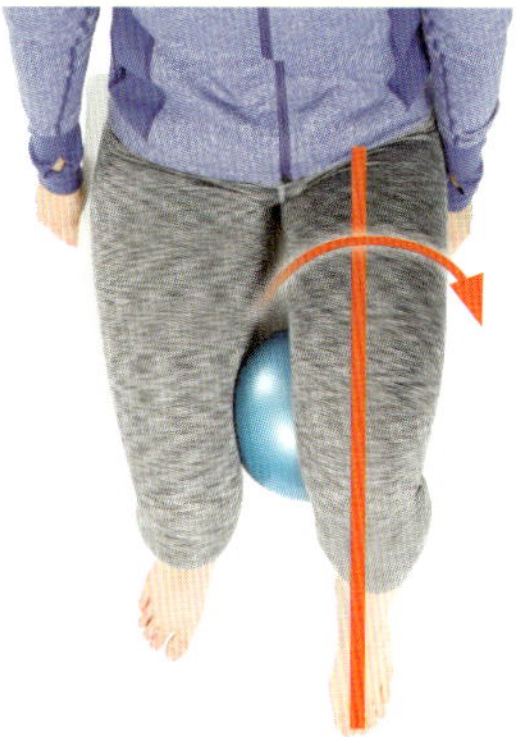

Ⅱタイプ

【Point】

太ももが外旋し矯正される

本来外回りのⅡタイプ。状態が改善されるほど、より深く前屈できる。

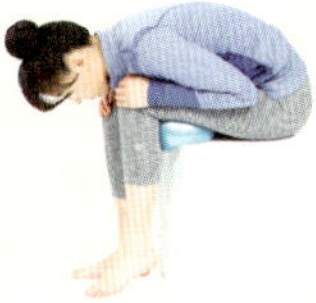

メカニズム

骨盤の左右の高低差を矯正し 胸郭《きょうかく》を柔らかくする

カラダの重心が左右どちらかに偏ると、骨盤の左右で高低差が発生して股関節の角度が変わり、関連する筋肉に緊張を与えます。また、骨盤の上下の柔軟性やカラダ全体のバランスを保持する胸郭も、柔軟性を失います。これらは腰に悪影響を及ぼします。

クッションを入れて座ると骨盤がリフトされるので、重心は自然に反対側にシフトします。いわば**「静的な刺激」を与え、左右の重心の適正化を図る**ことで、カラダのバランスを元に戻します。

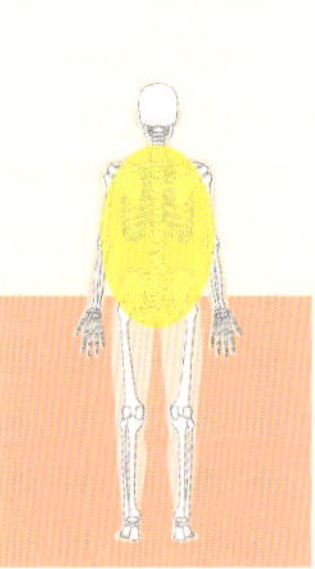

カラダのバランスを元に戻して 腰の緊張を解く

Point

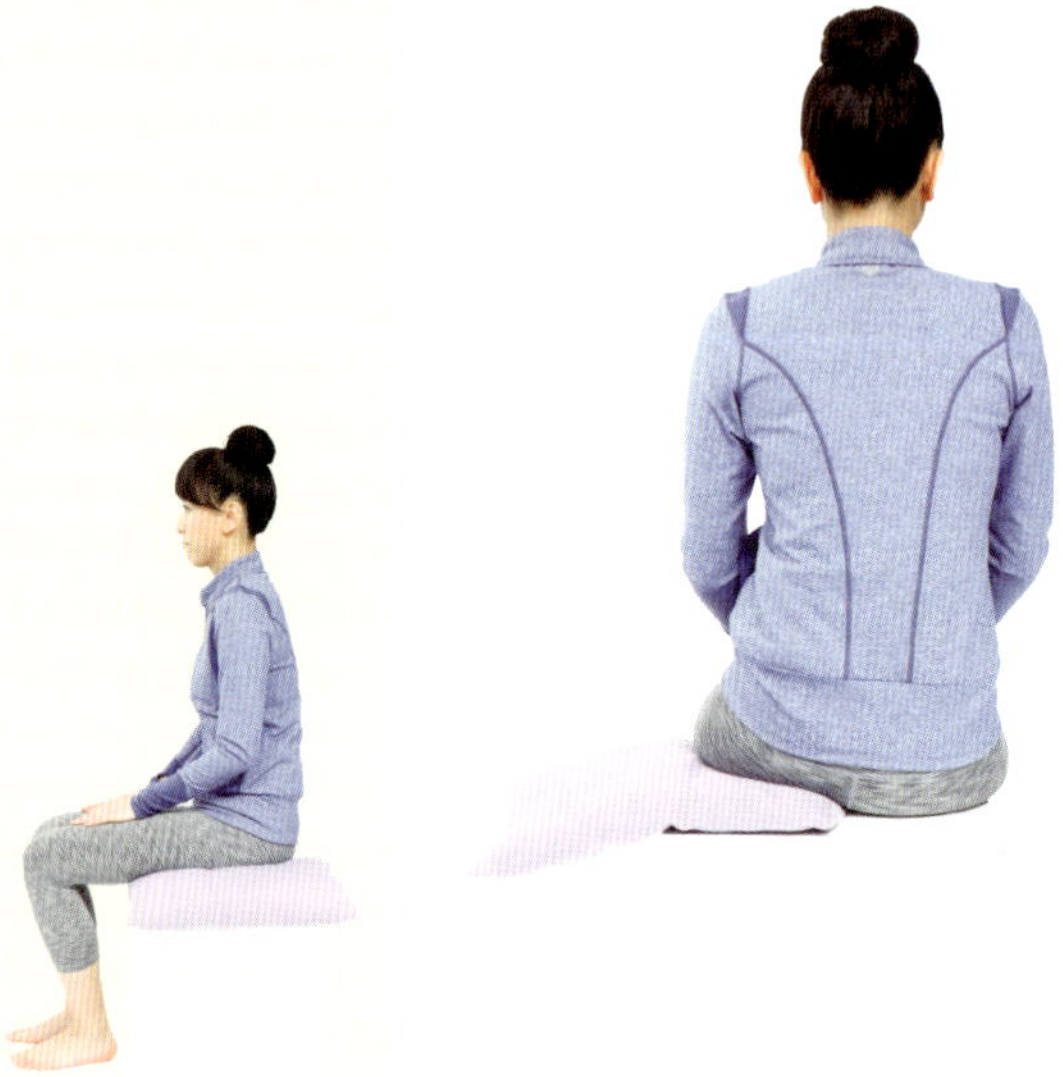

左側にクッションを入れることで、重心を右側にシフト。必ず両側とも行なう。あわてず、ゆっくり呼吸しながら「待つ」感覚で。

腰痛
レスキュー
下半身から
正す
Step 5

メカニズム

背骨を脱力させることで腰や背中を楽にする

現代人は腰を中心に上半身と下半身を２つ折りにして、カラダを前に曲げる傾向があります。この状態では、背中周辺の筋肉が緊張し、骨盤や股関節にも悪影響を与えるので、腰を痛めます。

ここでは、カラダを中折れさせるのではなく、下腹部に近い位置でボールを持ち、ボールに沿わせるイメージで上半身を前屈して身をゆだねます。**股関節や骨盤と連動させて背骨を脱力させることで**、腰や背中の緊張を解いていきます。

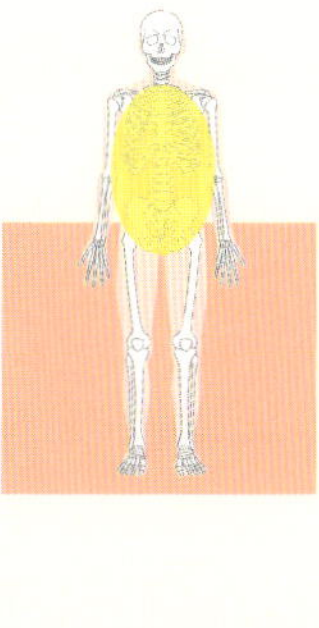

ゆっくりと、静かに カラダから力を抜く

【Point】

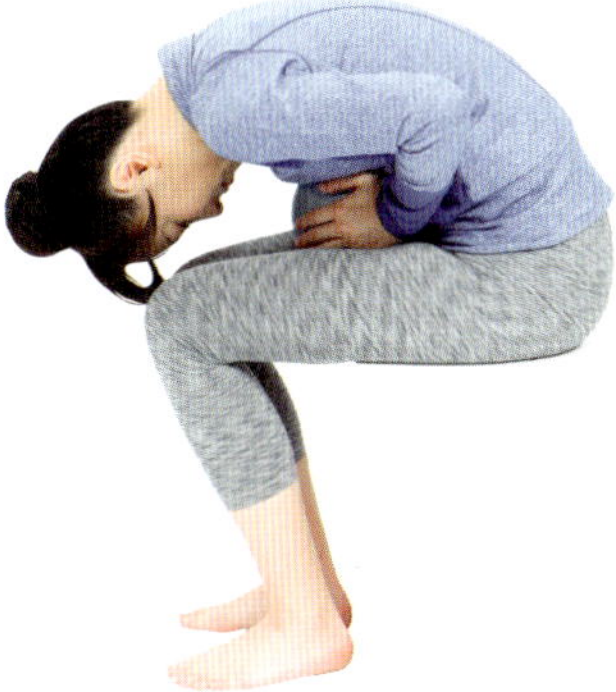

静かに自分のカラダから力を抜くための動き。腰の痛みがひどい時は、ボールに沿う程度に少しだけ曲げる程度で、前屈はしない。

メカニズム

痛みがひどい時は脳と筋肉の緊張を解く

痛みが激しい時、特に効果がある腰痛レスキューです。

ポイントは頭（あご）を上げないで横になること。股関節などを柔らかくして腰痛の原因を除去しても、頭（あご）が上がっていると、その柔軟性が失われます。構造上、骨盤の位置が強制的に決められてしまうからです。**枕を斜めに置いたのも、頭（あご）を上げないことが目的**です。目視しながら横になり、枕と直角になるように頭の向きを合わせます。腰の痛い側を先に上にすると楽でしょう。

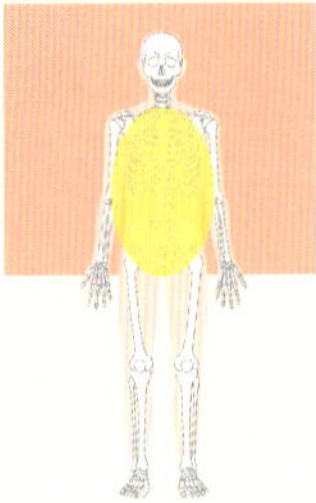

①斜めにした枕に頭を直角にして横になる

【Point】

OK

頭が安定していると股関節は大きく動く

あごが適度に引けていると、骨盤のロックが解除され、股関節は大きく動く。

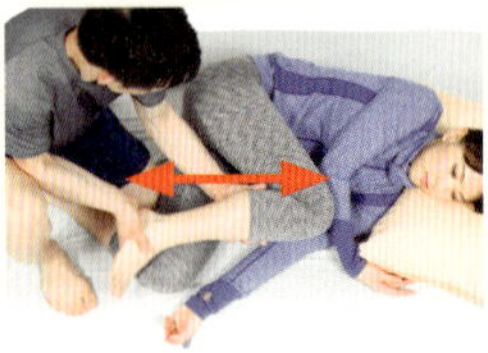

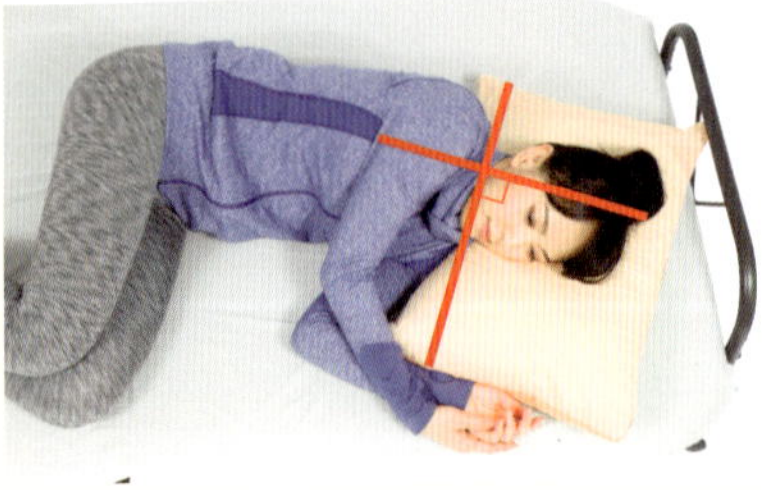

NG

頭（あご）が上がっていると股関節はよく動かない

枕をベッドと垂直に置くと、寝た際にあごが上がる。股関節が動く範囲がせばまる。

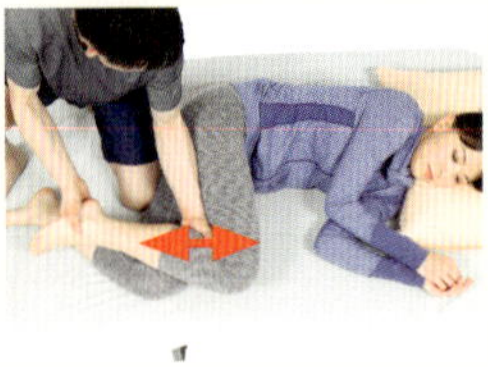

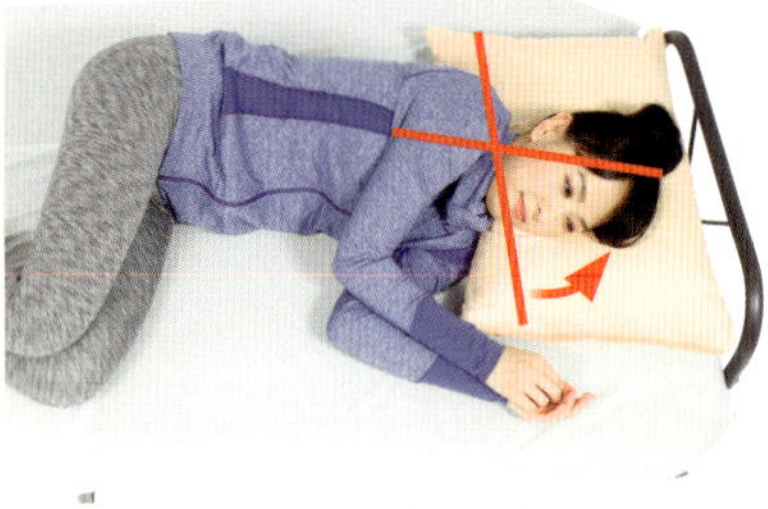

②タイプ別に
3つの基点をそろえて横になる

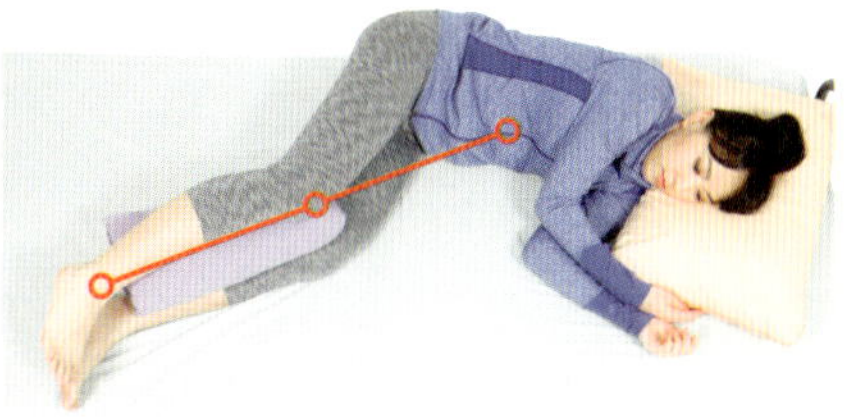

A タイプ

【 Point 】

**みぞおち・ひざ・足首を
直線上にそろえ
枕をひざ下部分ではさむ**

Aタイプは「みぞおち・ひざ・足首」を直線上にそろえ、脳と骨盤周辺の筋肉の緊張を解く。

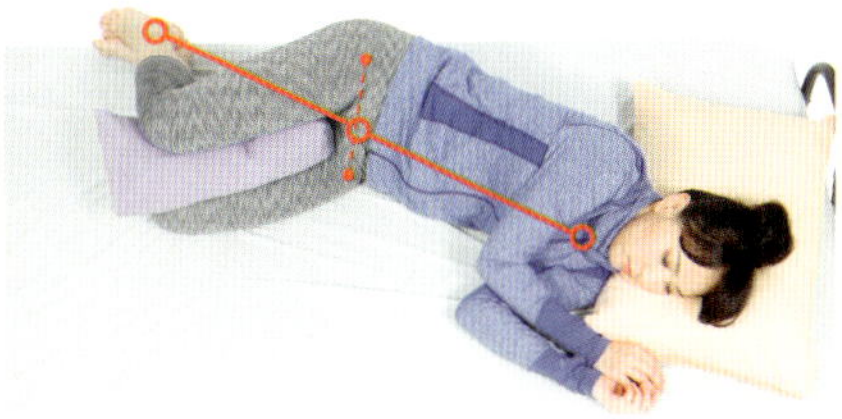

B タイプ

【 Point 】

**首のつけ根・股関節・足首を
直線上にそろえ
枕を太もも部分ではさむ**

Bタイプは「首のつけ根・股関節・足首」を直線上にそろえ、脳と骨盤周辺の筋肉の緊張を解く。

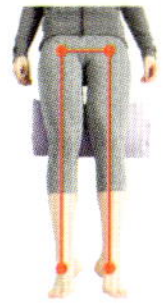

両足は股関節幅（首幅）にする。骨盤周りの筋肉が最も力が抜けやすい姿勢。

横になったら、力が抜ける姿勢を見つけ、しばらくその状態を維持します。楽になったら、肩を前側に出して、しばらくその姿勢になりましょう。さらに楽になったら、**タイプに合わせた姿勢になり、足で枕をはさんで股関節幅に広げ、その姿勢を維持**します。こうすると骨盤周りの筋肉は、さらに力が抜けやすい状態になっていきます。

人間のカラダには必ず「力の抜けやすい姿勢」があります。ステップ6の一連の動きは、力を入れなくてもカラダが安定する姿勢をとることで、**脳の緊張感を抜き、筋肉の緊張を解いていく**効果があるのです。

メカニズム

重力と足の重さを利用して骨盤の向きを改善する

横から見た時、骨盤がおなか側や背中側に傾くと、当然強い痛みが出てきます。ここでは特にこの状態を改善します。意識するのは、**太ももをほぼ垂直にして力を抜くことと、土踏まずが上に向いていること**。緊張がゆるんでくると、ひざが床に下りてくるのを実感できます。枕などで高さを調整して行ないましょう。

骨盤の仙骨が水平になると、肩甲骨も水平になり、さらに上半身から骨盤にかけての筋肉の緊張が解け、痛みが緩和します。

骨盤の向きが改善することで腰のこわばりがやわらぐ

【 Point 】

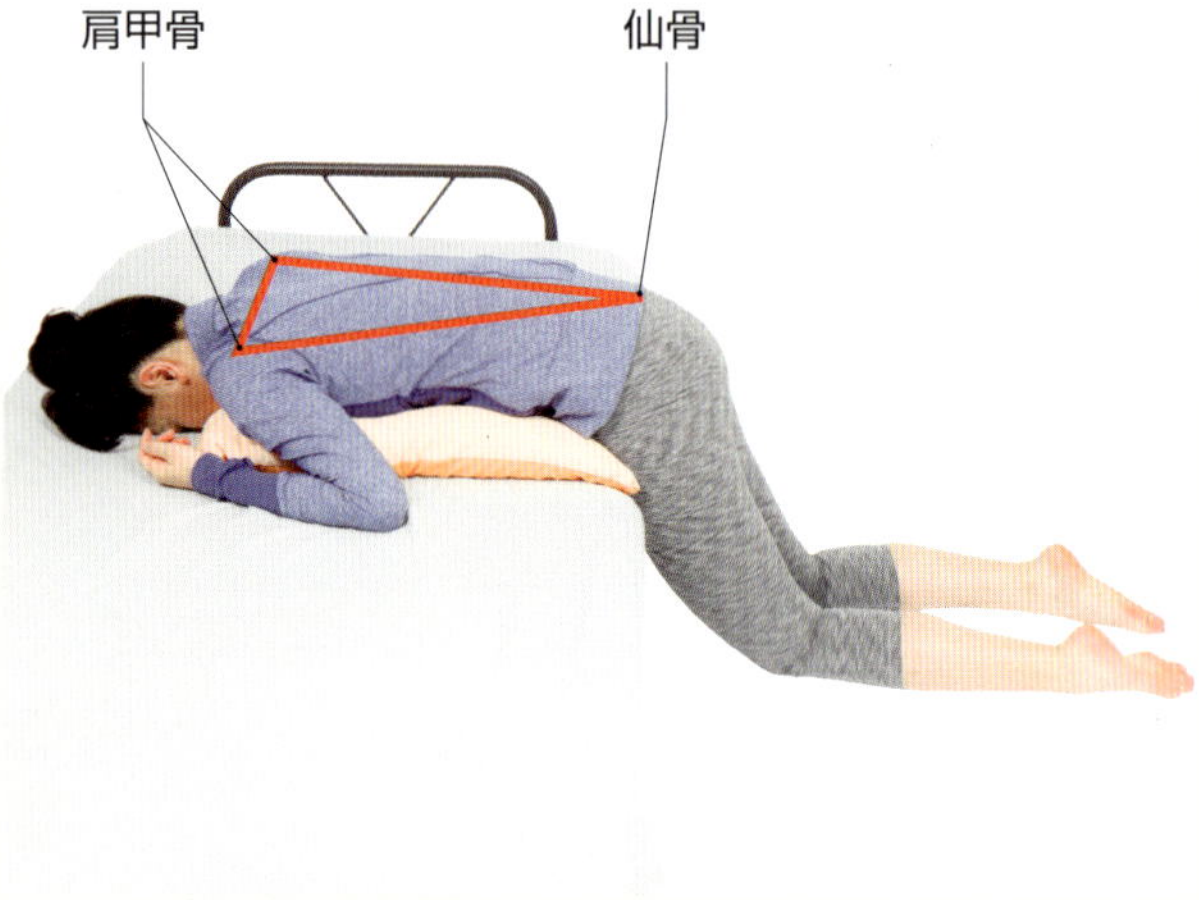

仙骨と肩甲骨が水平になると、上半身の筋肉の緊張が解ける。ベッドから降りる時は、背中を反らせて起き上がろうとすると、痛み再発の危険も。骨盤をそのまま下に落とし、足を使って立ち上がるように。

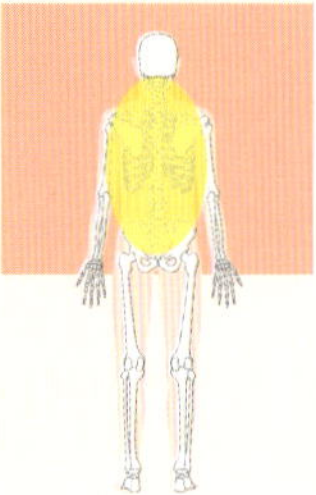

腰痛レスキュー

上半身から正す

Step2

メカニズム

首や肩甲骨周りの緊張を解いて 腰回りの痛みを改善する

腰痛の原因が上半身にもあるという認識は薄いかもしれません。しかし、首や肩甲骨周りの筋肉が緊張すると、胸郭《きょうかく》から骨盤にも及んで腰痛を招きます。

あごは枕にのせず、両肩甲骨が開く位置に腕を置き、全身の力を抜きます。この時、腰に痛みが出るようなら、心地良いポジションに動かしましょう。**肩甲骨周辺が開いたと感じたら、肩からひじが垂直になるような体勢になります**。背骨周辺の深層筋の緊張も解いて、腰痛の原因を除去します。

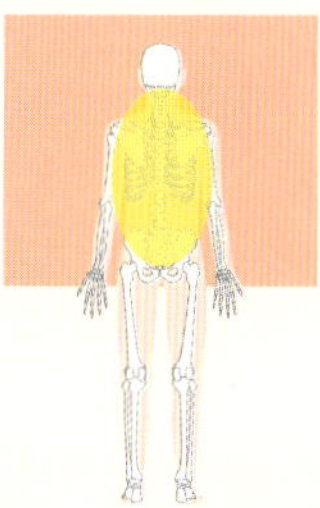

上半身のStep1の応用編 上半身の腰痛の原因を取り除く

【Point】

ゆっくりと呼吸しながら、全身の力を抜くことが大切。特に首は、普段重い頭を支え続けている負担から解放してあげるイメージで。

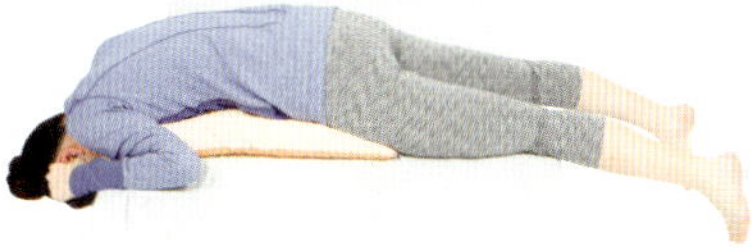

▼

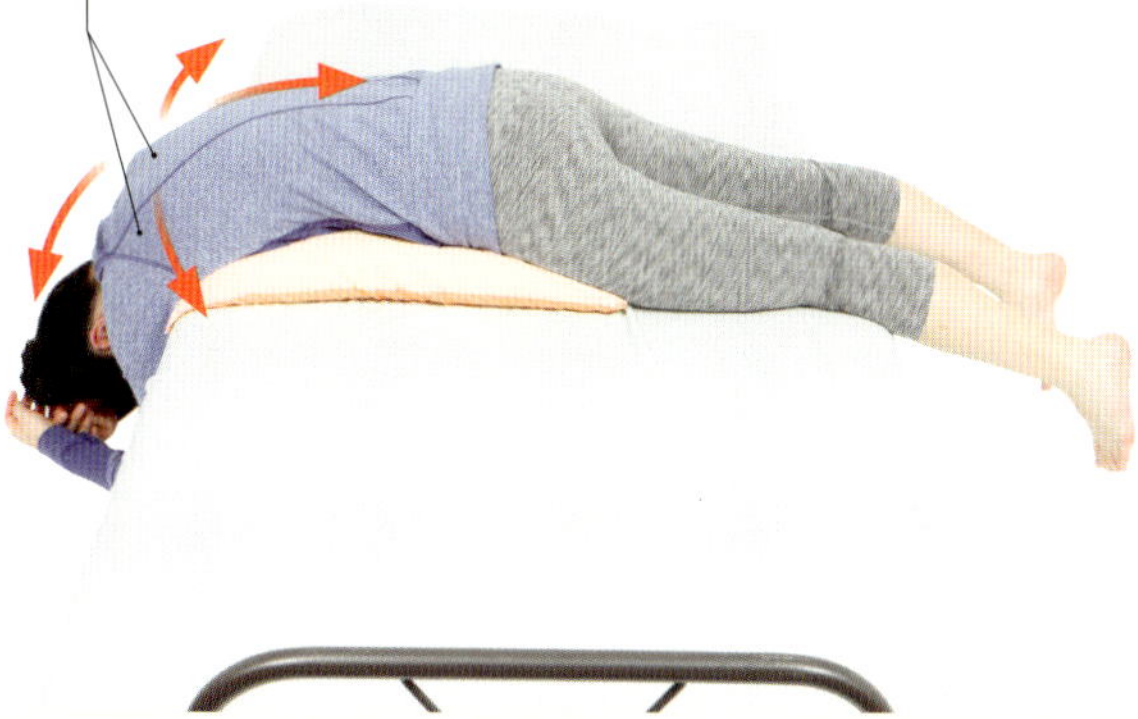

腰痛レスキュー

上半身から正す

Step3

メカニズム

両腕を動かすことで腰痛改善!? 肩甲骨の緊張を解放する

腰痛改善へ両腕からもアプローチします。**タイプ別に組むことで、胸郭《きょうかく》や肩甲骨を最も柔軟に動かすことができます**。この状態から背中を丸めながら腕を前後させることで、肩甲骨を左右に大きく開き、緊張をゆるめます。また、ゆっくり呼吸をしながら左右に回すと、胸郭の柔軟性が回復し、骨盤との位置関係も改善します。

違うタイプの手の組み方をして動かすと、正しくない動かし方を強いることでカラダにダメージを与えるので、避けましょう。

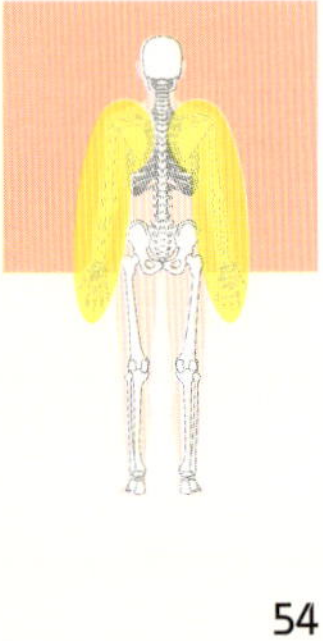

肩甲骨の位置を戻し 胸郭の柔軟性を回復する

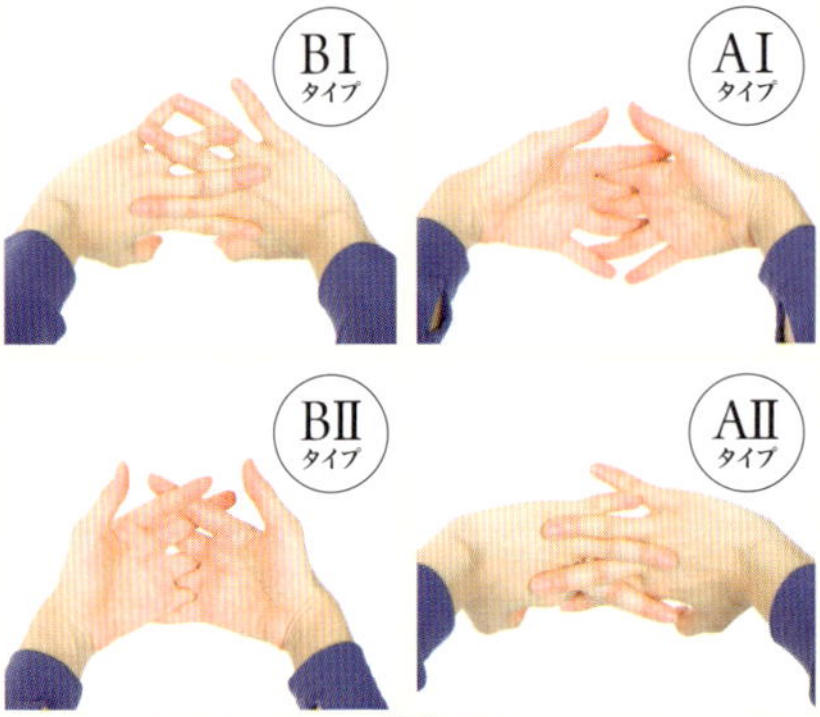

タイプ別に手を組むと胸郭や肩甲骨が柔軟に動く

自分本来の正しい動きになるので、カラダが動かしやすくなる。

▼

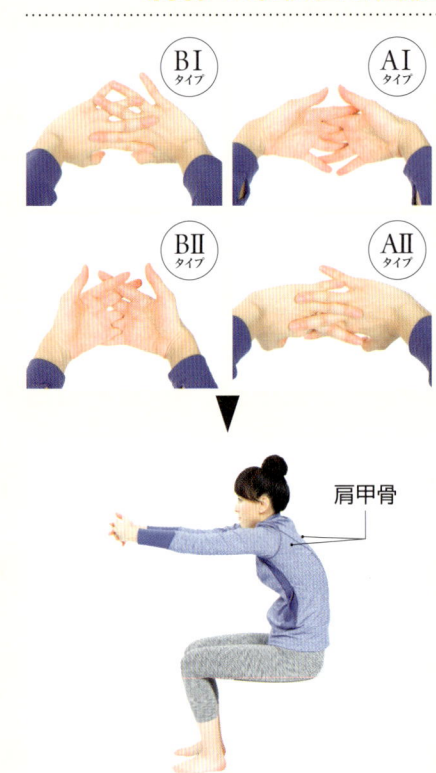

Point

肩甲骨が開き周辺の筋緊張が改善する

両腕の力をなるべく抜いて、速さではなく大きく動かすことを意識して。

背骨を本来の形に戻して背中と腰のゆがみを正す

背骨を本来の形に戻すことで、上半身全体のゆがみを矯正します。ゆっくりと呼吸しながら力を抜き、筋緊張を解いていきます。

足の上げ方、手を組む位置の他に、大切なのは呼吸をする時の意識。**AⅠは骨盤の上部、AⅡは肩甲骨内側の上部、BⅠは体側の背中側、BⅡはおなか。それぞれの力を抜くイメージで息を大きく吐く**と、力が抜け、上半身が自重によって下へ落ちていきます。

起き上がる時は、どちらかにカラダを倒してゆっくりと。

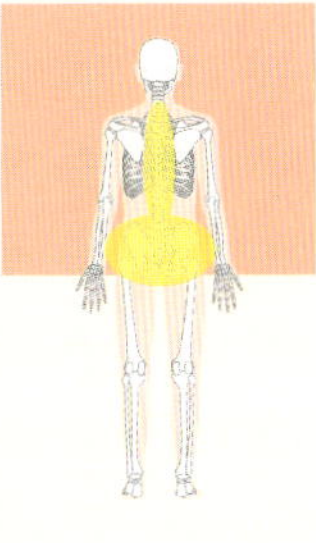

カラダの自重と重力で背骨を本来の形に

【Point】

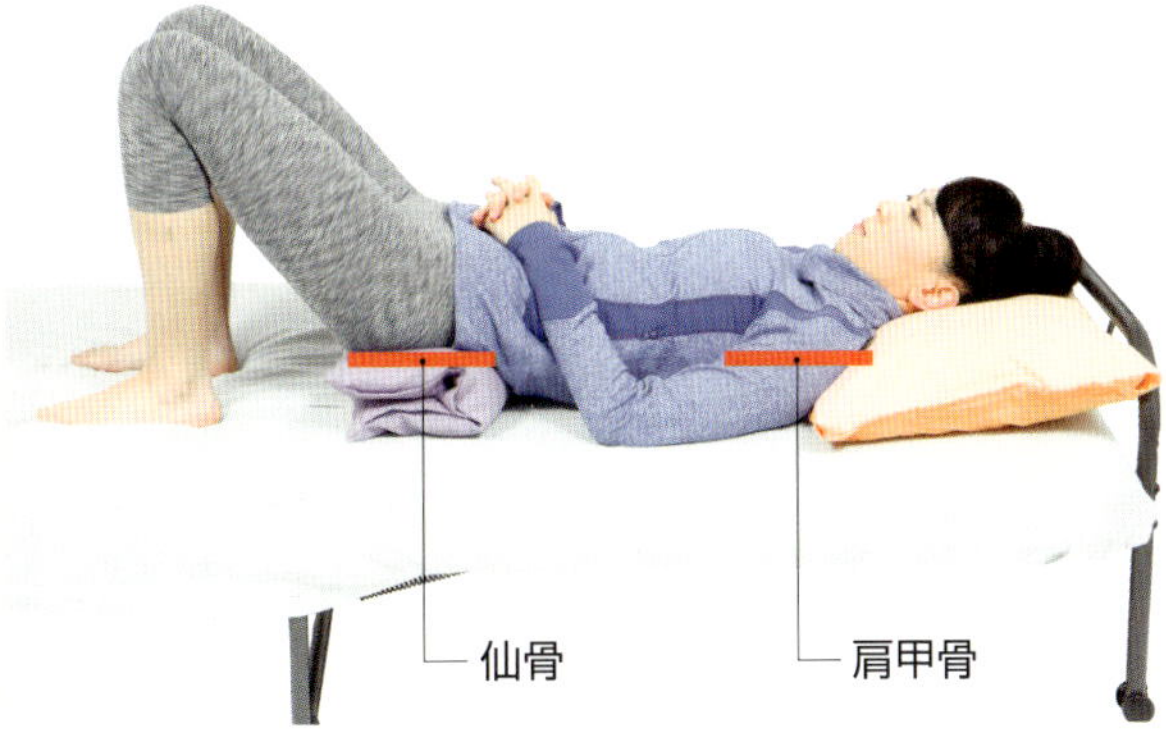

この状態になった時の呼吸法が重要。肩甲骨まで入れた枕と、仙骨下に入れた枕の高さが、ほぼ同じになるように（写真はBタイプ）。

腰痛レスキュー

全身から正す Step 1

メカニズム

全身の連動性を向上させ骨格全体を整えて痛みを解消

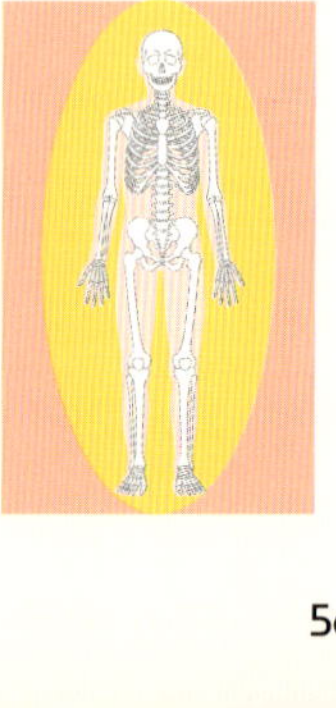

寝ている間に生じたカラダのズレ。特に体側をゆるませることで、カラダの左右差をはじめ、バランスを立体的に整えていきます

腰痛の主原因の1つは、胸郭《きょうかく》(肋骨+背骨)と骨盤の前後のズレ(どちらかが浮く)、左右の高低差、もしくはねじれです。寝た状態だと胸郭と骨盤の水平位=前後の関係が同じなので、**下半身の左右の動きに上半身を動かすことで対応させて、左右差やねじれを解消**。さらに、肩甲骨や腕骨も含めてカラダ全体を整えます。

胸郭と骨盤の間に起こるズレやねじれが解消される

【Point】

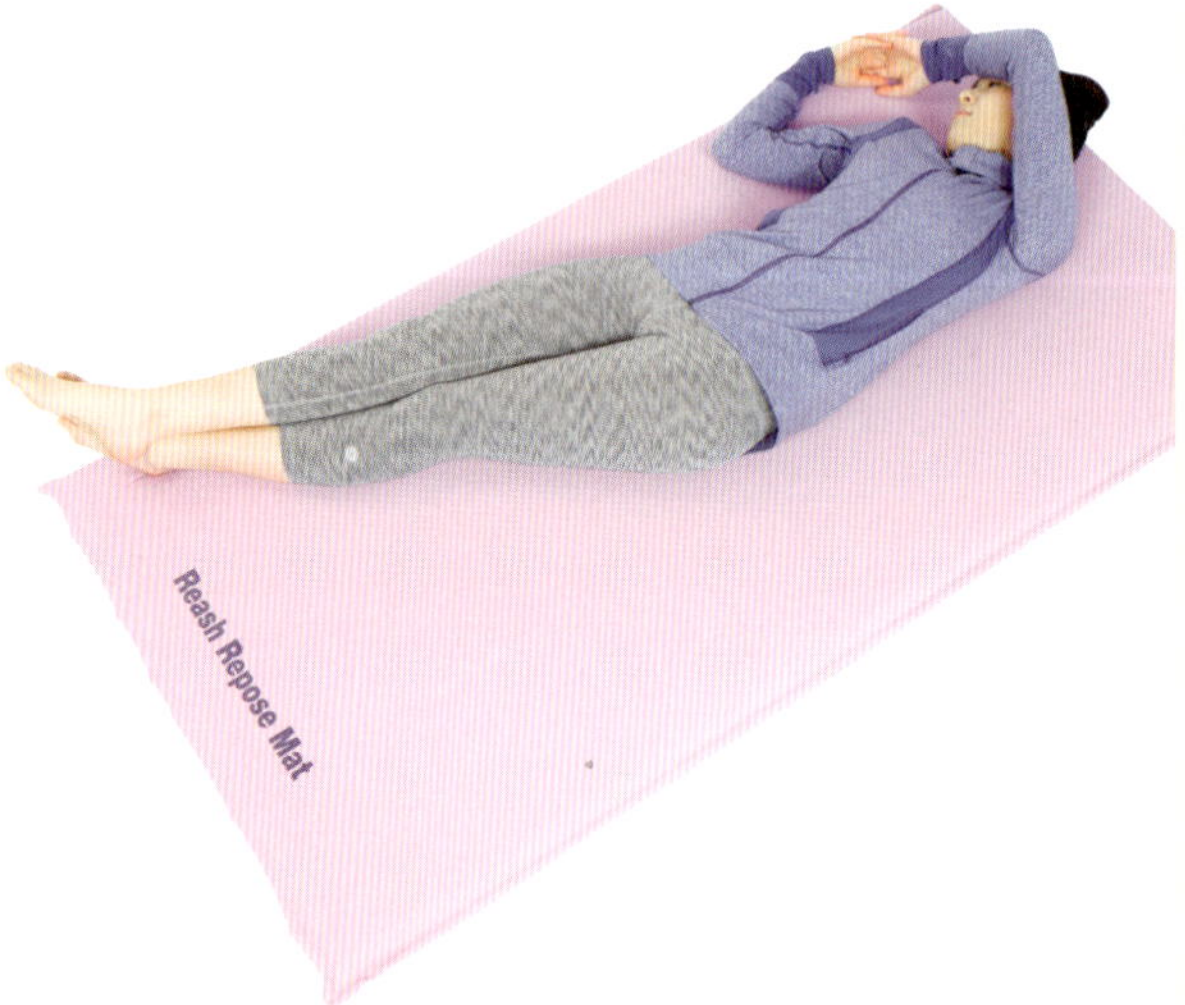

両足は地面に水平。土踏まずを垂直にする意識で。肩甲骨と仙骨は脱力してリラックスした状態に。必ず左右両側とも行なう。

腰痛
レスキュー
全身から正す
Step2

メカニズム

上半身の連動性を向上させて 肩、腰、背中の緊張を解く

上半身（特に胸郭《きょうかく》）を主に動かして、体幹部のゆがみを改善します。ステップ6（P25〜P27参照）の応用編です。

首から脊柱《せきちゅう》にかけての筋肉が緊張すると、上半身が柔軟性を失うことで胸郭がゆがみ、骨盤との位置関係が正しくなくなって腰痛が起こります。横になって安定する姿勢をとったら、胸郭、肩甲骨、腕骨、首、頭と主に上半身全体を連動させながら、上半身と下半身それぞれを立体的に動かし、柔軟性を回復させせます。

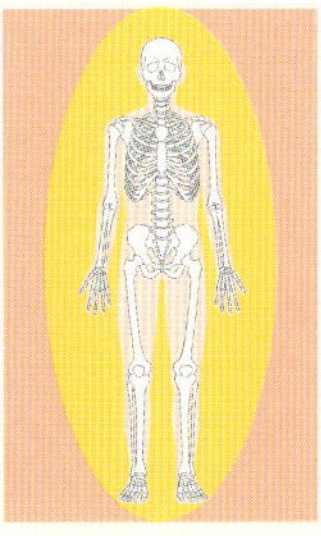

胸郭のゆがみを治し 腰の痛みを緩和させる

【Point】

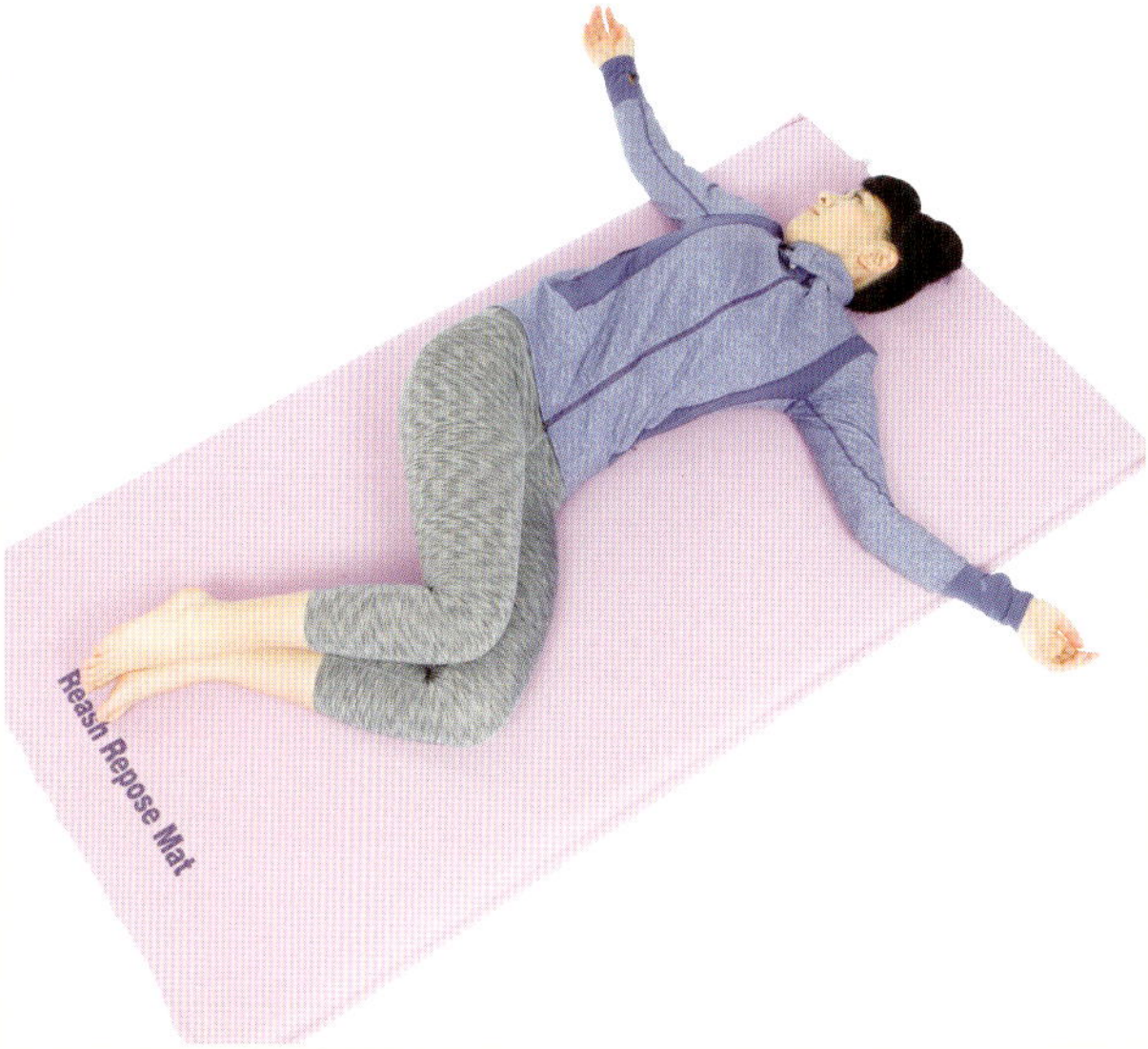

自分のタイプに合った姿勢（P26〜P27参照）と、土踏まず、肩甲骨、仙骨を垂直にすることが安定の条件。上半身をひねる際、少しでも違和感があればやめること。

腰痛レスキュー

全身から正す Step 1

メカニズム

カラダを上にうねらせる動きが仕事中の腰痛から守る

デスクワークや自動車の運転など、長時間同じ姿勢でいると、どうしても筋肉が固まってしまいます。これも腰痛の原因の1つです。カラダを動かさない状態が続くと、体幹部で固まってしまったカラダのゆがみを、自分で改善しにくくなってしまいます。それを避けるために、カラダを前後に動かしつつ、**体幹部主導で全身を「ヘビの動き」のようにクネクネと動かしていきましょう**。

ステップ2と似ていますが、1は**下から上への動き**です。

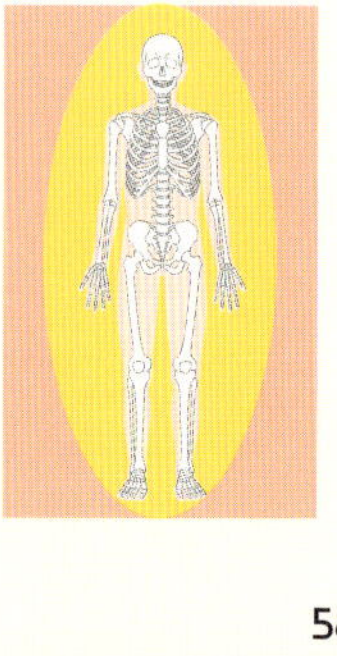

惰動運動(ヘビの動き)で背骨や足の緊張を解く

【 Point 】

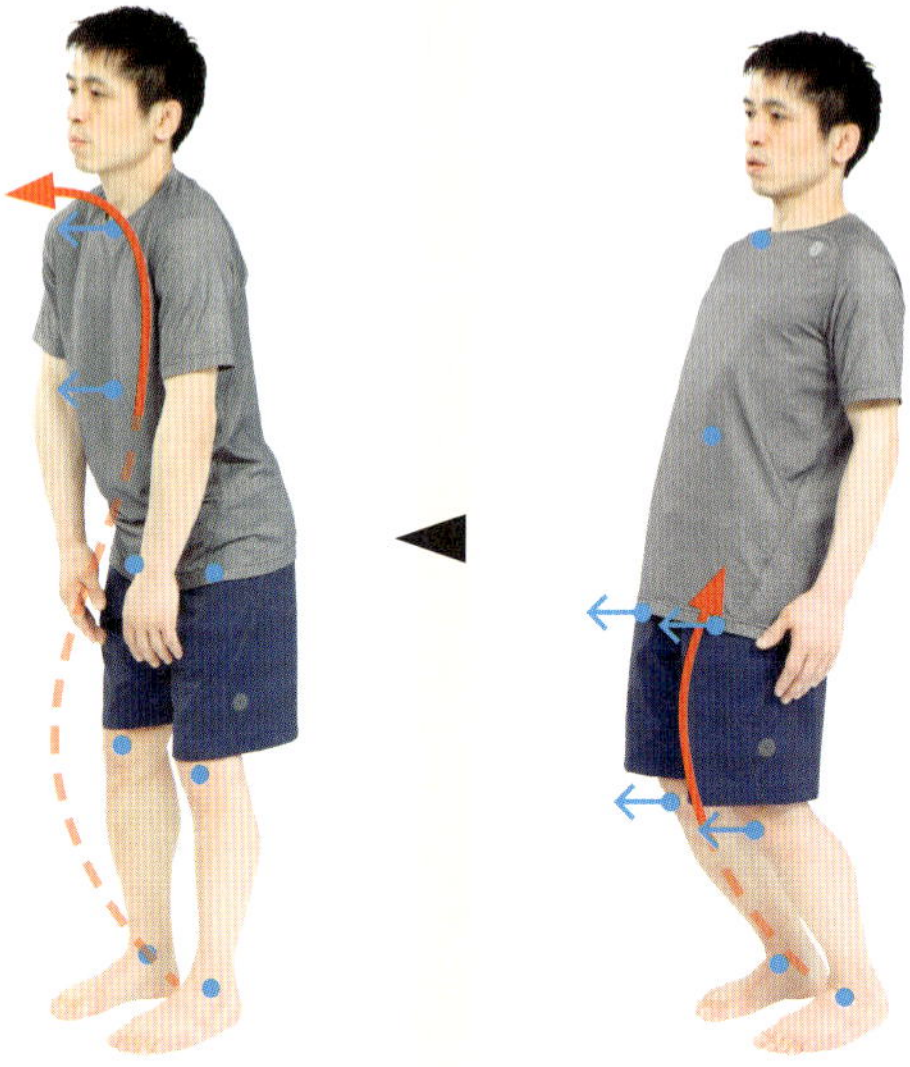

足首・ひざ・股関節・みぞおち・首のつけ根の5点のうち、2点を順番に前に出すイメージで。はじめは1つひとつを確認しながら行なう。

腰痛レスキュー

全身から正す Step2

メカニズム

カラダを下へうねらせる動きが仕事中の腰痛から守る

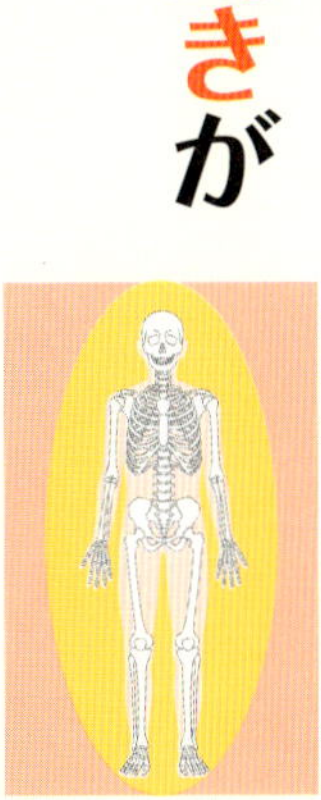

ステップ2は上から下への動きです。頭と胸郭《きょうかく》、骨盤、下半身を、上から下にうねらせるイメージで連動させながら、前後に動かします。正しく立ち、頭を土踏まずの垂直線上から動かさずに、足のサイズ分の前後幅の中でカラダを動かすイメージで、一定速度で動きます。

1・2とも、背骨や足など、各々の一部分にかかる負担を分散させて、カラダ全体の柔軟性を保ちます。短時間でもカラダを動かすことが腰痛予防には有効です。

柔軟性と可動性を高めて筋肉が固くなるのを防ぐ

【 Point 】

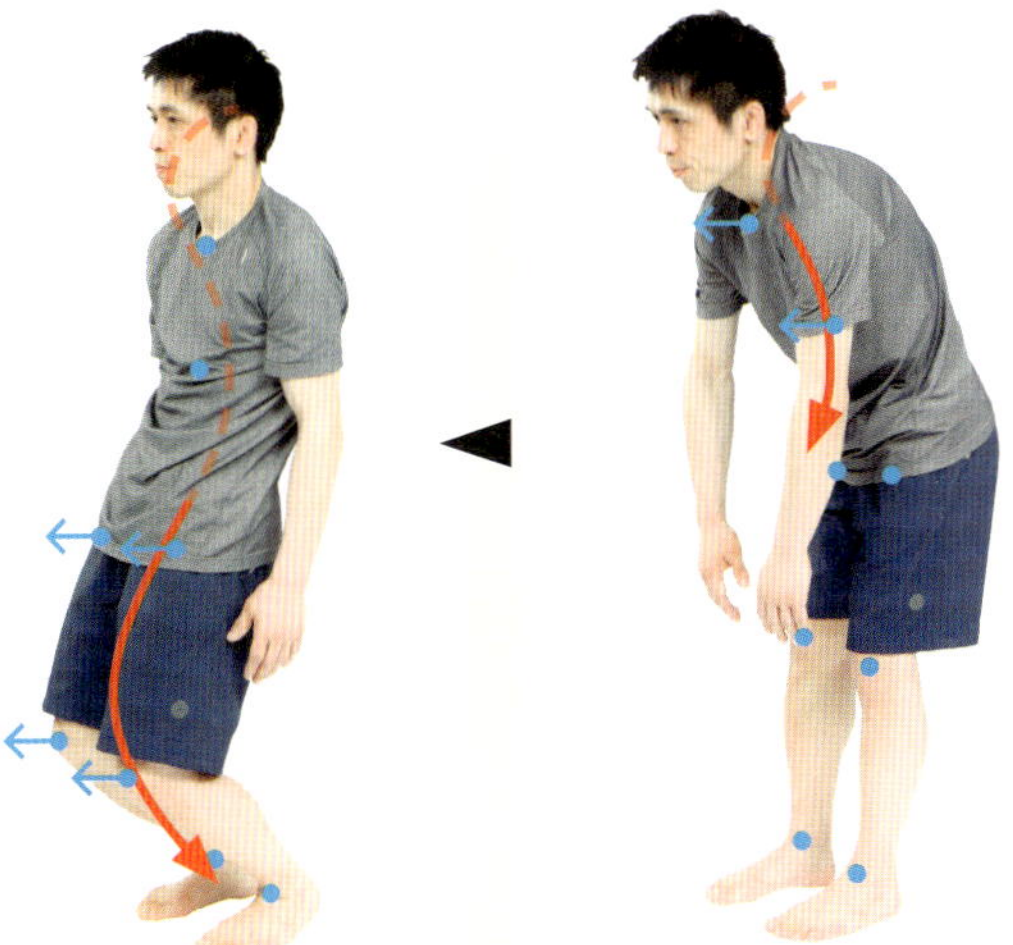

カラダが動き方を覚えたら、段々とスピードを上げて行なう。各部位が順番に動くことが大切。力を抜いて動かすことを意識して。

腰痛
レスキュー

全身から
正す
Step 3

メカニズム

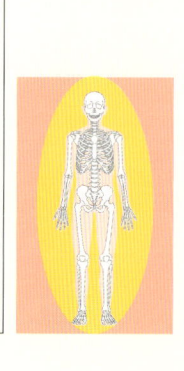

中心線上で腕を上下させて 腰や胸郭の柔軟性を高める

仕事中の腰痛レスキューに共通するのは、体幹部を動かすことで、固くなった筋肉の柔軟性を取り戻すことです。カラダは立体的に動きます。特に体幹部は「前後に曲げる」「左右に曲げる」、そして、後ろを振り向く時のように「左右にねじる」の6方向に動きます。この6方向すべてを意識して筋肉を柔らかくしないと、腰痛を改善できません。

ここでは、**カラダの中心線上で腕を上下に動かすことで、カラダを自然に回旋**させています。

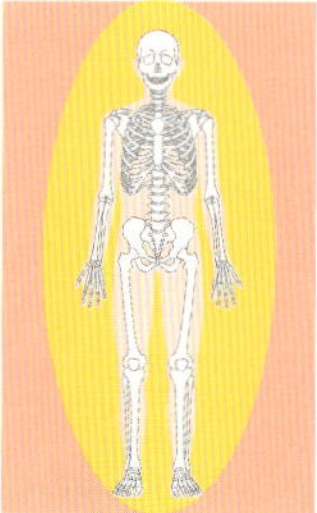

カラダを左右にねじる動きで柔軟性を高める

【 Point 】

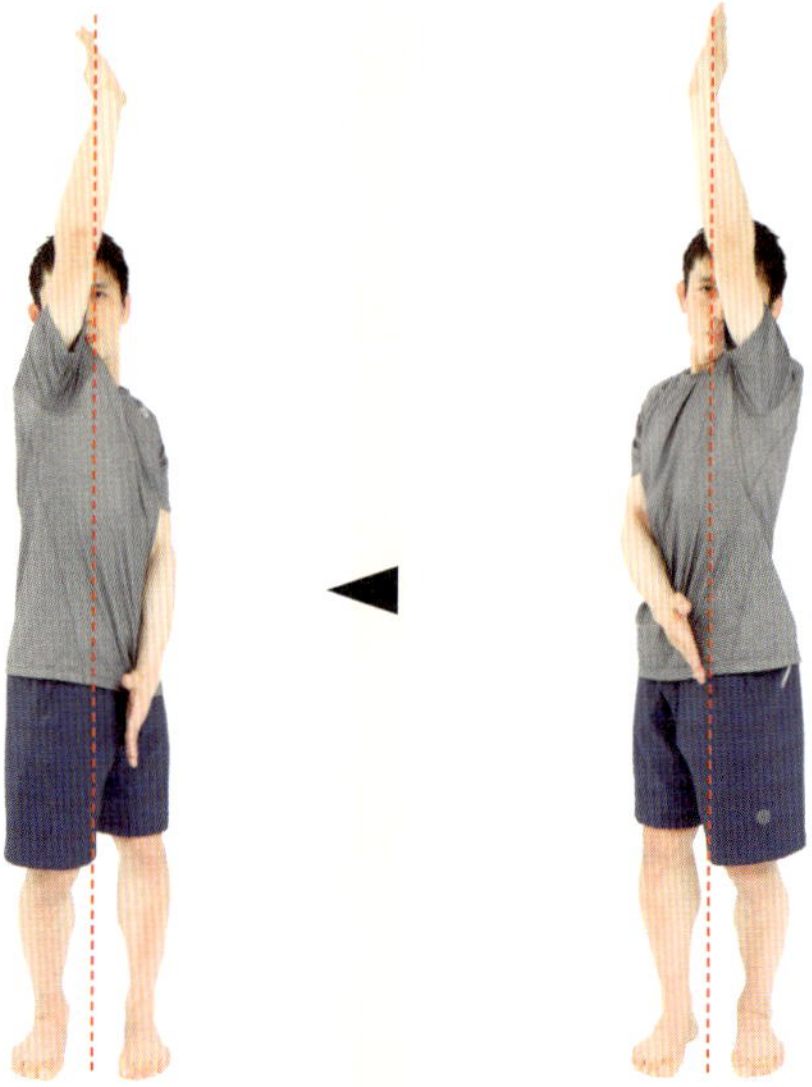

カラダの中心線

左右どちらの腕を上げても、鼻先が隠れている。これがカラダの正中（中心）線。上半身なら背骨の前側になる。腕を上げる時、過度に力を入れないこと。

メカニズム

肩と上半身を動かすことが肩関節と胸郭を矯正する

前ページのステップ3では、カラダの中心（正中）線に沿って手を左右交互に上下に動かすことで、下半身が連動します。このステップ4では、**首幅に構えた両手を、股関節幅に立った両足の延長線上に左右交互に上下に動かすことで、上半身を連動**させています。下になる手を、背中側へ引くことも意識してください。

体幹が回旋するのは同じですが、ステップ3なら脊椎《せきつい》（背骨）中心で、ステップ4なら両足上で動く違いも実感できます。

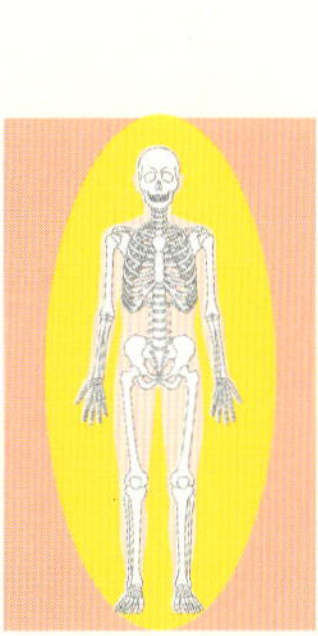

肩関節や胸郭、骨盤の位置が補正される

【Point】

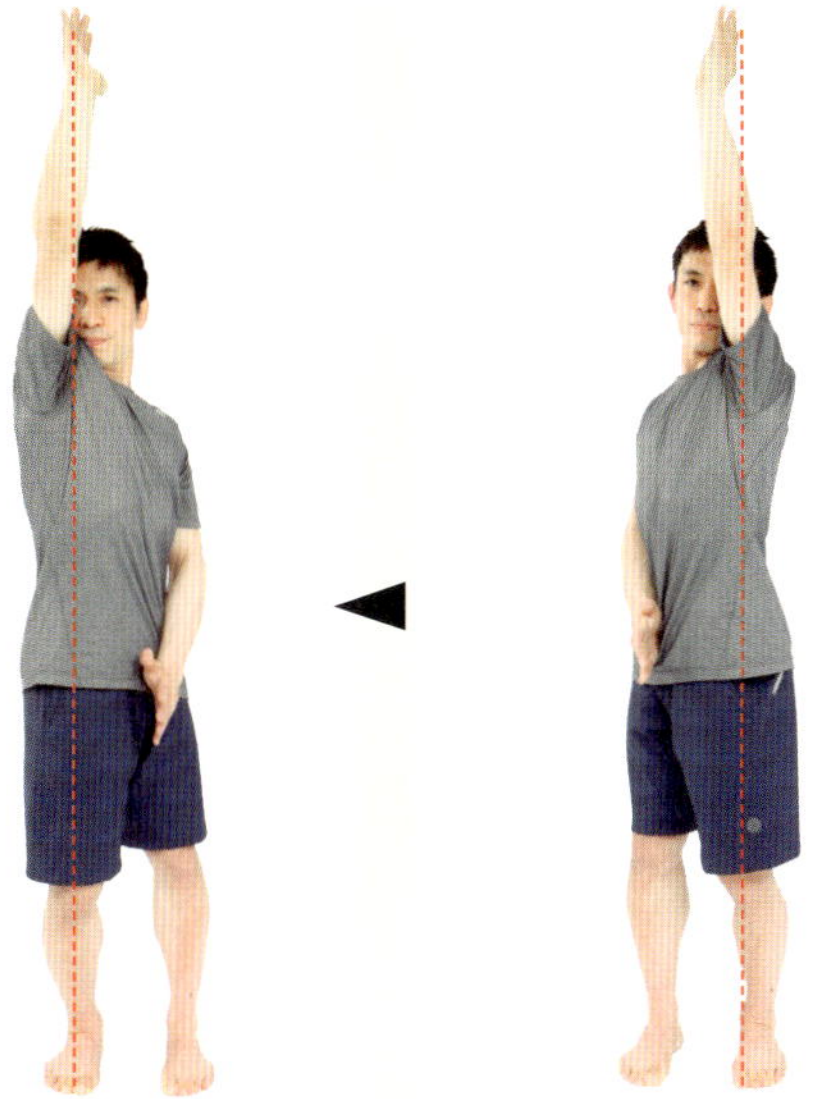

腕を上げた側の顔半分は隠れるが鼻先は見えており、両足の延長線上にあることがわかる。カラダの向きにも注目。しっかりとひねっている。

メカニズム

手のひらを大きく動かして 腰痛や首、肩の痛みを改善する

主に胸郭《きょうかく》の上の部分を大きく動かすことで、固まりやすい胸郭や肩腕部、首の筋肉を柔らかくし、上半身からくる腰痛の原因や、首の痛みや肩こりを改善します。

両足の位置を維持しながら両手のひらを動かすと、体幹部は自然と大きく連動します。簡単に見えますが、手のひらを常に自分の正面に向かせて、頭が傾かないようにしながら動かさないと、効果が薄れます。

症状や痛みの程度に合わせて行ないましょう。

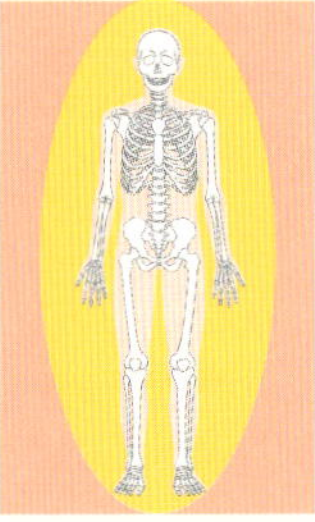

「窓を拭く」ような動きで 首と肩の筋肉の緊張を解く

【 Point 】

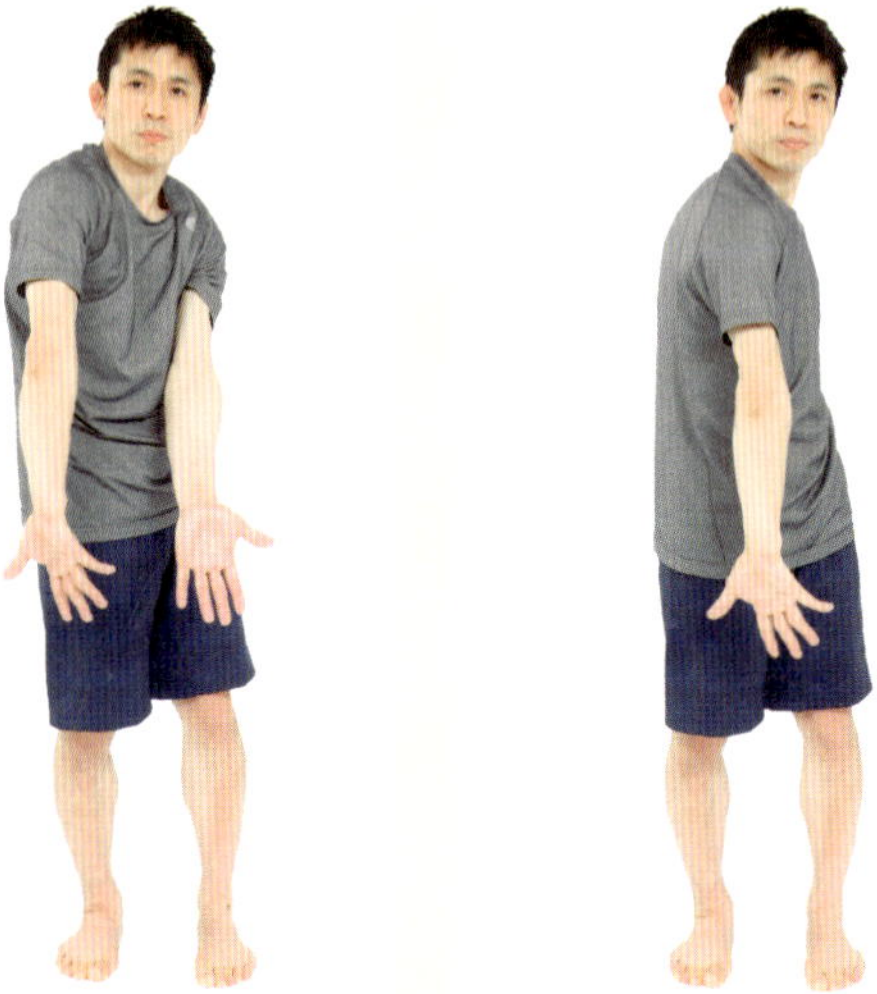

手のひらの向き、両腕の位置、両足と頭の位置に注目。またステップ5・6とも、左右両方向に回すことを忘れずに！

第2章
知識編

カラダの「普通」の状態を知ろう

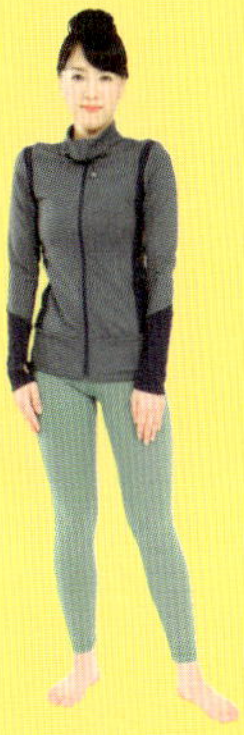

「腰痛レスキュー」で腰痛が改善するのは、カラダを“普通”の状態に戻すからです。では、「カラダの普通の状態」とは、どんな状態なのでしょうか？

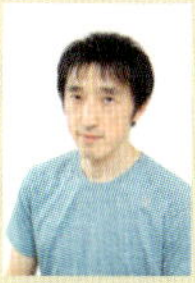

知識編担当
廣戸道場施術部
部長
小杉英紀

知識編

腰痛レスキューが効くのは「普通」の状態に戻すから！

「普通」の状態とは「健康なカラダ」のこと

カラダに疲れがなく、筋肉に張りやこりもなく、腰痛もない。動かしても痛くない……。それが人のカラダの「普通」の状態です。何の抵抗感もなく楽に動くからこそ、実感が伴わずに感動がない。それが「普通」であり、健康です。**健康であることが普通**なのです。

本書でご紹介している「腰痛レスキュー」は、腰痛を改善するために、「カラダの取扱説明書」に基づいて、段階を追ってカラダを「普通」の状態に戻すためのエクササイズです。そして、「取扱説明書」通りのカラダの動かし方とケアを実践すれば、忌まわしき腰痛とサヨナラできるのです。

カラダの取扱説明書「軸」と「タイプ」もチェック

カラダを「普通」の状態に維持

カラダの「普通」の状態の３大条件

条件1 骨格があるべき位置にある

条件2 筋肉がよくゆるみ縮む

条件3 脳の状態が安定している

するためには、「取扱説明書」に基づいた、いくつかの条件とルールが存在します。

①骨格があるべき位置にある
②筋肉がよくゆるみ、よく縮む
③脳の状態が安定している

　脳を安定させながら、カラダを正しく動かすには「軸」（72ページ参照）が不可欠です。軸に則してカラダを動かすと、その動き方は4タイプに分類できます（78ページ参照）。そして、自分のカラダのタイプを知り、そのタイプ用の「取扱説明書」通りにカラダを扱えば、腰痛になりにくく、また改善しやすいカラダになれるのです。そのための正しい知識をお伝えします。

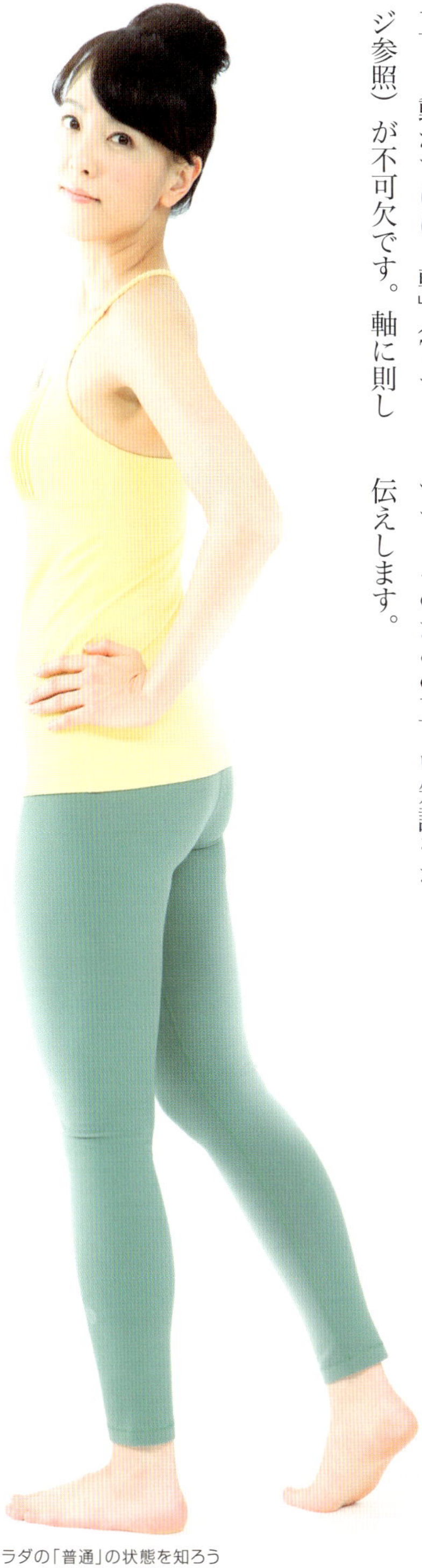

カラダを「普通」の状態にするモノ①

「普通」の状態のカラダは骨格があるべき位置にある

腰痛の改善には、骨格を整えるのが絶対条件！

骨格の本来の位置

正面

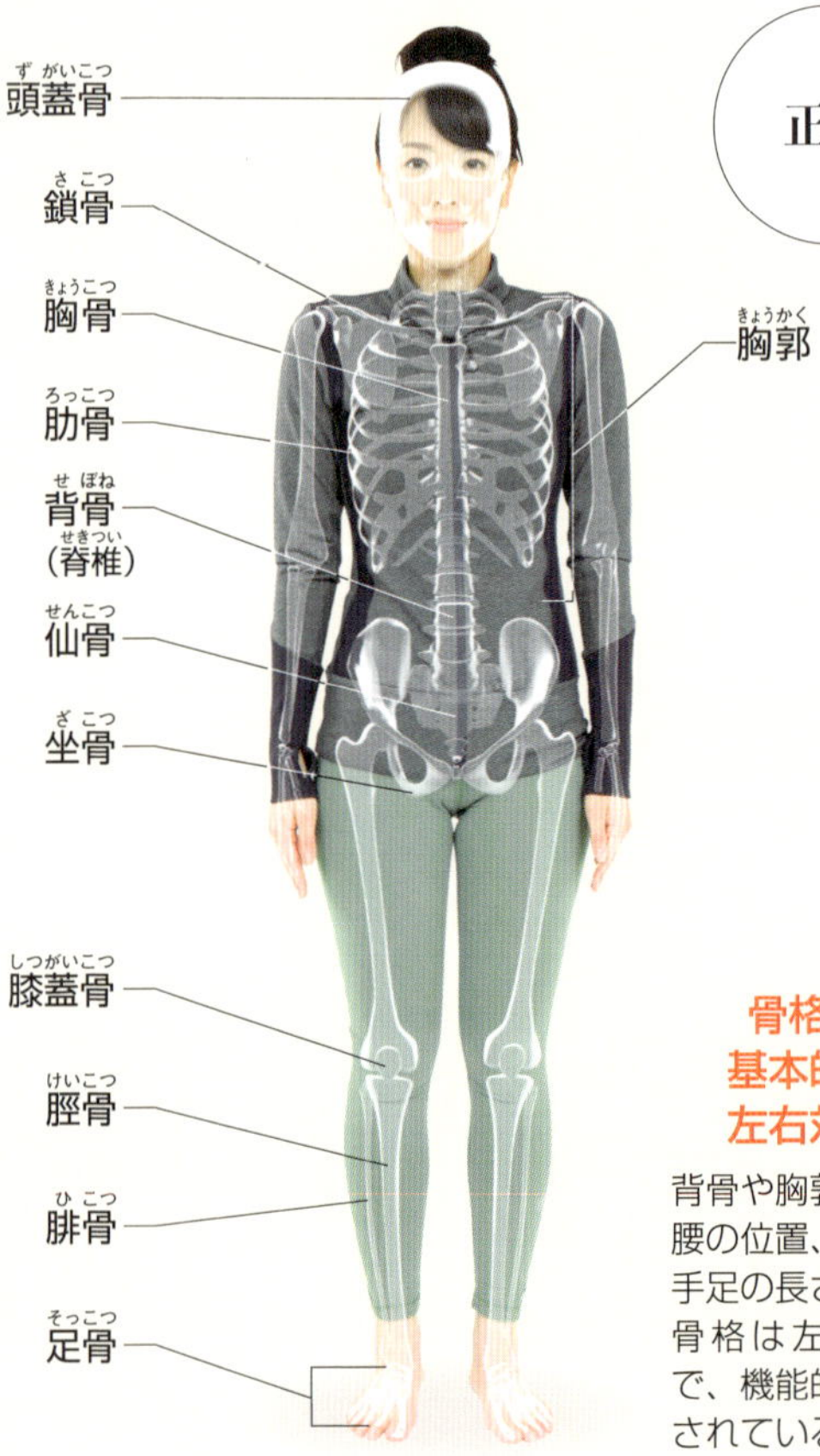

骨格は基本的に左右対称

背骨や胸郭、肩や腰の位置、左右の手足の長さなど、骨格は左右対称で、機能的に構成されている。

骨格は左右対称に機能的に作られている

　人のカラダは、まず頭があり、脳という大事な部位があります。心臓と脳が停止したら死んでしまうので、**生命体としての人間はまず脳ありき**です。この脳と眼球を頭骸骨《ずがいこつ》で守り、脊髄《せきずい》を背骨（脊《せき》椎《つい》）で守っています。背骨の下には骨盤と仙骨《せんこつ》があり、背骨から肋《ろっ》骨《こつ》が出て胴体を形成しています。その内部には臓器があり、胸郭《きょうかく》と骨盤で体幹を構成しています。さらに脊髄神経から神経が派生し、胴体や手足につながっています。

　このように構成されているカラダは、**骨格が左右対称に配置**されています。同時に、**動きやすいように、機能的に作られてもいます**。

背面

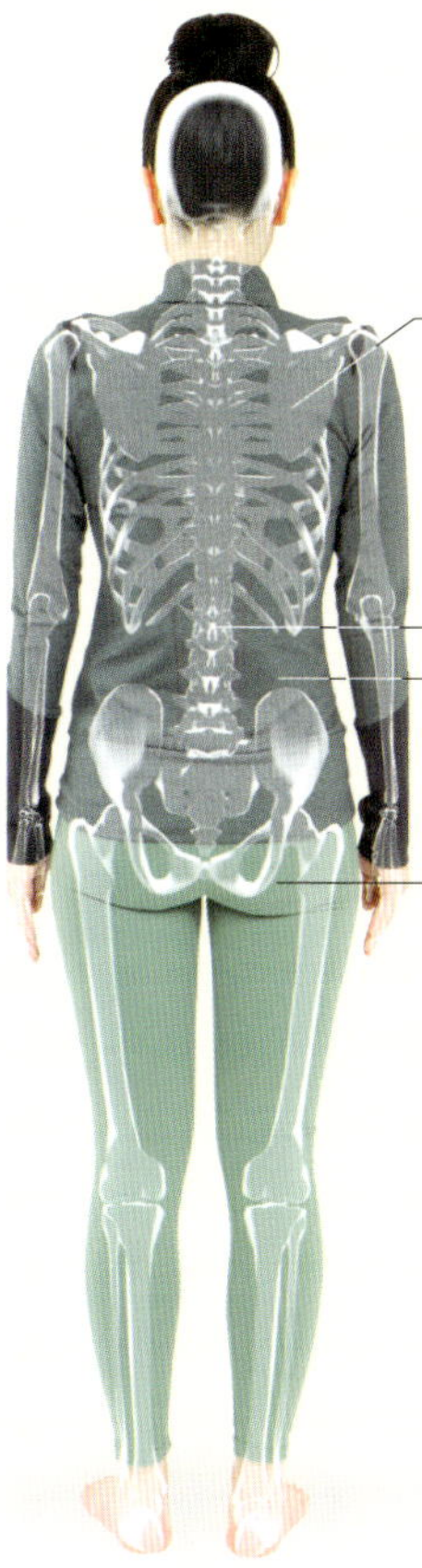

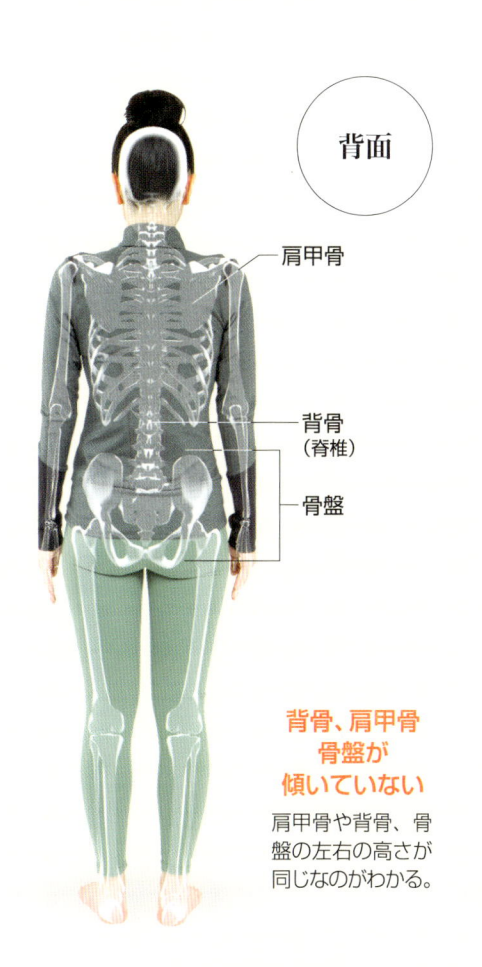

背骨、肩甲骨骨盤が傾いていない

肩甲骨や背骨、骨盤の左右の高さが同じなのがわかる。

側面

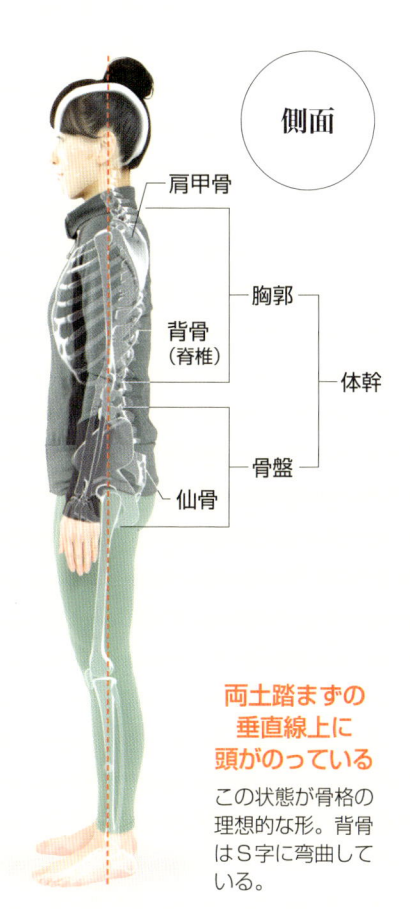

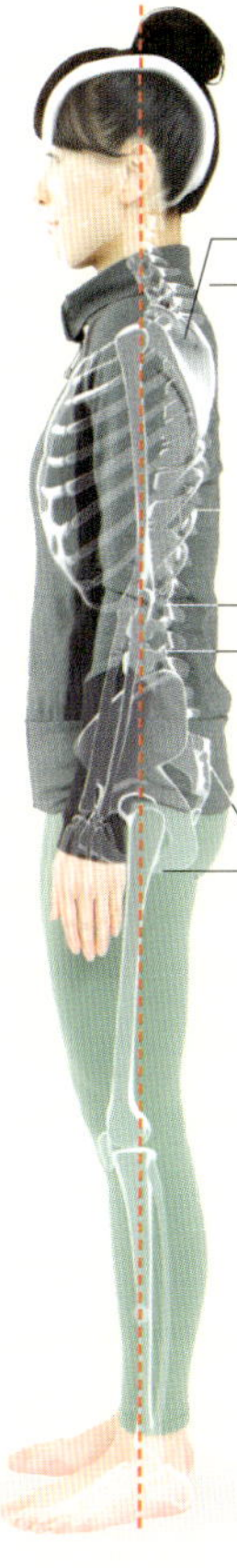

両土踏まずの垂直線上に頭がのっている

この状態が骨格の理想的な形。背骨はS字に弯曲している。

両土踏まずの垂直線上に頭部があるのが理想的

正しく垂直に立つ時、横から見て背骨はS字に弯曲《わんきょく》しています。首部で前弯《ぜんわん》し、胸郭部分で後弯《こうわん》し、腰部でまた少し前弯して、骨盤にはまった状態です。ですから、背中が丸みを帯びていても問題はなく、背筋と胸を張った形＝良い姿勢は間違いといえます。

理想的な形は、**股関節幅（首幅）に立った両土踏まずの上に頭部があり、肩甲骨と仙骨が垂直に立つイメージの状態**です。なおかつ土踏まずが地面に対して水平で、すぐにカラダを動かせる状態の時に、カラダは安定します。これが本当の意味での「自然体で立つこと」です。

カラダを「普通」の状態にするモノ②

筋肉がよくゆるみ縮めばカラダは「普通」の状態に

叩いても伸ばしても改善しなかった腰痛。筋肉本来の特性とは？

理想的な筋肉の状態

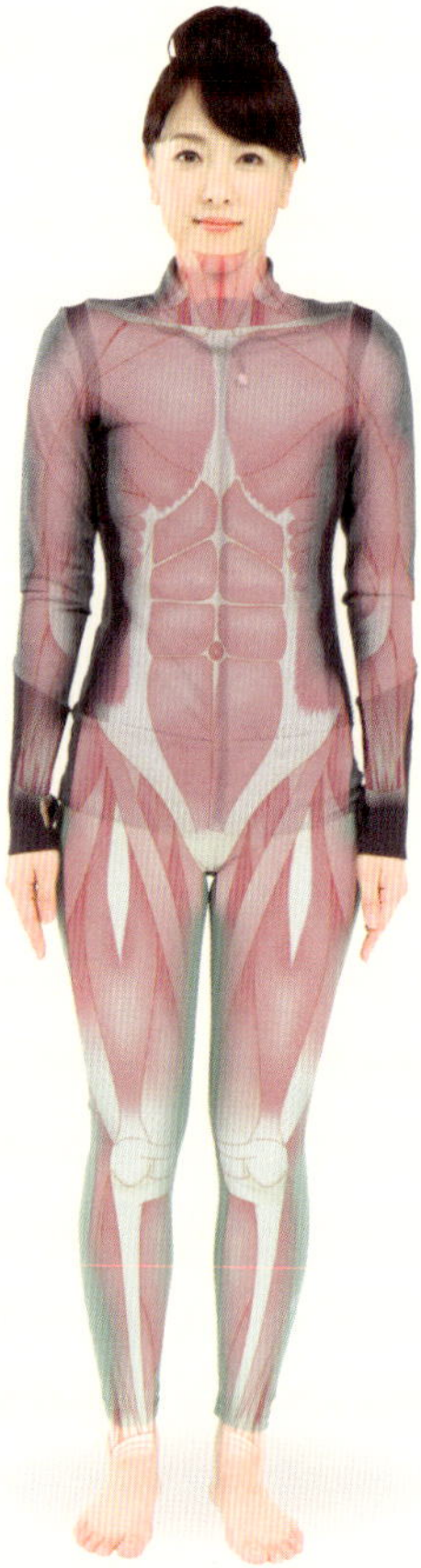

筋肉はゆるんでいる

骨格があるべき位置にあれば、筋肉は本来の柔らかくゆるんだ状態にある。

▼

全身の筋肉がよくゆるみ、よく縮む状態であれば、カラダは「普通」の状態に近づく。

筋肉は「伸ばせない」「縮んでゆるむ」モノ

筋肉は左右対称に作られた骨格に付いていて、**本来適正な張力でゆるんだ状態**になっています。張ったり硬くなりすぎていません。立ったり歩いたりするたびに、どこかの筋肉が張ったり痛くなるようなら、生きていくのが大変です。つまり、**人間のカラダには、本来腰痛は存在しないのです。**

カラダの能力を存分に発揮する、**動かしやすい「普通」のカラダを最優先するなら**、骨格の正しい位置と適切な筋肉量を維持した上で、**骨格の動きを十分引き出す、よくゆるみ、よく縮む筋肉が不可欠**です。筋肉は骨格を動かすための「道具」にすぎません。

筋肉の動き方

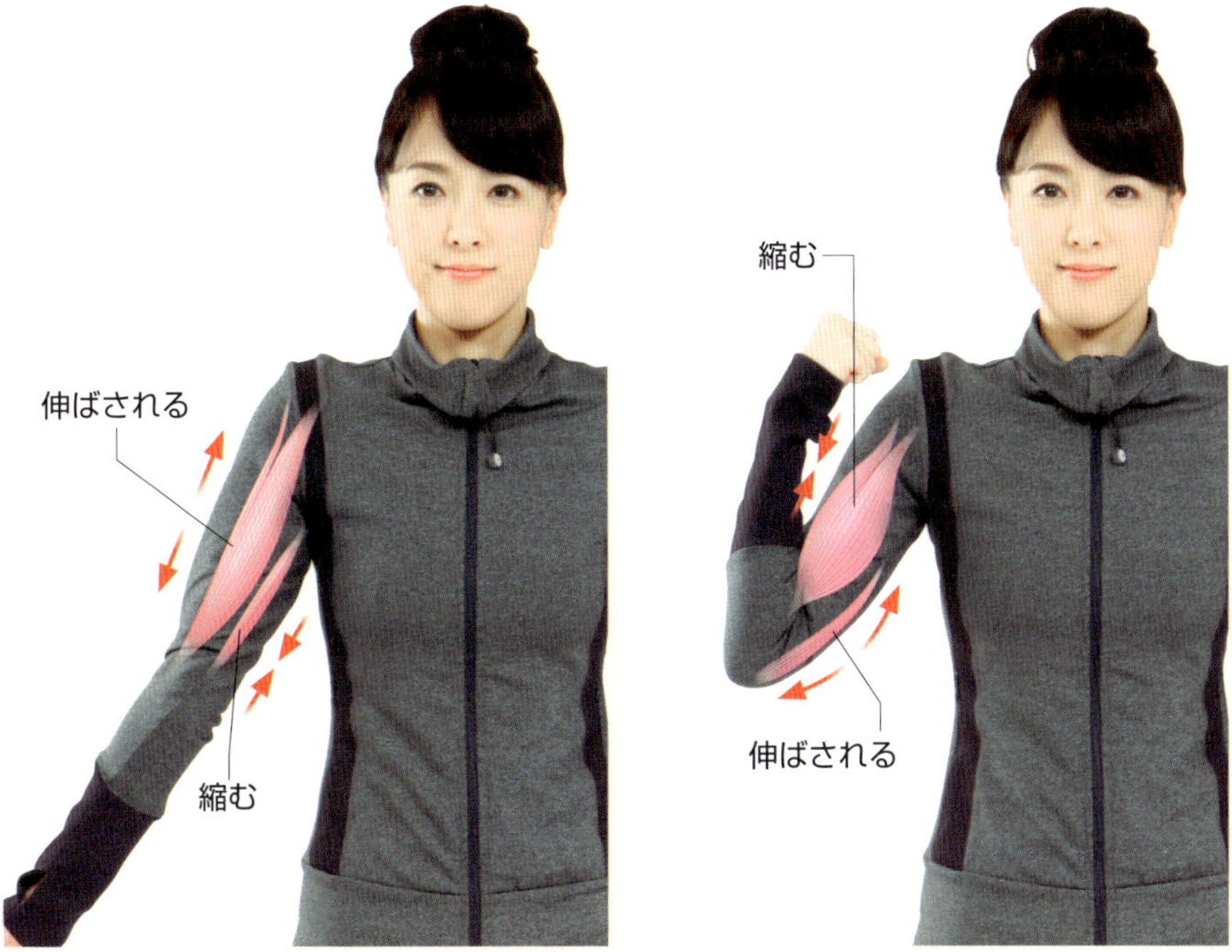

筋肉は必ず対となって動いている

対の片方の筋肉が縮むと、もう片方の筋肉が伸ばされる。

必要なのは量ではなくよくゆるみ縮む筋質

筋肉は必ず「対《つい》」になっています。対となり向かい合って作用する筋肉が必ずあり、**一方が縮んだことで、相対するもう一方の筋肉は関節の動きによって伸ばされます**。原理としては「滑車」に似ていて、真ん中を境に左に引かれればもう片方は右に伸ばされ、またその逆もあるようなものです。

しかし、相対していても、その角度は微妙に違います。そのため、関節に本来の動き方とは違うクセがついてしまうと、動かすほど筋肉は緊張しがちで、時として痛めてしまうこともあります。筋肉を傷めないためには、よくゆるみ縮む筋質が大切になってきます。

カラダを「普通」の状態にするモノ③

脳が安定した状態であればカラダは「普通」を維持する

実は脳も腰痛を生み出していた!? その理由は?

理想的な脳の位置

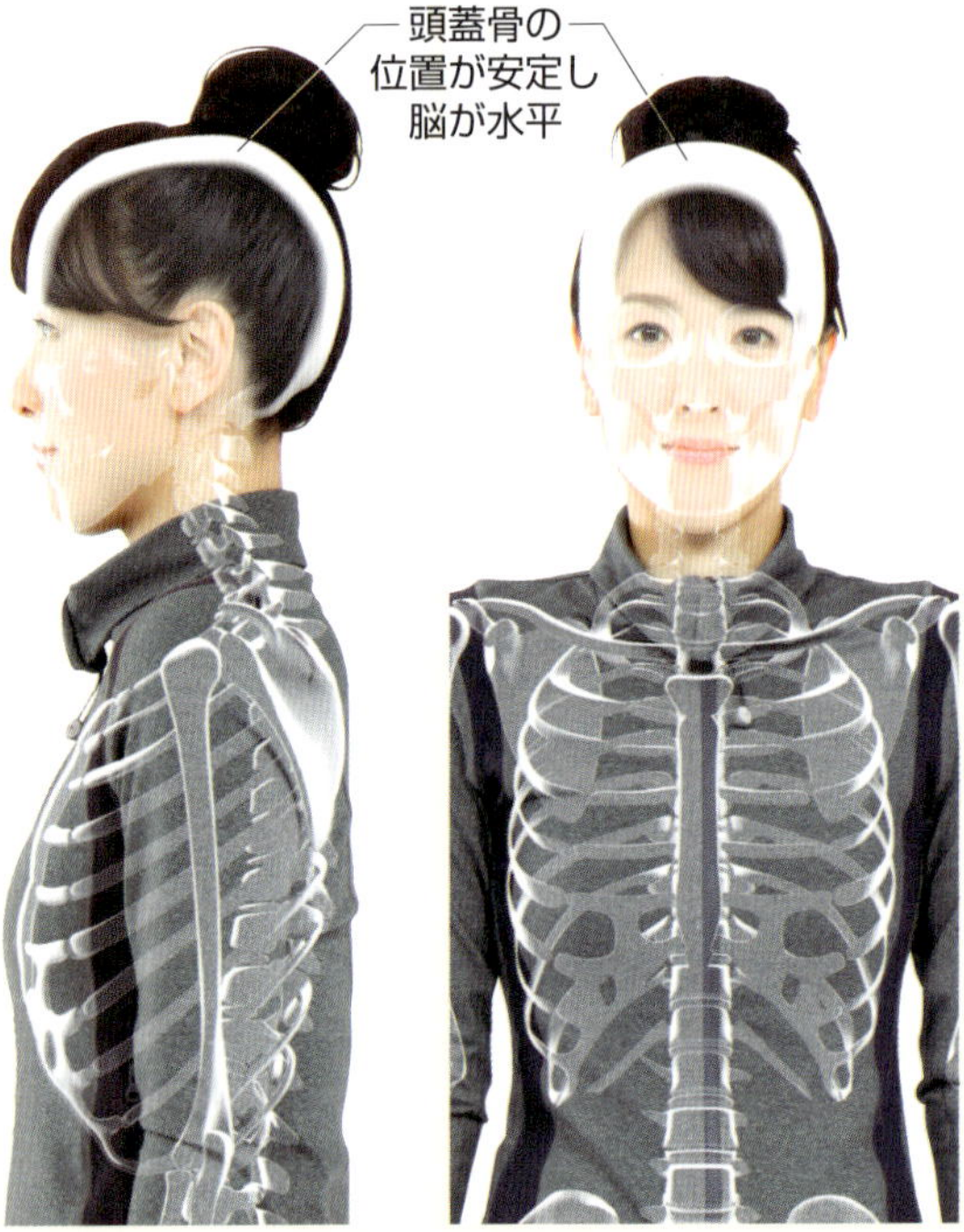

頭蓋骨が傾かず脳が垂直水平

脳が最も安定する状態。カラダが「普通」を維持するための絶対条件。

垂直水平が保たれると脳は安定する

精神的な緊張やプレッシャーを感じたり、無意識にカラダの強度を出そうとして脳が反応すると、筋肉は緊張します。つまり、脳がそのような反応をしないようにすれば、筋肉は緊張しないのです。

カラダが安定すれば、脳も安定します。**脳の特性として、垂直水平が保たれると安定**します。すると、不安や危機感など精神的に余計な緊張を生まず、無意識にカラダの強度を出す必要もないので、筋肉もゆるみ、カラダは「普通」の状態を維持します。

人体のメインコンピュータである繊細な脳の状態が、肉体というハードにも反映されるのです。

脳が緊張しない状態／緊張する状態

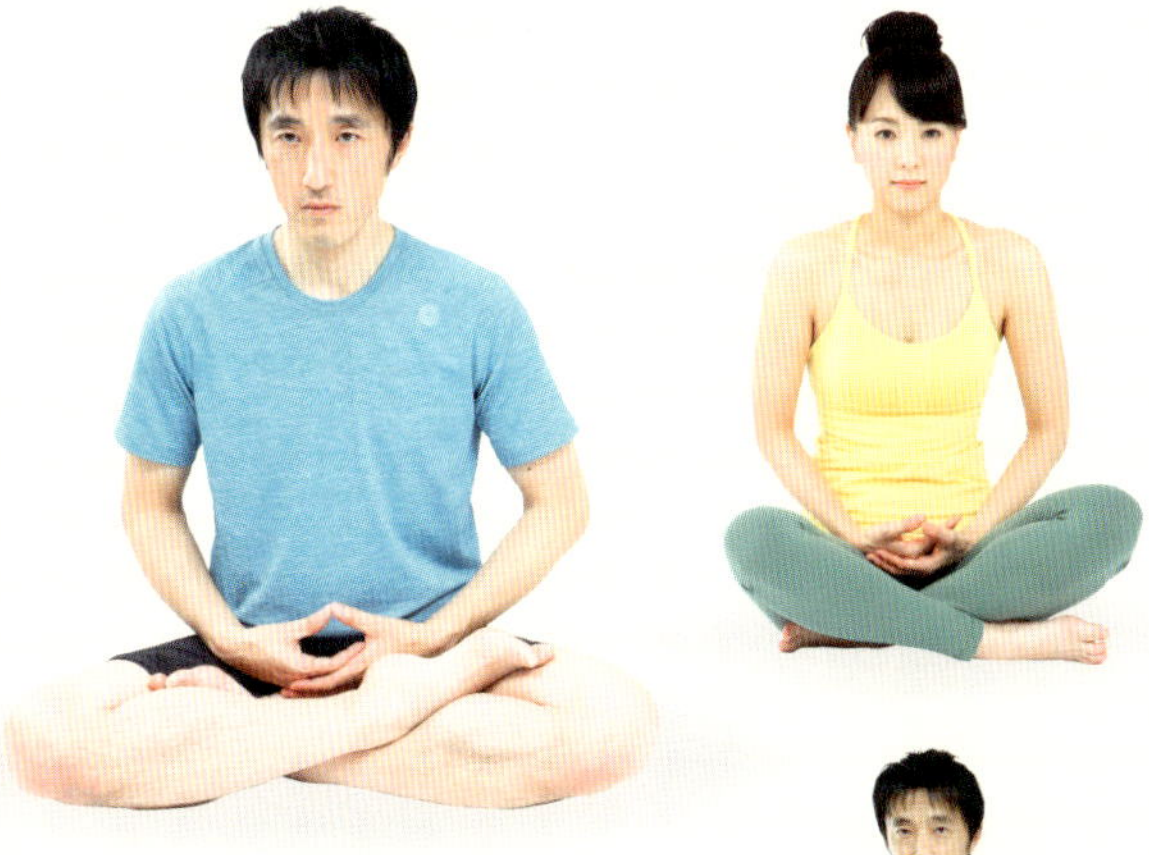

**静かに座り無心の時
脳は緊張しない**

余計な精神的緊張がなく、カラダも安定しているので、脳もリラックス状態。

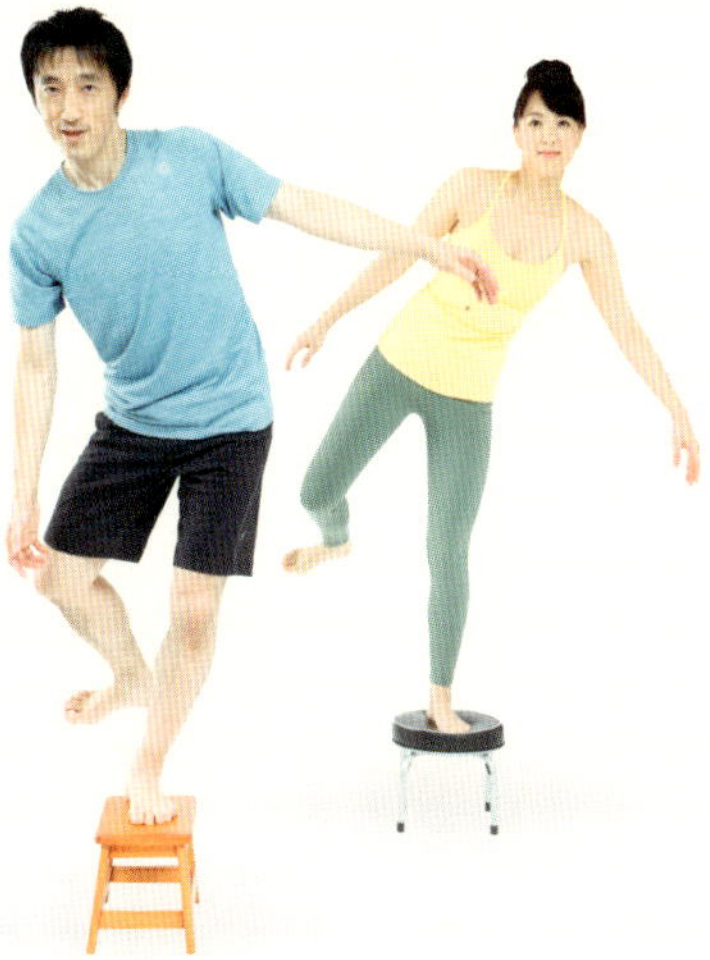

**姿勢が不安定の時
脳は緊張する**

「危ない」という精神的緊張や、カラダのバランス維持のために、脳は緊張状態。

緊張に脳が反応すると筋肉も緊張してしまう

例えば、座禅や瞑想をして無心でいる時は、不安や危機感がないので、脳は緊張やプレッシャーを感じていない状態です。また、座った姿勢なので、カラダも安定し、筋肉もゆるみます。

一方、何かをする場合、呼吸や脈拍などの無意識の働きに加えて、カラダを動かし、時として筋肉に必要な強度を出すための指令を、脳は出します。さらに「こうしよう」という意識も働かせています。同時に多くの働きをする脳は、到底リラックスできません。

肉体だけでなく、脳も常に同じレベルで意識することが、腰痛改善には不可欠なのです。

カラダを「普通」の状態にするモノ④

腰痛の改善に不可欠！「軸」について知ろう

脳とカラダの安定を陰から支える「軸」。その正体とは？

……カラダを安定させる「軸」の基点……

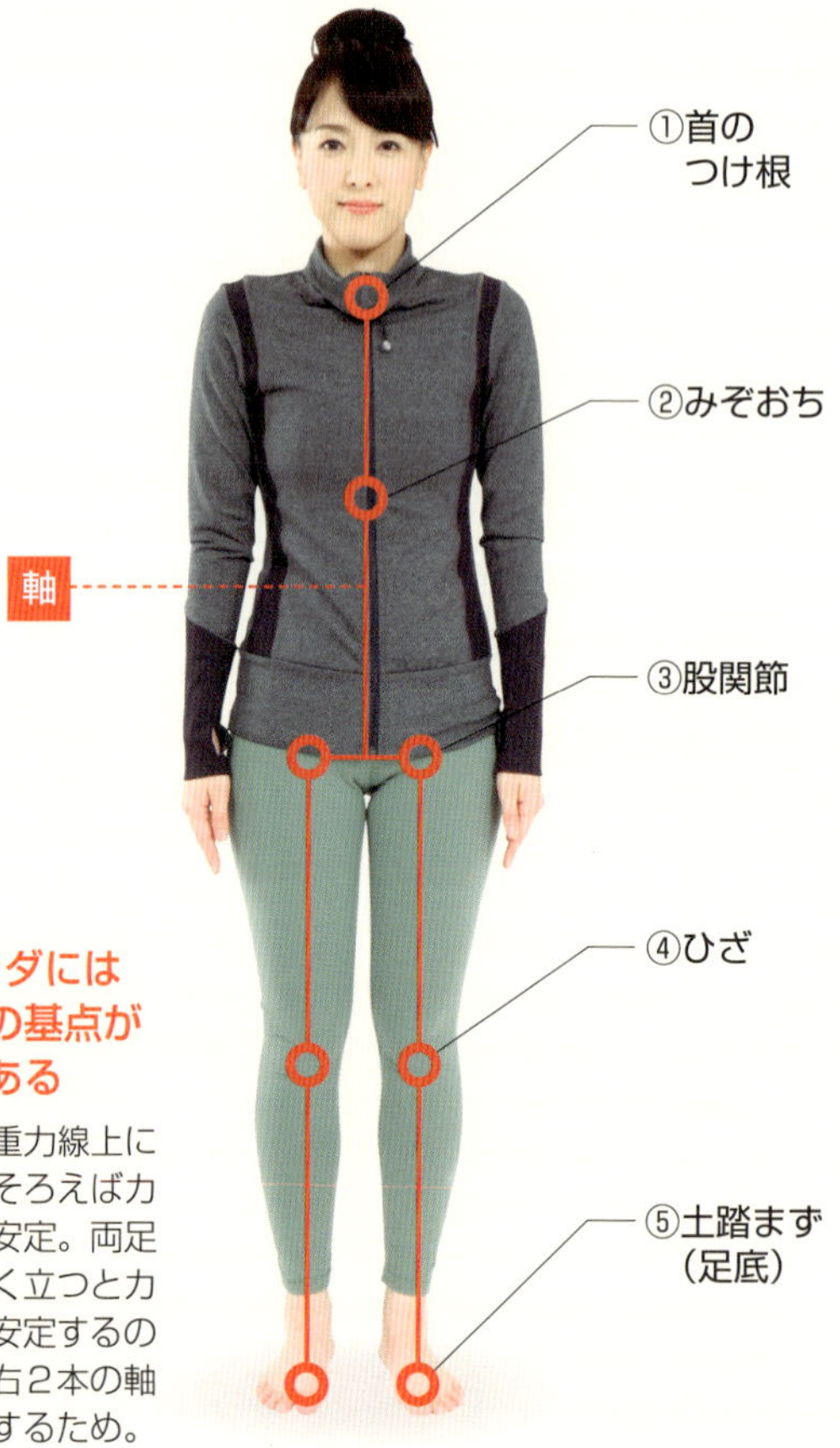

カラダには5つの基点がある

基点が重力線上に垂直にそろえばカラダは安定。両足で正しく立つとカラダが安定するのは、左右2本の軸が成立するため。

カラダを最も安定させる観念上の直線――「軸」

軸とは、骨格を動かすための5つの基点（＝ポイント）を結んだ観念上の直線です。基点とは、異なる動きや役割を担うブロック同士をつなぐ接合部で、「首のつけ根」「みぞおち」「両股関節」「両ひざ」「土踏まず（足底）」の5つを指し、万人共通です。この5つの基点のうち3つ以上が重力線上に垂直にそろえば、頭部、胸郭《きょうかく》、骨盤、太もも、ひざ下の各ブロックが個々に動いても、カラダ全体のバランスが安定します。人間がさまざまな動きをしながらも、常にカラダの安定と高い運動性が両立できるのは、この「軸」が存在するからです。

3つ以上の基点をそろえると「軸」ができる

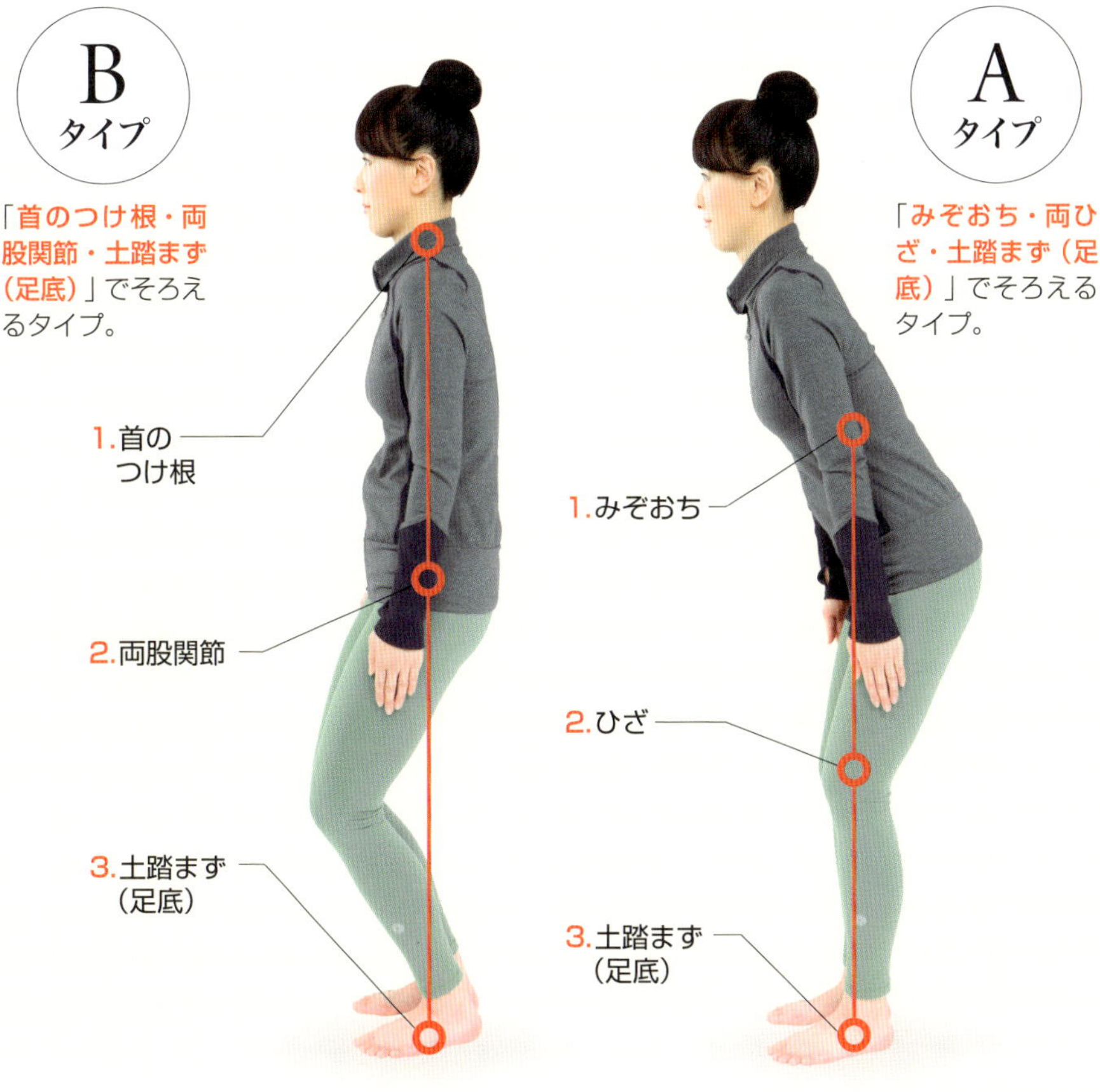

Bタイプ：「首のつけ根・両股関節・土踏まず（足底）」でそろえるタイプ。

Aタイプ：「みぞおち・両ひざ・土踏まず（足底）」でそろえるタイプ。

軸を作れば身体能力を最大限発揮

日常生活の大半の時間、カラダは動いているので、5つの基点をそろえられることは、まずありません。ですが、5つのうちの過半数、**3つ以上をまっすぐにそろえられると軸ができます**。

まずは**「みぞおち・両ひざ・土踏まず（足底）」タイプと、「首のつけ根・両股関節・土踏まず（足底）」タイプ**の2タイプあり、無意識のうちに軸を作っています。動きの中で軸を作れると、柔軟性が出るので大きなパワーが出せ、スピードも上がります。また、**主に骨格を使って最小限の力で動けるので、カラダに必要以上の負担をかけません**。

カラダを「普通」の状態にするモノ⑤

「軸」は変幻自在！どんな動作でも「軸」はできる

動きに応じて、「軸」は前後（側面）や複数できることもあります。

「軸」は正面だけでも1本だけでもない

立体物である人間のカラダは、正面から見ると軸がないように見えても、横から見たら軸が作られていたり、時には軸が複数ある場合が多くあります。

例えば、椅子に寄りかかって座っているとします。正面からは軸がないように見えます。しかし、側面から見ると首のつけ根と骨盤、足首を結ぶ軸ができています。つまり、**軸は左右（正面）だけでなく前後（側面）にも作られることがあるのです**。

人はカラダを動かす時、3つの基点で軸を作ってカラダを安定させ、残った2つの基点で、動きや姿勢の変位に対応しています。

「軸」は前後（側面）にもある

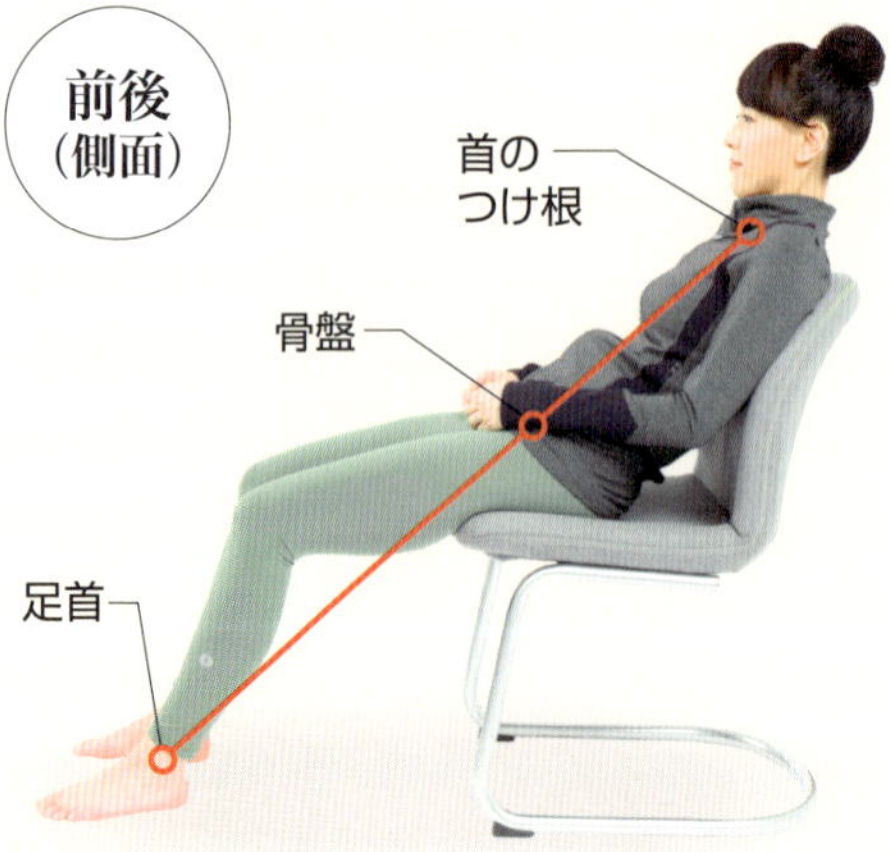

軸は前後（側面）にもある

正面から見ると軸ができているように見えないが、前後（側面）には赤線のように軸ができているので、心地良く休める体勢になっている。

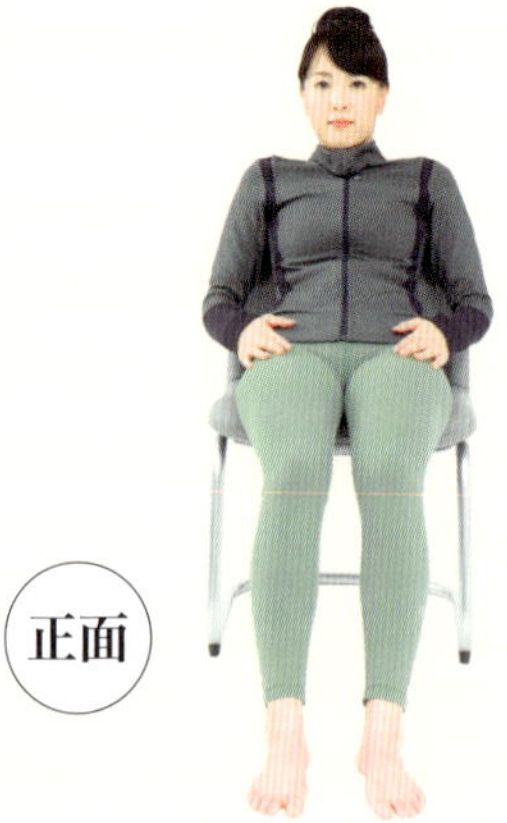

「構える」と「軸」ができる

構えた状態

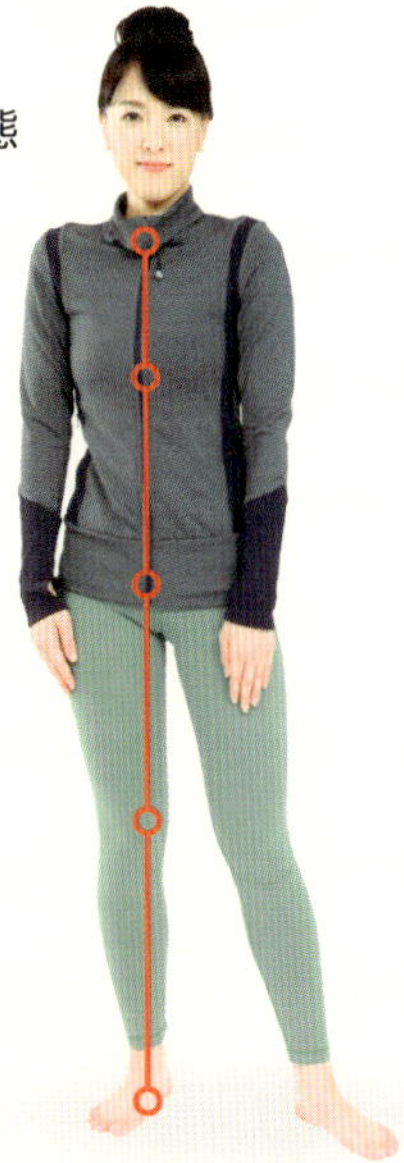

左右対称だと軸を失い
「構える」と軸ができる

「構え」の状態は軸があり、すぐに次の動きがとれる。一方、左右対称で軸がないと、とっさには動けない。

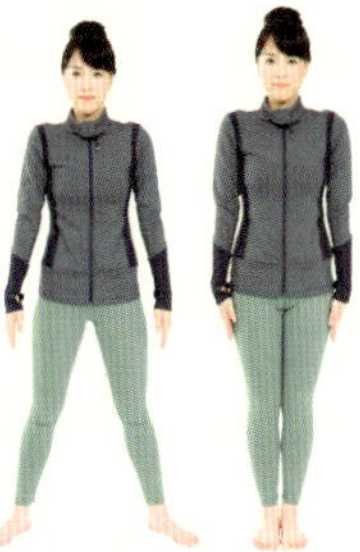

左右対称

「軸」は1本だけではない

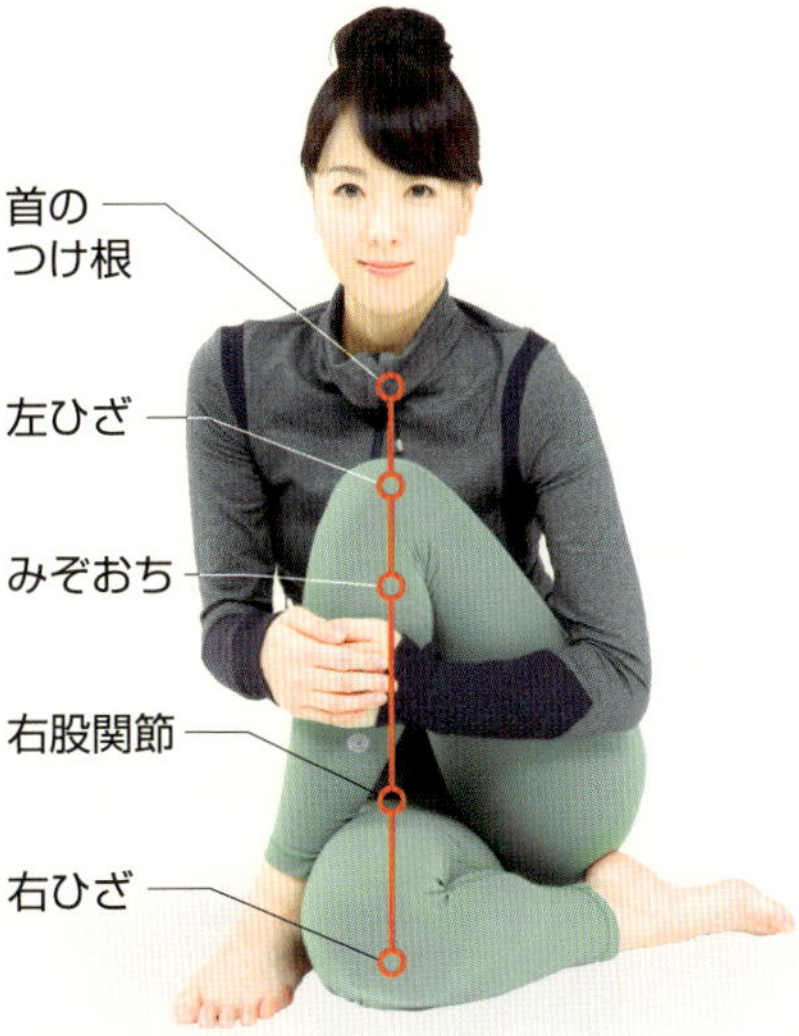

「軸」は複数
できることも

赤線のように軸が複数本作られていて、バランスが安定している。

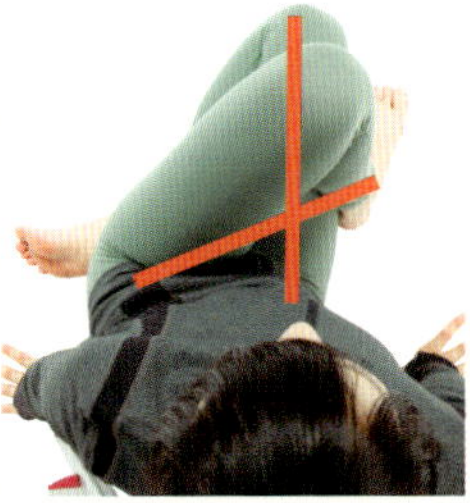

「構える」状態であれば「軸」はできている

人が積極的に何かをしようとすると、どんな動作でも絶対に軸ができます。それは自然と「構え」の状態になっているからです。**「構え」とは、何らかの動作がすぐに行なえる準備状態のことを指し、軸が作られている状態**のことです。

逆に、「構え」の状態とは異なり、人のカラダは**シンメトリー＝左右対称状態になると、軸を失いやすくなり、動きを奪われます**。

例えば、目上の人が、目下の人に、手と足がきちんとそろった左右対称の「気を付け」の姿勢をさせるのは、軸を失っていて、動けない状態になるからといえます。

カラダを「普通」の状態にするモノ⑥

腰痛改善にぜひ知っておきたいカラダの動かし方の「クセ」

「その人特有の動作」という印象の「クセ」。そこには意外な事実が……。

例1　片足でジャンプする時

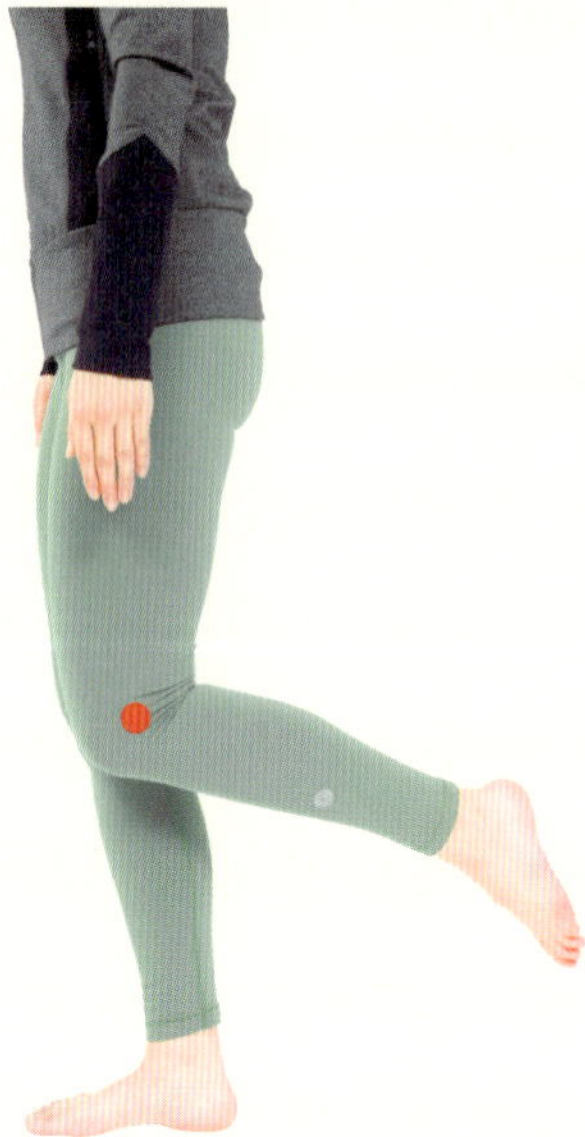

A タイプ

ひざから下を後ろに曲げて、ジャンプする。

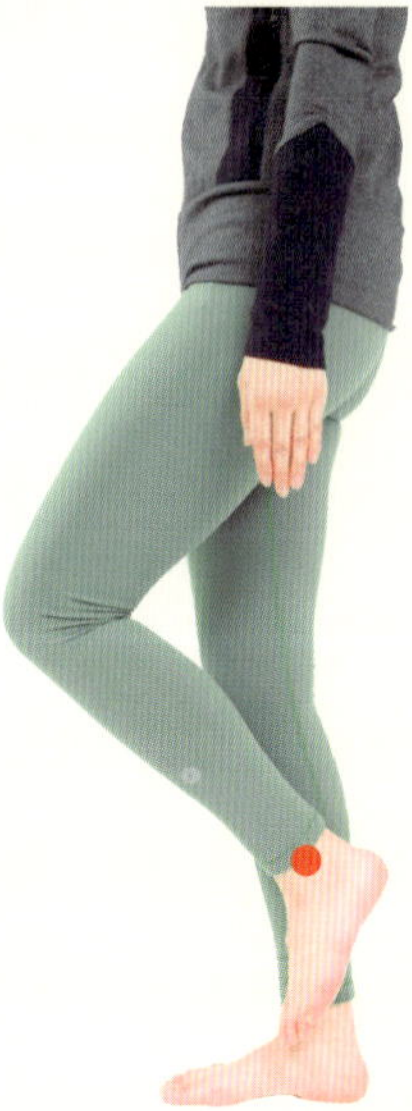

B タイプ

ひざを前に出し、足首を軸足に沿わせながら上げてジャンプする。

動かし方の「クセ」とは生まれながらの動かし方

例えば、足の速さ、力の強さ、バランス感覚、反射神経の良さ、手先の器用さなど、結果や数値に表れやすい身体能力や動作特性なら、誰が見てもすぐにその違いがわかると思います。ところが、**人には日常生活でのさまざまな動きにも、はっきりとした違いがあります**。一般的に**「クセ」といわれるカラダの動かし方の違い**です。

このカラダの「クセ」、実は人が生きてきた過程で偶然身に付いたのではありません。73ページで紹介した、まず「軸の作り方には2タイプある」にも通じますが、骨格の構造上、**生まれながらにそう動くようになっているのです**。

例2　ペンの持ち方

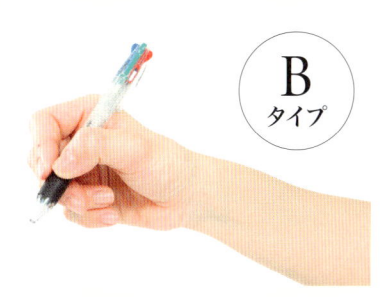

B
タイプ

第3関節より手首側で支えてペンを持つ。

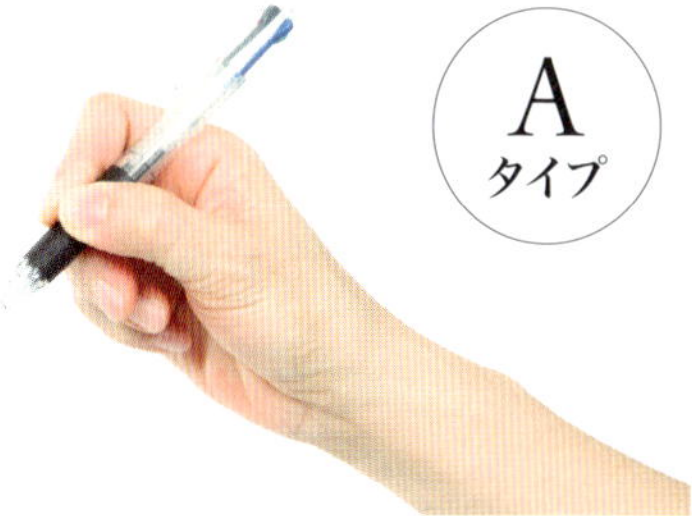

A
タイプ

第3関節より指先側で支えてペンを持つ。

例3　ペットボトルの持ち方

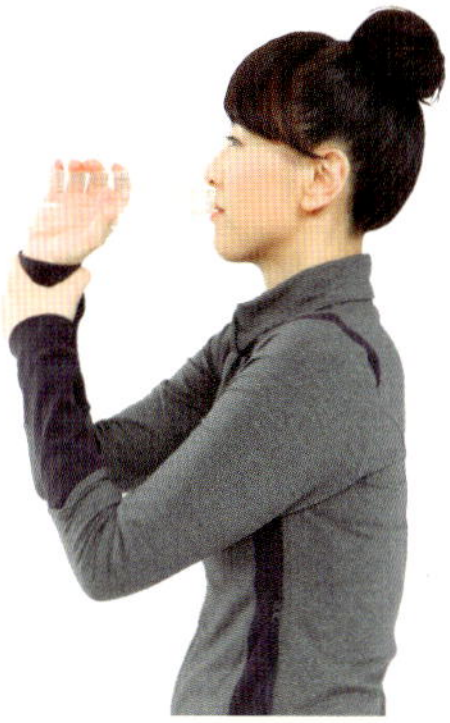

B
タイプ

手首を固定し、ひじを動かすほうが飲みやすい。

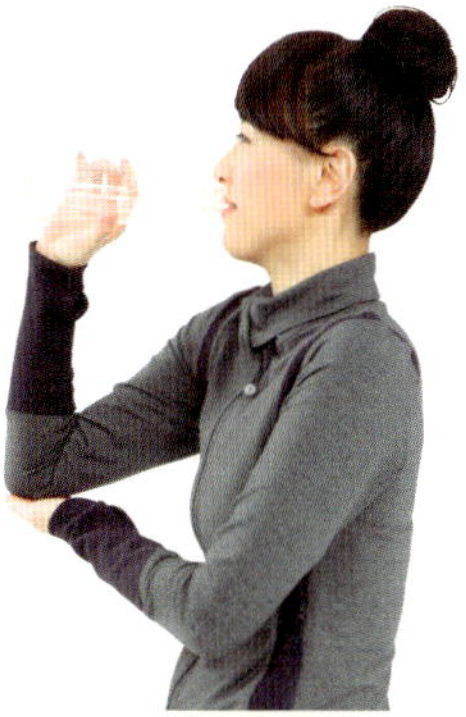

A
タイプ

ひじを固定し、手首を動かすほうが飲みやすい。

しっくりくるやり方があなたのカラダの「クセ」

上に具体例を挙げているので、ぜひ実際に試してください。各項目のA、B両方ともやると、「しっくりくるやり方」と「違和感のあるやり方」があるのを実感できます。その「しっくりくるやり方」が、あなたのカラダの「クセ」です。何人かで集まってやると、自分以外にも同じクセをもつ人や、そうではない人がいることを実感できるでしょう。**カラダのクセは「その人特有の動かし方」ではなく、「できる人とできない人がいる」ということ**です。

この**人間のカラダの「クセ」**は、次ページで紹介する**4つのタイプに分類できます**。

カラダを「普通」の状態にするモノ⑦

正しく立った状態から自分の「タイプ」を知ろう

4つのタイプとは、何が、どこがどう違うのでしょうか？

……自分のカラダのタイプをチェック……

まずは正しく立った時に、土踏まずの重心の集まる場所をチェック

Aタイプ　重心が「つま先側」

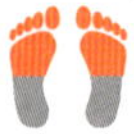

Bタイプ　重心が「かかと側」

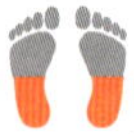

Ⅰタイプ　重心が「足の内側」

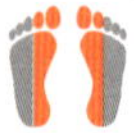

Ⅱタイプ　重心が「足の外側」

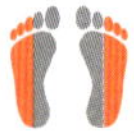

上の４つを組み合わせて、自分のタイプを知ろう！

BⅠ

重心が「かかと側」と「足の内側」に集まる。

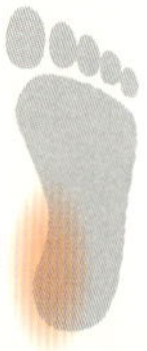

AⅠ

重心が「つま先側」と「足の内側」に集まる。

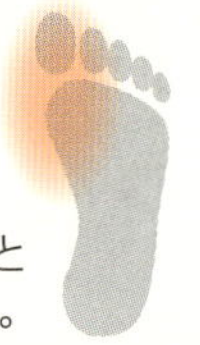

BⅡ

重心が「かかと側」と「足の外側」に集まる。

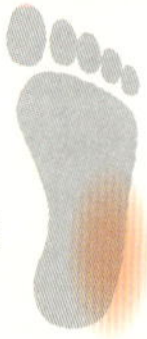

AⅡ

重心が「つま先側」と「足の外側」に集まる。

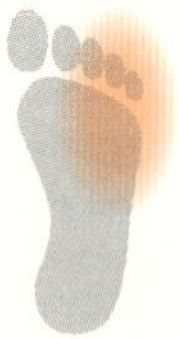

人のカラダは4タイプに分かれる

人間のカラダの4つのタイプの違い、それは**「正しく立った時」の重心の集まる位置の違い**です。

まずは土踏まずの**〝つま先側〟に重心が集まるAタイプ**と、**〝かかと側〟に重心が集まるBタイプ**に分かれます。73ページで紹介した軸を作る基点のそろえ方の違いは、ここにつながってきます。「みぞおち・両ひざ・土踏まず」でそろえるのがAタイプ、「首のつけ根・両股関節・土踏まず」でそろえるのがBタイプです。

さらに、**足の内側に集まるⅠタイプ**と、**足の外側に集まるⅡタイプ**に分かれます。これらのA・B、Ⅰ・Ⅱをそれぞれ組み合わせ

例1　腕を振る時のタイプ別の振り方

AⅠ/BⅡ タイプ

クロスタイプ

カラダの正面で、腕がクロスするように振る。

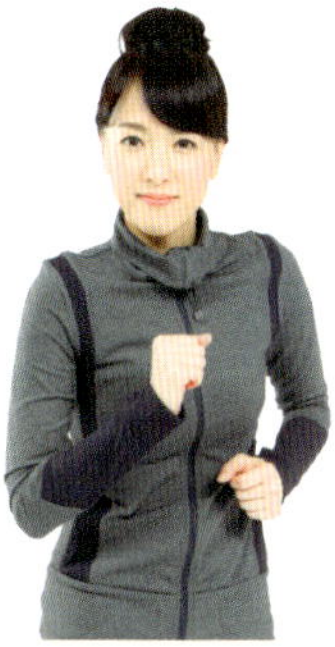

AⅡ/BⅠ タイプ

パラレルタイプ

カラダの側面で、腕を前後に振る。

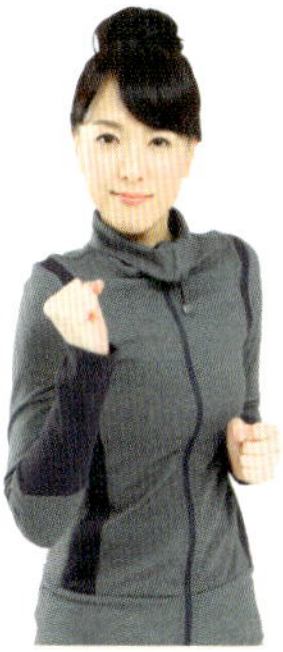

例2　片足で立つ時のタイプ別の安定感

AⅠ/BⅡ タイプ

クロスタイプ

両手首を手のひら側に掌屈させて立つ。

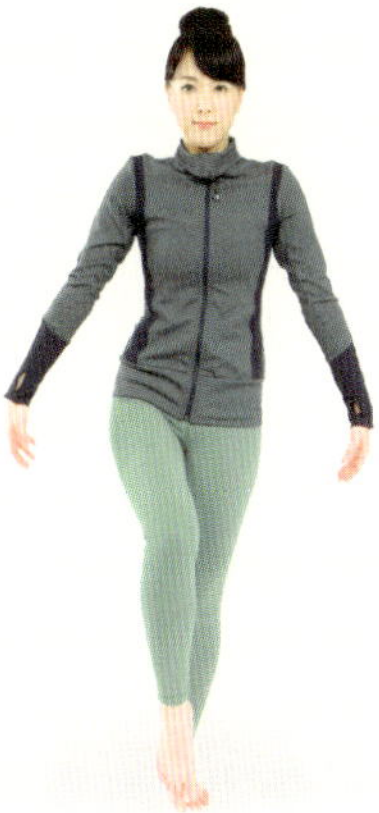

AⅡ/BⅠ タイプ

パラレルタイプ

両手首を手の甲側に背屈させて立つ。

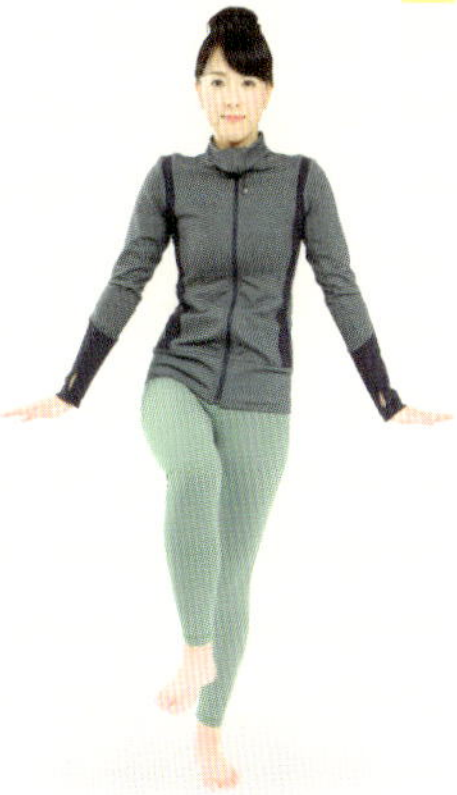

ると、**「AⅠ、AⅡ、BⅠ、BⅡ」の4タイプ**に分類できます。

自分のタイプを知って腰痛改善に役立てる

体幹の使い方でも、「パラレル・クロス」の2タイプに分かれます。パラレルタイプは、体幹を「背骨を中心に左右側《そく》を前後に入れ替えて」使い、AⅡとBⅠが該当します。クロスタイプは、体幹を「交差させて」使い、AⅠとBⅡが当てはまります。上の例「腕の振り方」が最もわかりやすいので、試してみましょう。

タイプの違いは、実際の動作に大きな影響を与えます。そして、**自分のタイプの〝取扱説明書〟に沿った対策を行なえば、腰痛を安全に、確実に改善できる**のです。

Column

「軸」の5つの基点がすべてそろった姿勢

５つの基点すべてを重力線上に垂直にそろえた「５／５」の軸を作った時、カラダは最も安定します。では、どのような姿勢になるのでしょうか？

軸足の土踏まずで自分の体重を感じながら地面を踏み、もう片方の足で軸足を支え、筋肉に余分な力を入れることなく立っていられる。この姿勢が５つの基点がそろった姿勢です。

つまり「軸の正体」とは、カラダを安定させるための重心の集まる位置なのです。この目に見えない「軸」の存在が、「カラダは骨格で支え、骨格を動かすもの」という根拠にもなるのです。

例えば、立つ力が弱くてふらふらして立っている幼児は、カラダを安定させる軸を、ふらふらさせながら探しているのです。つまり、立つ力が十分になくても、安定して立つために、軸を常に利用しているともいえるでしょう。

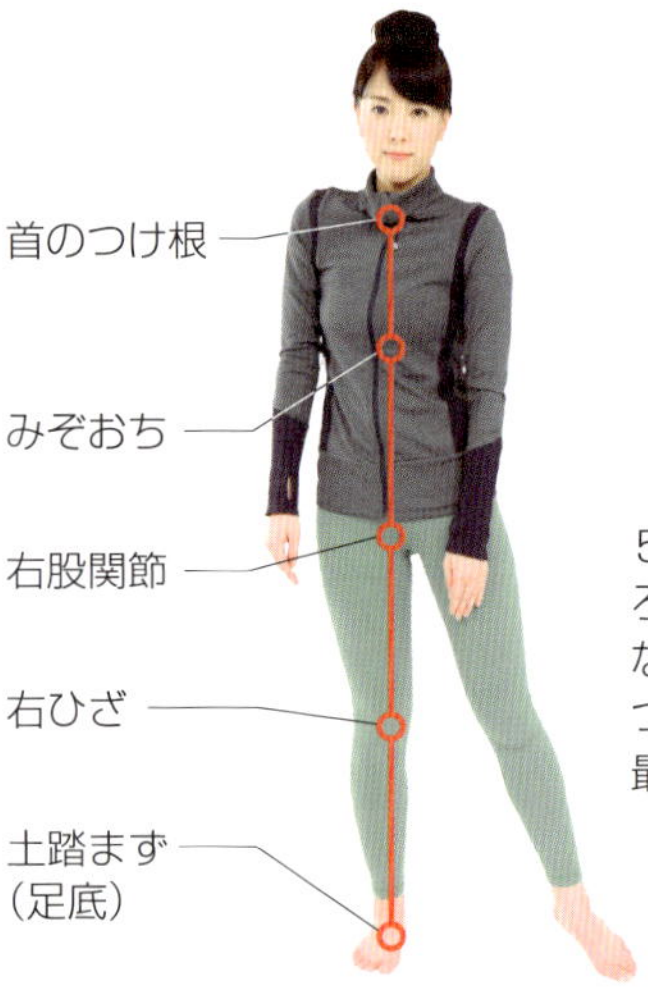

５つの基点がすべてそろった姿勢。筋肉に余分な力を入れることなく立つことができ、カラダは最も安定する。

第3章

理論編

腰の痛みが出るメカニズム

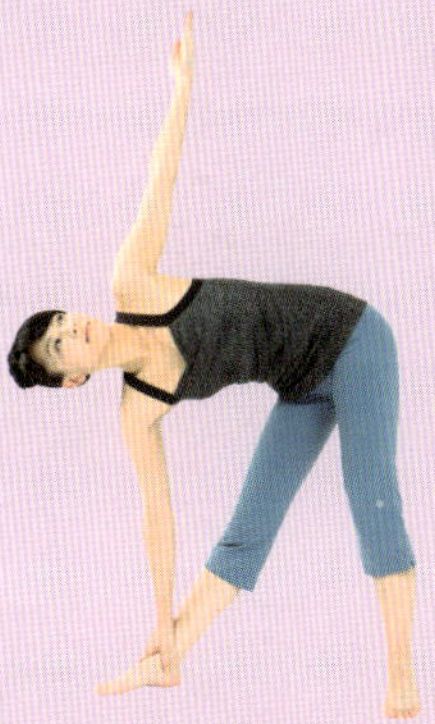

「腰痛の原因は、腰の筋肉や骨が悪いから」。それは誤解です。他の部位が原因の場合もあります！　腰痛の起こる代表的なメカニズムをご紹介します。

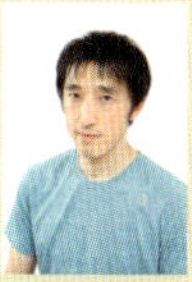

理論編担当
廣戸道場施術部
部長
小杉英紀

理論編

痛いところ、悪いところ、治すところは同じではない！

腰痛だからといって腰が悪いとは限らない

痛みは、脳が発するエマージェンシーサインといえます。「カラダの取扱説明書」通りに使われていない、普通ではないことを、痛みという感覚で伝えています。しかし、痛みが出た場所が、治すべき箇所であるとは限りません。

この機会に理解してほしいのは、**腰痛を改善する大前提は「痛いところ・悪いところ・治すところは違う」**ことです。腰周辺の筋肉をもんだり、叩いたり、伸ばしても、一時的に痛みを改善するだけで、痛みが再発する可能性が高いのです。**実は治すべきは筋肉ではなく、骨格なのです。**

骨格を正しい位置に治せば痛みはやわらぐ

骨格が本来の位置からずれると、カラダはバランスを取り、そ

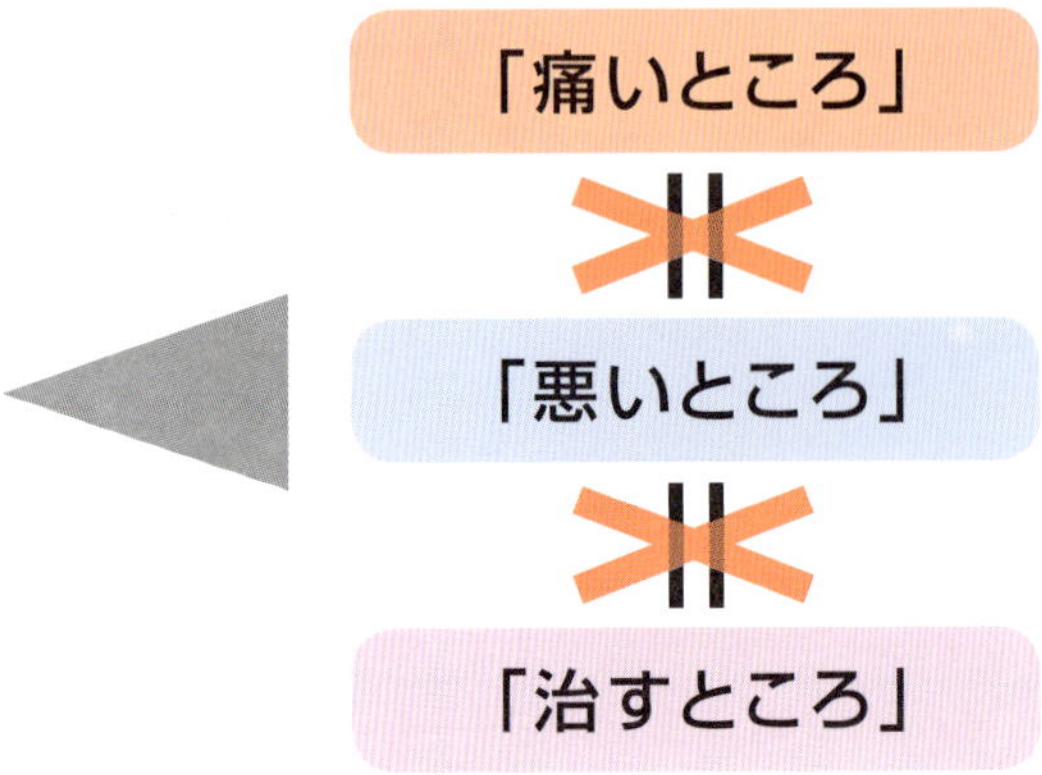

の際に強度を補うために脳が反応して、筋肉を緊張させます。緊張状態が限界に近づくと筋肉は痛み、限界を超えると故障します。腰の痛みは、このような生体反応を経て起こっています。

つまり、**腰痛＝筋肉の痛みを治すには、悪いところ＝ずれた骨格を正しい位置に戻し、脳が筋肉の緊張を解除することが必要です**。第1章の「腰痛レスキュー」は、このためのエクササイズです。

では、なぜ骨格は正しい位置からずれ、腰痛を引き起こすのでしょうか？　腰痛を防ぐためにも、正しい知識をご紹介します。

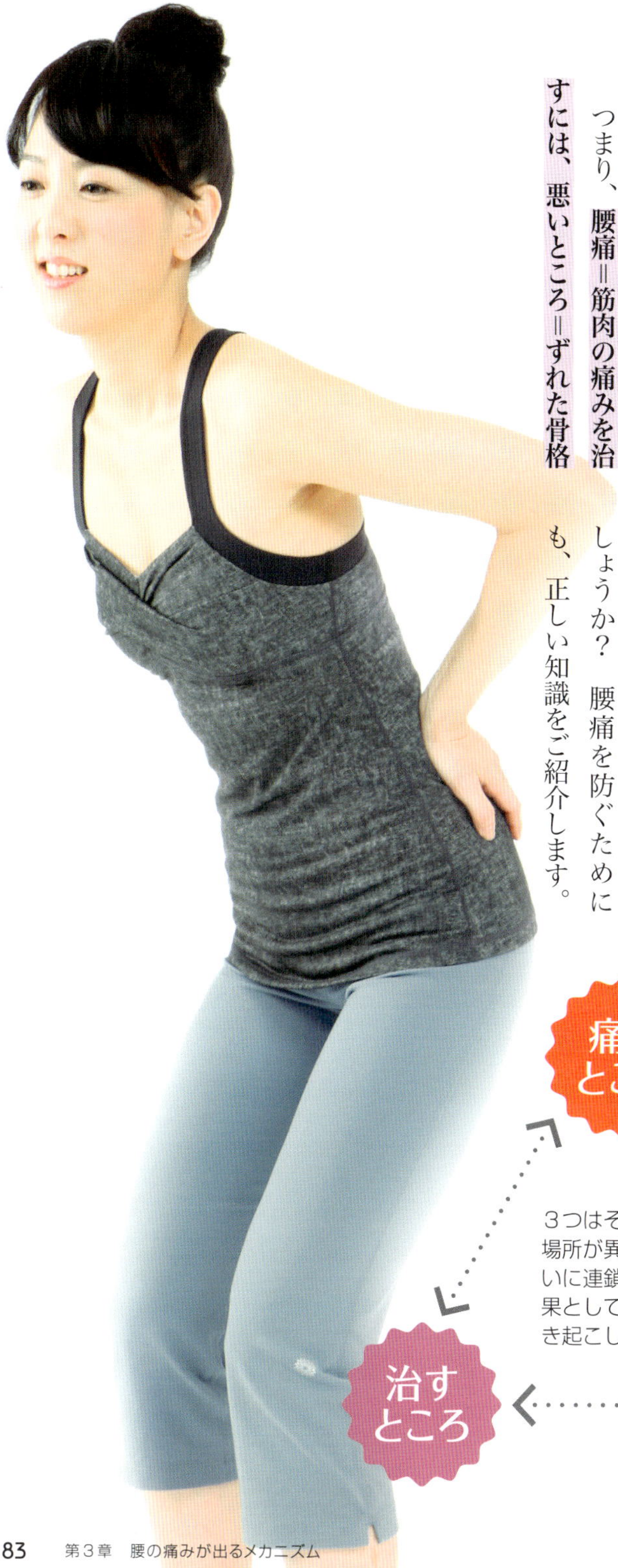

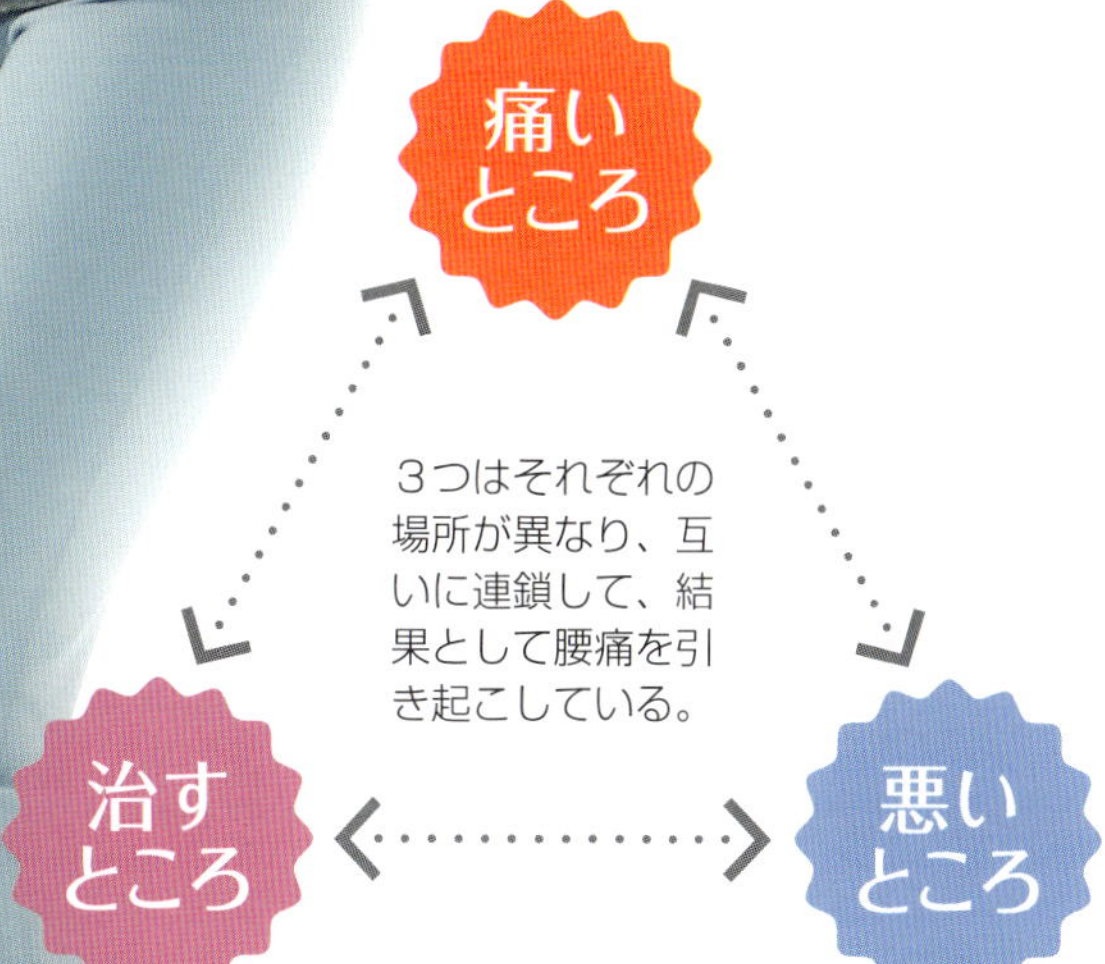
痛いところ
3つはそれぞれの場所が異なり、互いに連鎖して、結果として腰痛を引き起こしている。
治すところ
悪いところ

腰痛を治すために知っておきたいコト①

カラダを7つの「ユニット」として考えよう

まずは骨格や関節について、正しく知りましょう！

骨格の7つの「ユニット」

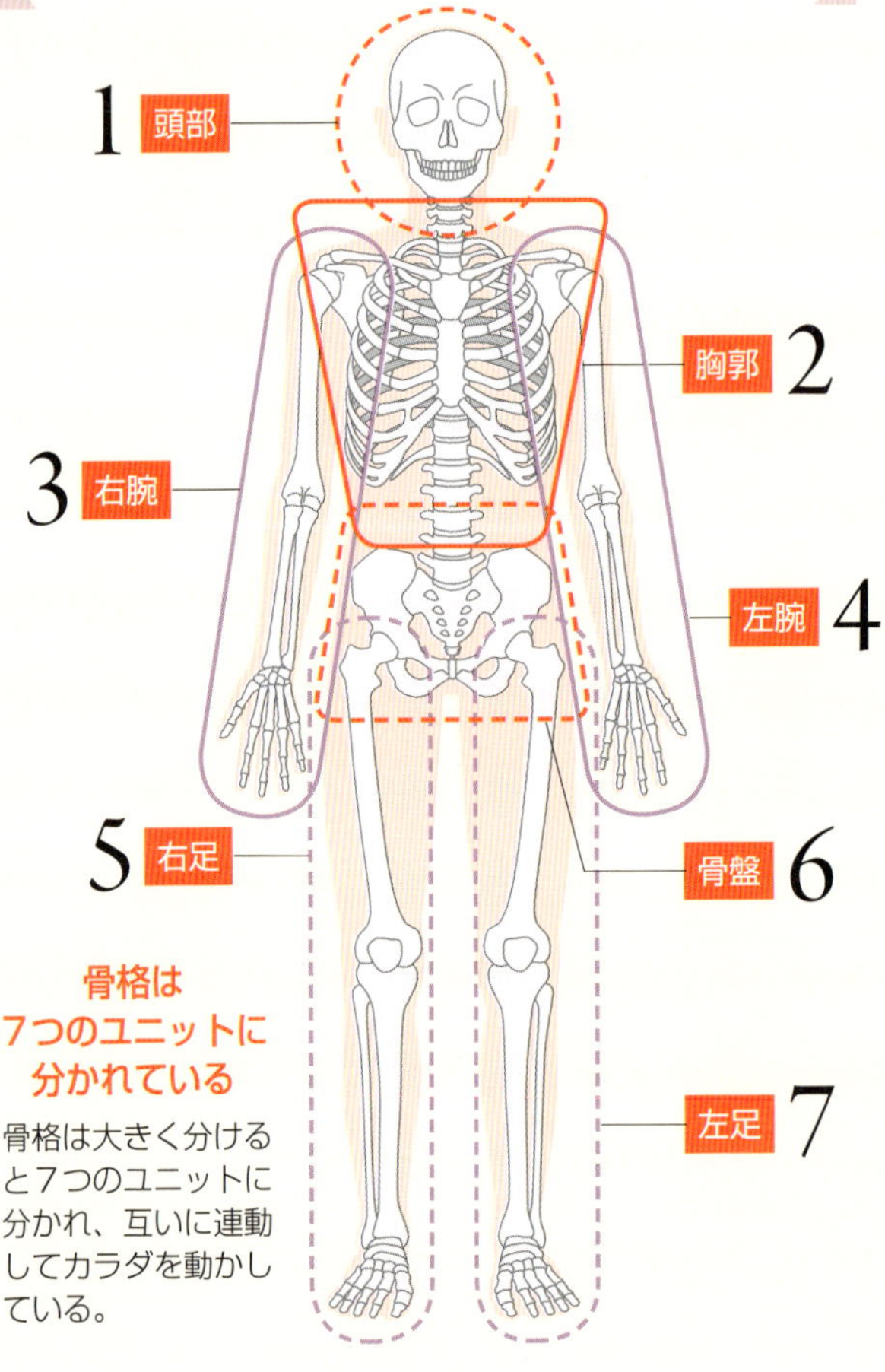

骨格は7つのユニットに分かれている

骨格は大きく分けると7つのユニットに分かれ、互いに連動してカラダを動かしている。

骨格は各ユニットが互いに連動して機能する

例えば、お辞儀をする時に、首だけ動かしても、下を向くことしかできません。胸椎《きょうつい》（背骨の一部）だけを動かしても無理です。首を含めた頭部、胸郭《きょうかく》、骨盤が連動して、はじめて頭を下げ、腰を折り曲げるお辞儀ができるのです。

このように人間の骨格は、個々の骨が組み合わされた〝ユニット〟があり、そのユニットの集合体として構成されています。

頭部、**胸郭**、**骨盤**の3つの大きなユニット。これらを股関節で支える**2本の足**。肩関節で繋がる左右**2本の腕**。この**7つのユニットが互いに連動することで、カラダは動くことができる**のです。

関節はユニットの最小単位

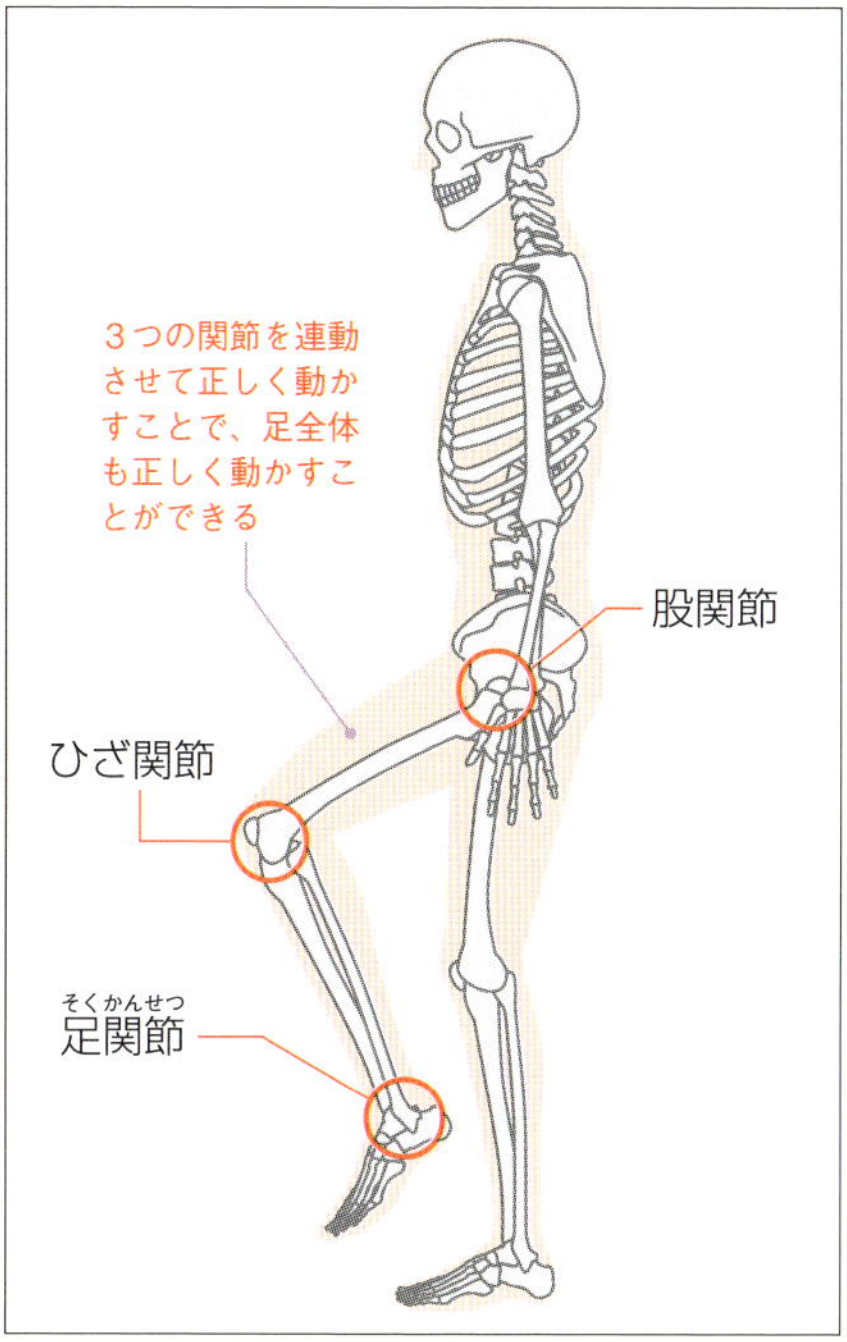
3つの関節を連動させて正しく動かすことで、足全体も正しく動かすことができる
股関節
ひざ関節
足関節《そくかんせつ》

関節は3つ以上が連動してカラダを動かしている

足を動かす場合、足首、ひざ、股関節の3つの関節を正しく動かさないと、足は正しく動かない。

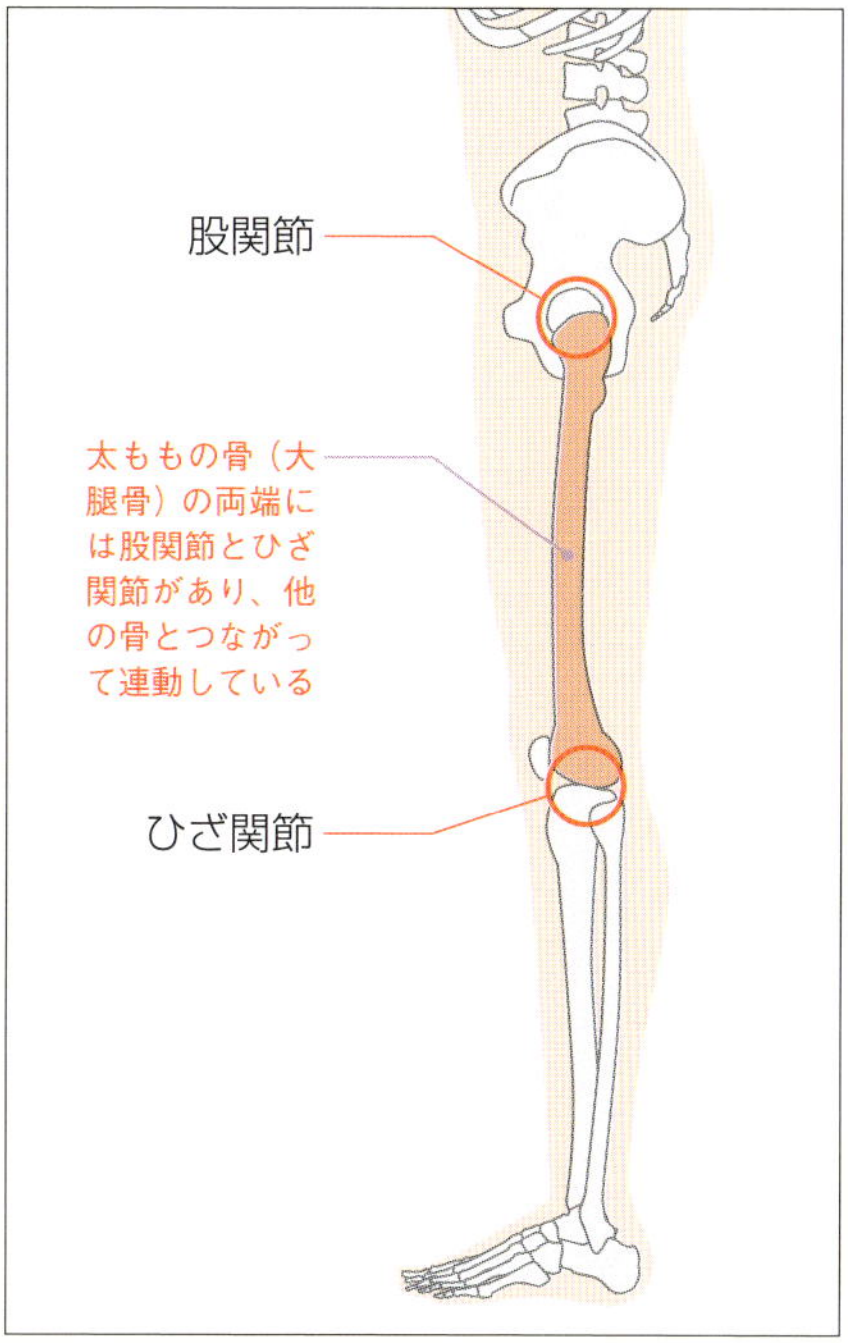
股関節
太ももの骨（大腿骨）の両端には股関節とひざ関節があり、他の骨とつながって連動している
ひざ関節

1本の骨には基本的に2つの関節がある

手足の指先を除き、1本の骨には基本的に2つの関節があり、他の骨につながっている。

関節は基本的に3つ以上が連動している

ユニットの最小単位は関節です。関節は骨と骨が連結する部分で、関節を折り曲げ、回旋させることで、ユニットも機能します。

1本の骨には、手足の指先以外は両端があるので、基本的に2つの関節があり、必ず別の骨につながっています。**2つの関節を持つ骨が2本つながれば、少なくとも3つの関節があり、連動します。**

例えば、足には足首、ひざ、股関節の3つの関節があります。仮に足首をねんざしたら、ひざや股関節も正しく動かせません。**関節を正しく動かすには、連動する関節もベストな状態にしないと、カラダは正しく動かせない**のです。

腰痛を治すために知っておきたいコト②

腰痛の原因はユニット間のゆがみの連鎖

カラダ全体という大局から見ないと、腰痛は改善できません。

腰痛の原因をイスの不具合に例える

イスの脚と座面がずれるとイスは壊れる

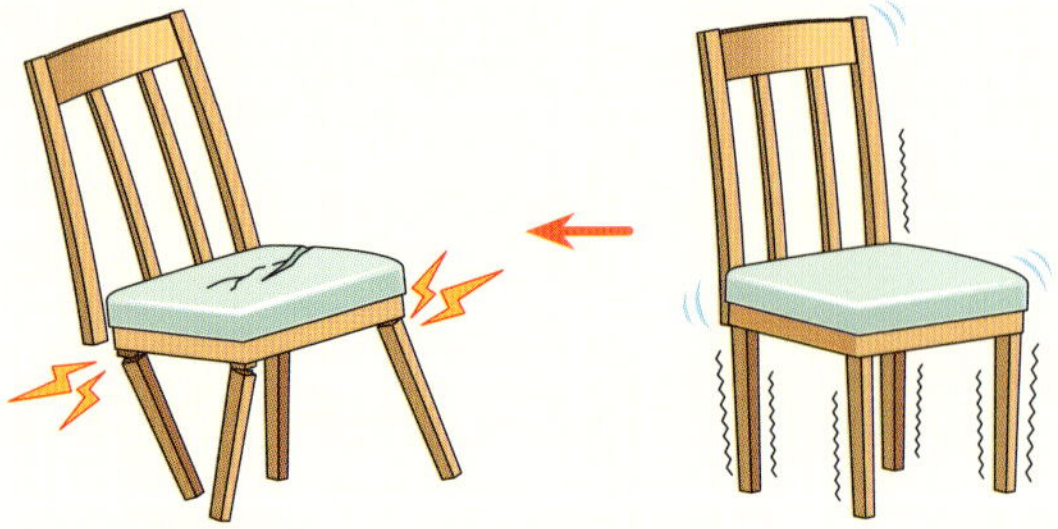

イスの脚と座面の接着面がずれると、イスはぐらつき、やがては壊れてしまう。

足と骨盤のユニット間のゆがみが腰痛につながる

イスの脚と座面のずれと同様に、足と骨盤のユニット間のずれやゆがみが続くと、筋肉は痛み、腰痛につながる。

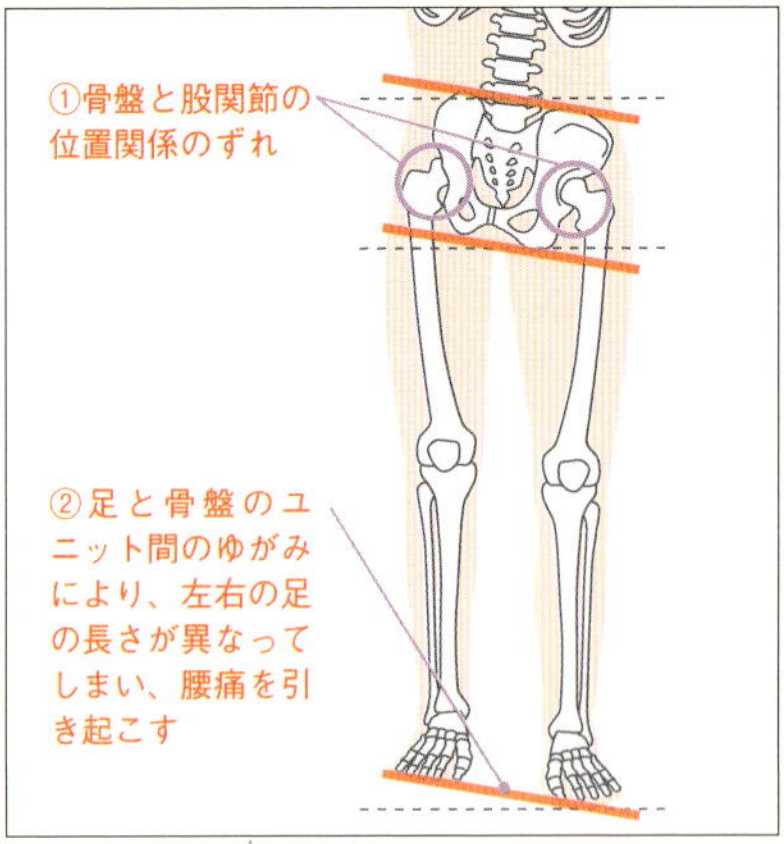
①骨盤と股関節の位置関係のずれ
②足と骨盤のユニット間のゆがみにより、左右の足の長さが異なってしまい、腰痛を引き起こす

腰痛の発生する仕組みをイスの不具合に例えると

新品のイスであれば、座面と4本の脚はバランスの良い状態が保たれ、座ってもぐらつきはありません。しかし、脚の1本でも座面との接着面がずれたりしたら、脚の地面との接地面も正しく重みを支えられず、ぐらついたり、いずれは壊れてしまうでしょう。

人の足と骨盤も同じ関係にあります。人の場合は、カラダのバランスを取るために、脳が筋肉を緊張させる指令を出すので、イスのように簡単には壊れません。しかし、**足と骨盤のユニット間のゆがみが改善されないと、やがて筋肉は痛みを発します。これが腰痛につながるのです。**

腰痛が起こる主な原因

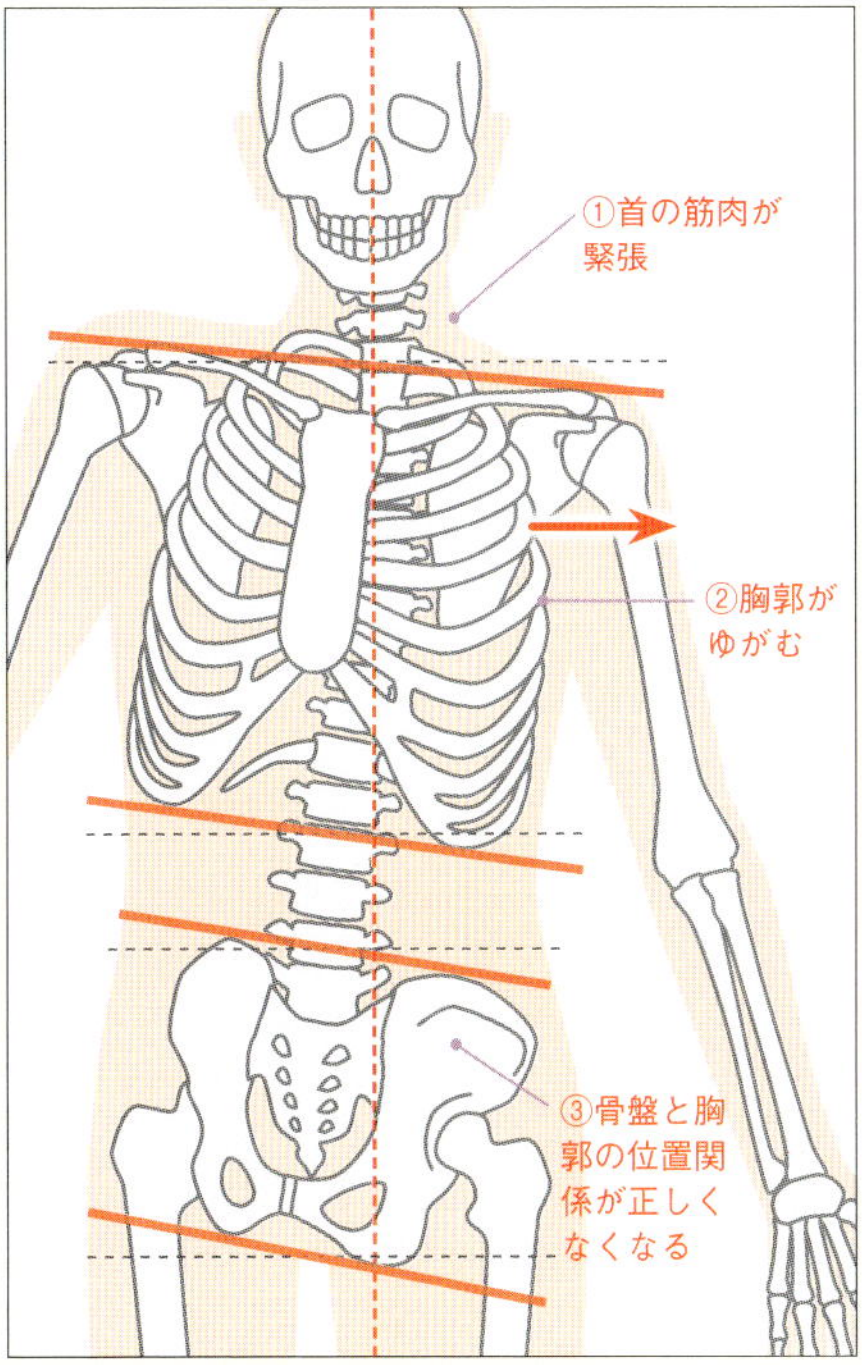
①首の筋肉が緊張
②胸郭がゆがむ
③骨盤と胸郭の位置関係が正しくなくなる

上半身からの痛み

胸郭と骨盤の位置関係がずれたままの姿勢を維持すると、体幹が柔軟性を失ってカラダがゆがみ、腰に痛みが出る。

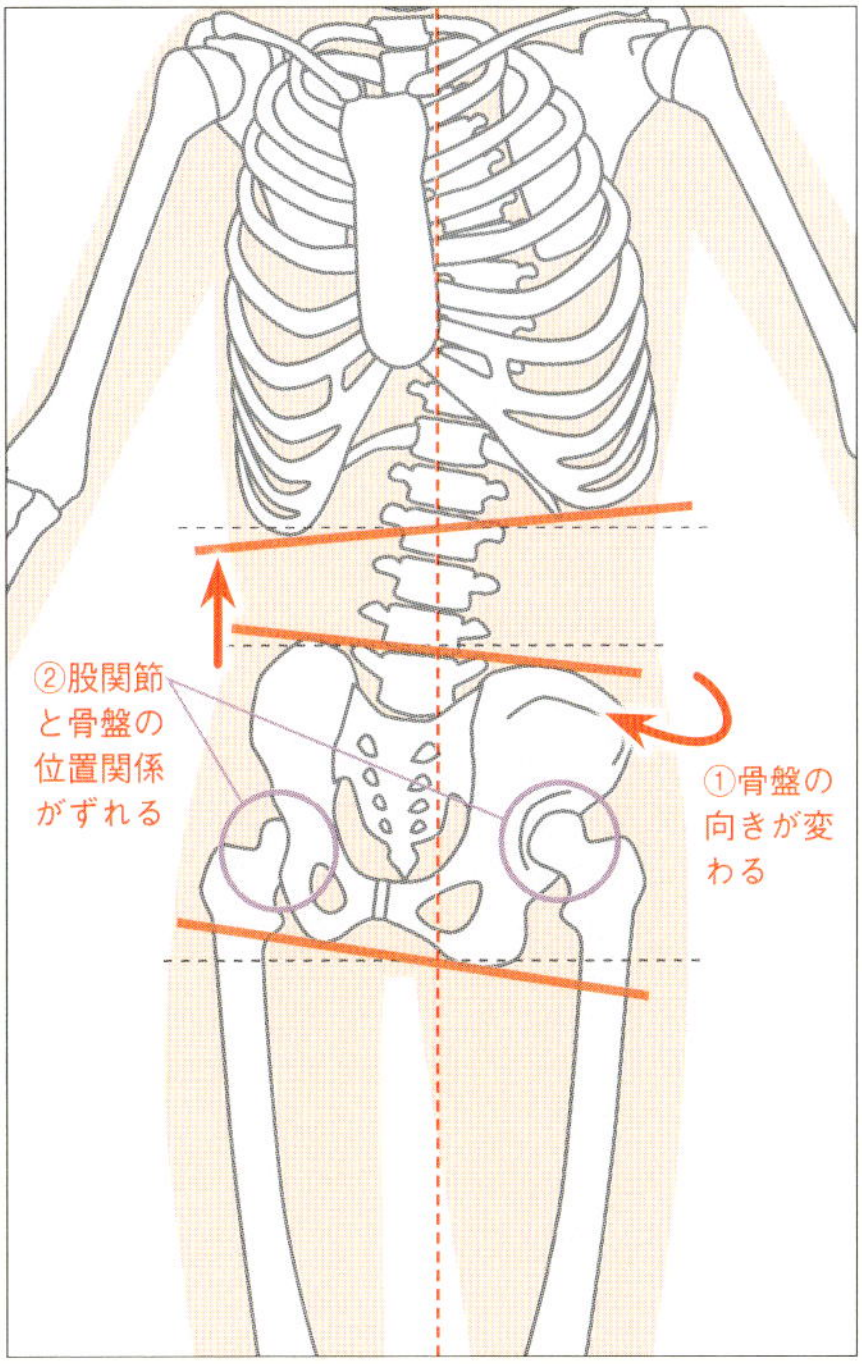
②股関節と骨盤の位置関係がずれる
①骨盤の向きが変わる

下半身からの痛み

股関節と骨盤の位置関係がずれ、バランスを取るために胸郭の角度が変わることでカラダがゆがみ、腰に痛みが出る。

胸郭・骨盤・両足のゆがみの3連鎖が主原因

腰痛の原因を大別すると、1つは**骨盤と両足の関係が原因の下半身からの腰痛**、もう1つは、**胸郭《きょうかく》と骨盤の関係が原因の上半身からの腰痛**の2つです。

下半身からの腰痛は、カラダの左右の重心がどちらかに偏ったまま筋肉が柔軟性を失い、骨盤の向きも変わって、その影響で連動する部位も本来の状態を維持できずに、痛みが引き起こされます。

上半身が原因の腰痛は、首、両肩から脊椎《せきつい》（背骨）にかけての筋肉が緊張し、上半身が柔軟性を失うことで胸郭がゆがみ、その影響で骨盤との位置関係もゆがみ、痛みが起こります。

腰痛を治すために知っておきたいコト③

カラダのゆがみそのものは痛みを起こすわけではない

本来ゆがむようにできているカラダ。では、何が「悪」？

正常なカラダのゆがみ

OK

ゆがみがあっても軸があり限界を超えなければ痛みにつながらない

カラダを正しく使えば、ゆがむこと自体は「悪」ではない。軸も作られ、カラダのバランスがとれる。

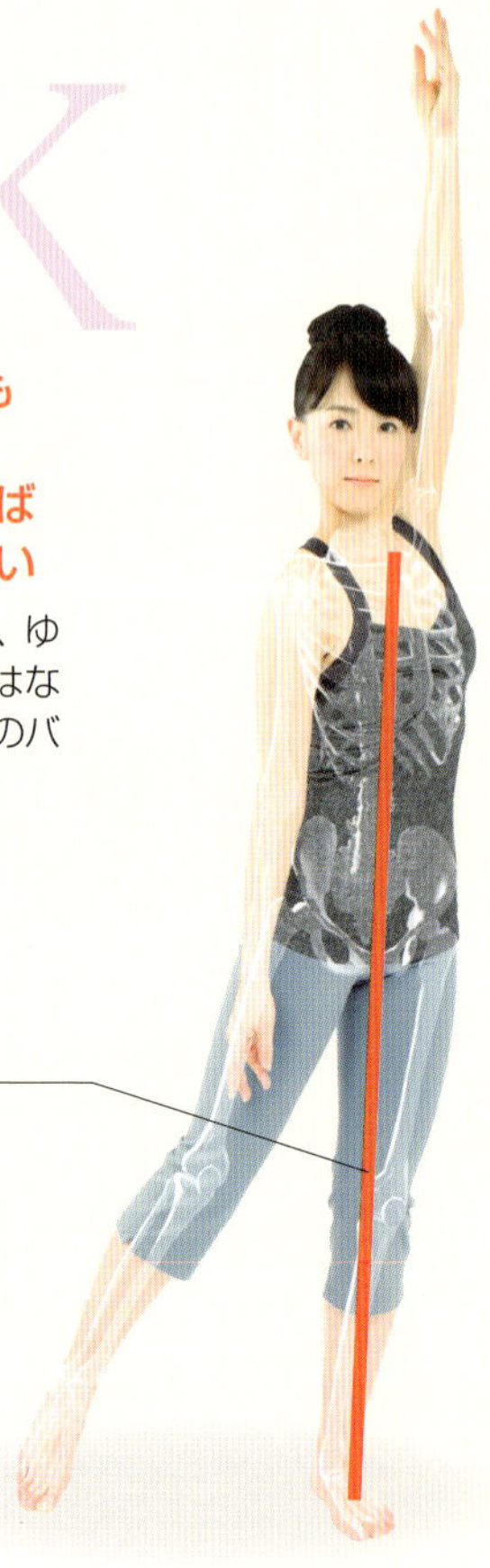
左半身で軸を作っているので痛みにならない

ゆがみそのものは痛みを発生させない

カラダのゆがみと聞くと、「それが腰痛の原因だ」とネガティブな印象を持ちがちですが、神経質になる必要はありません。カラダがゆがむことは「普通」であり、当たり前のことです。むしろ、必要に応じてカラダのバランスを維持したり、アスリートのように、大きくゆがませることで優れたパフォーマンスを発揮するなど、人間の持つ優れた身体能力の1つです。そもそもカラダがゆがまなければ、人間は何もできません。

つまり、**「これ以上カラダの安定を保てない」という限界を超えない範囲でゆがむのであれば、痛みが出ることはない**のです。

痛みを引き起こすゆがみ

BAD

限度を超えたゆがみが連鎖をしていると軸もなく痛みが発生する

頸椎・胸郭・腰椎の位置関係のずれによるカラダのゆがみが、痛みを発生させる原因になる。

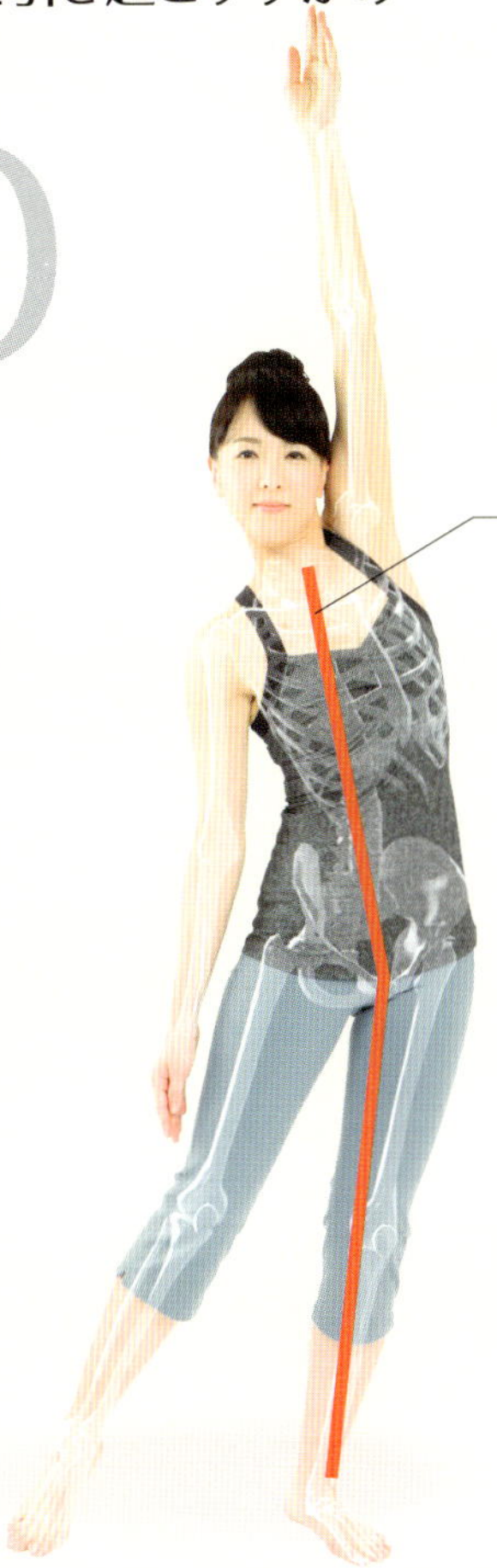

軸を作らず右半身をゆがませたことで痛みの原因になる

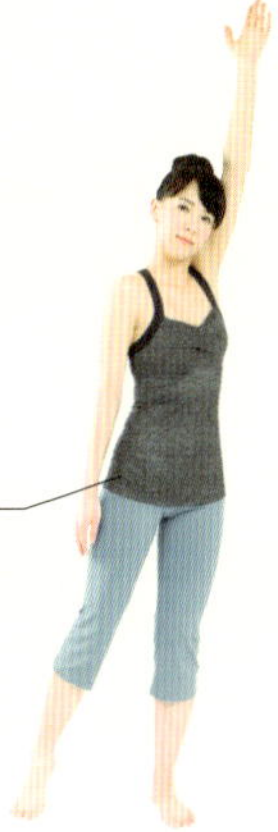

軸がない状態

ゆがみがなくても「軸」が作られていないと、カラダのバランスはとれない。

大きなゆがみの連鎖で筋肉が緊張し痛みが出る

人間のカラダは何らかの原因でカラダにクセがつくと、元に戻そうとする前に、バランスを取るために新たなゆがみを作って整合しようとします。バランスが取れると、カラダを自分の思った通りに動かそうとして、再び新たなゆがみ作り、さらにそのゆがみに対してもバランスを取ろうとします。この繰り返しが、カラダの可動範囲を小さくしてしまうのです。このスパイラルがさらに続くと、筋肉が痛んで柔軟性を失い、やがて故障します。

つまり、**ゆがみが元に戻らない「ゆがみの連鎖」**が、痛みの原因なのです。

腰痛を治すために知っておきたいコト④

腰痛の発生する仕組みを4タイプ別に見てみよう

立った状態からしゃがむ時を例にご紹介します。

……AIタイプの腰痛のメカニズム……

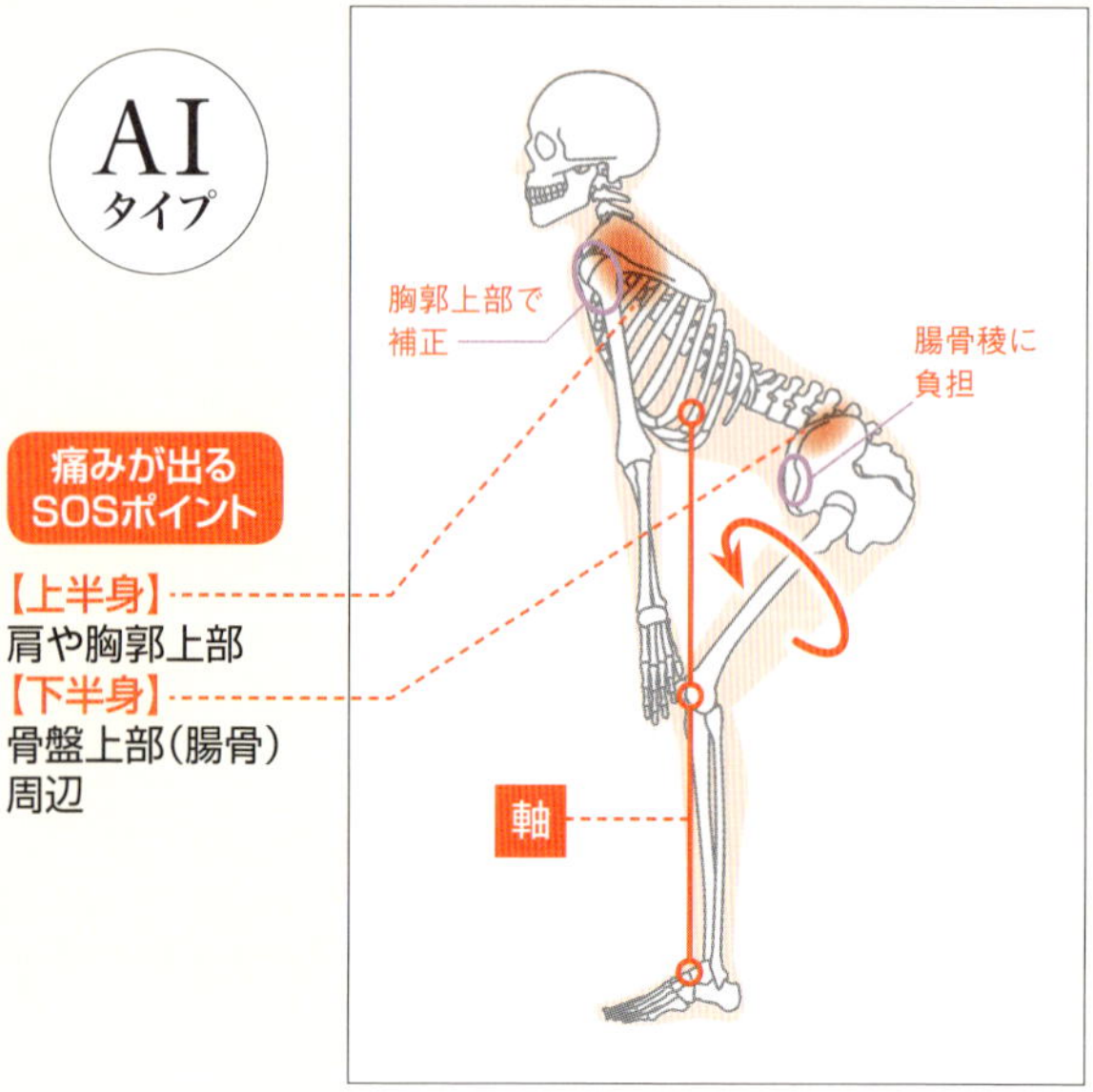

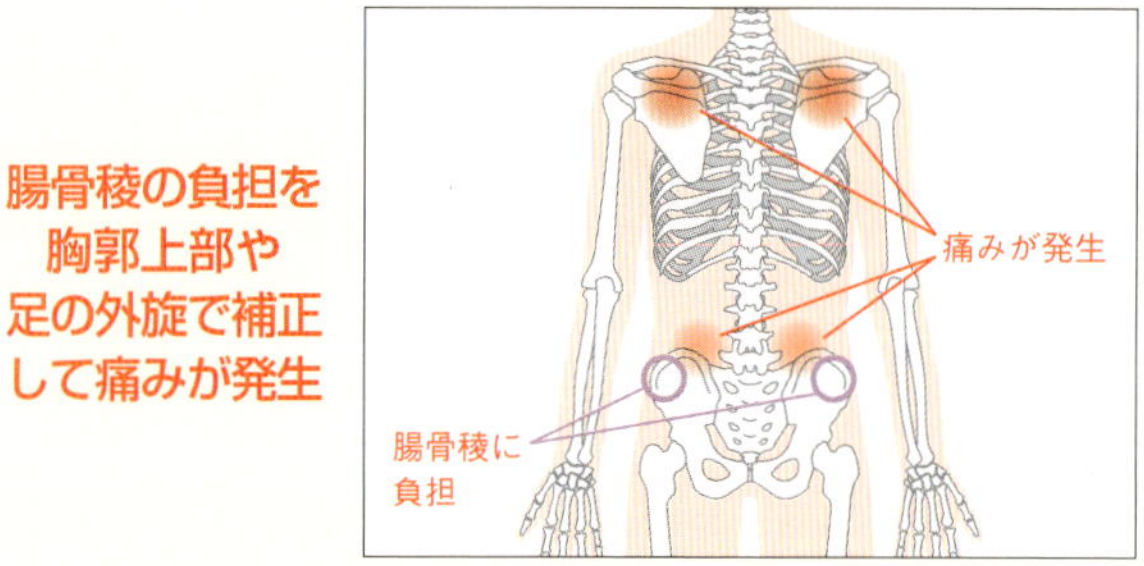

腸骨稜の負担を胸郭上部や足の外旋で補正して痛みが発生

ＡＩは腸骨稜《ちょうこつりょう》の負担を補正することで痛みが出る

ＡＩタイプは、みぞおちを基点に骨盤（お尻）を前傾させて、太ももを内旋させながら、ひざを中心に股関節を動かしてしゃがみます。カラダを前傾させ、みぞおちをひざに近づけたり離したりしながら軸を作ります。そのため、股関節を中心にした**腸骨稜《ちょうこつりょう》の周辺にカラダの負荷がかかり、腸骨部分の筋肉に緊張や痛みが出やすくなるのが特徴です。**

また、みぞおちをひざに近づける際、股関節の動きの影響を、肩や胸鎖関節《きょうさかんせつ》で補正しながら頭の角度を水平に保ちます。そのため、周辺の筋肉も緊張が出やすくなります。

AⅡタイプの腰痛のメカニズム

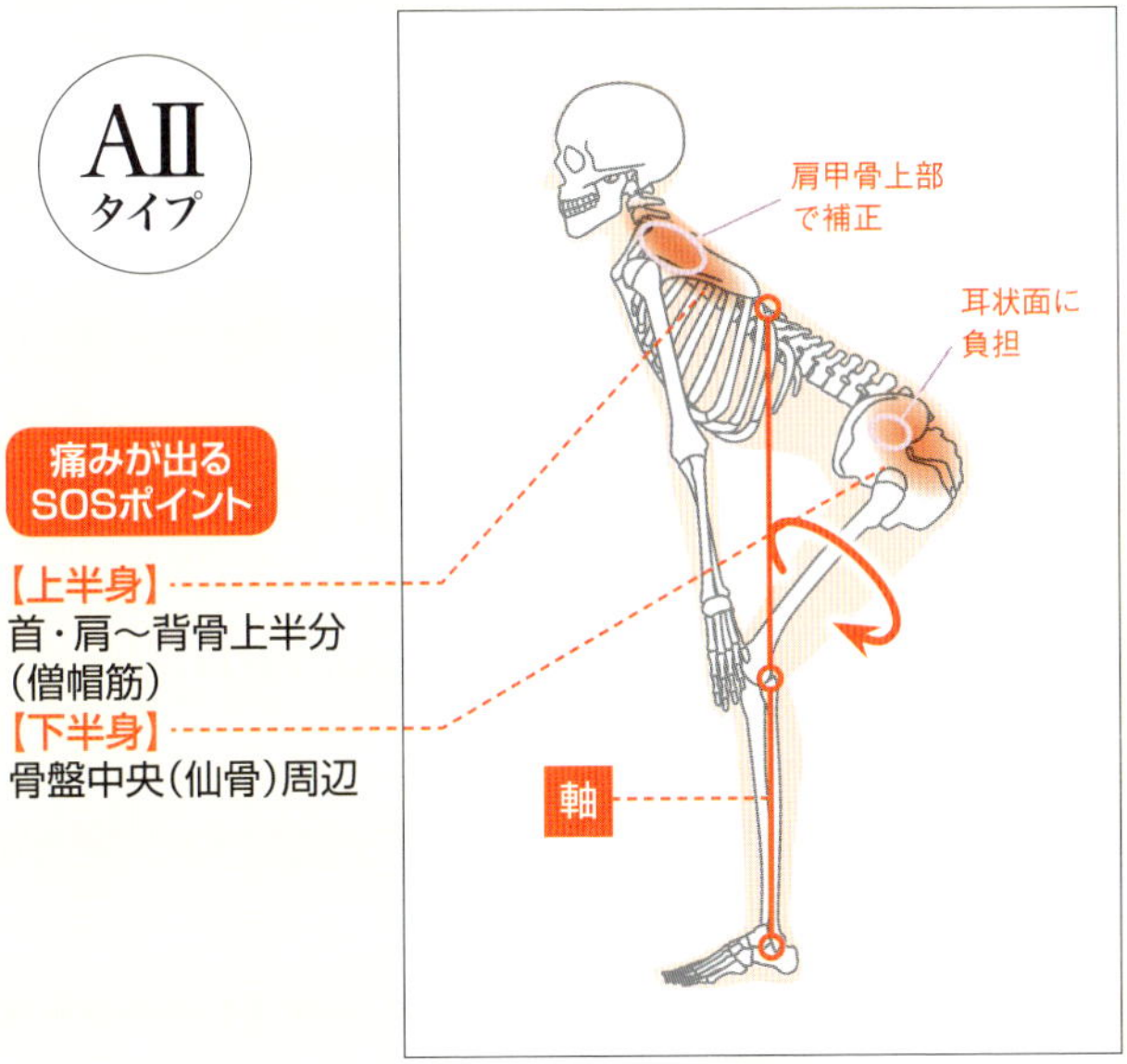

仙骨の負担を
肩甲骨上部や
足の内旋で
補正して痛みが発生

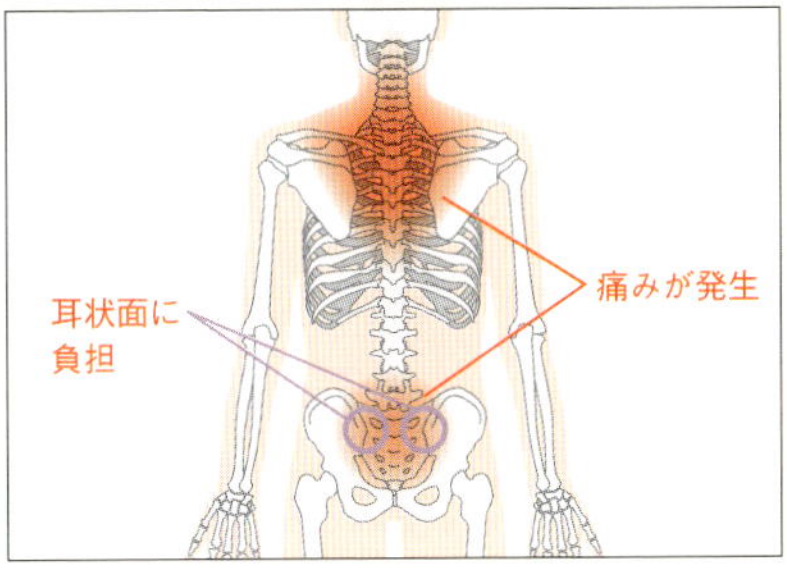

AⅡは仙骨の負担を補正することで痛みが発生

AⅡタイプは、背骨の胸椎《きょうつい》12番と腰椎《ようつい》1番の間を基にして、骨盤（お尻）を前弯《ぜんわん》させ、その基点部とひざの裏側の2点を直線的に近づけたり離したりしながら軸を作り、しゃがみます。**カラダの重さと太ももを外旋した際の筋肉の収縮が、骨盤後方の耳状面《じじょうめん》に集中するため、仙骨周辺の筋肉に痛みが出やすいのが特徴**です。

また、みぞおちを基点に動き出すので、みぞおちが可動限界を超えると、肩甲骨上部の動きで補正し、頭の水平を保ちます。そのため、首・肩から背骨上半分にかけての僧帽筋《そうぼうきん》も緊張が出やすくなります。

……… BIタイプの腰痛のメカニズム ………

BI
タイプ

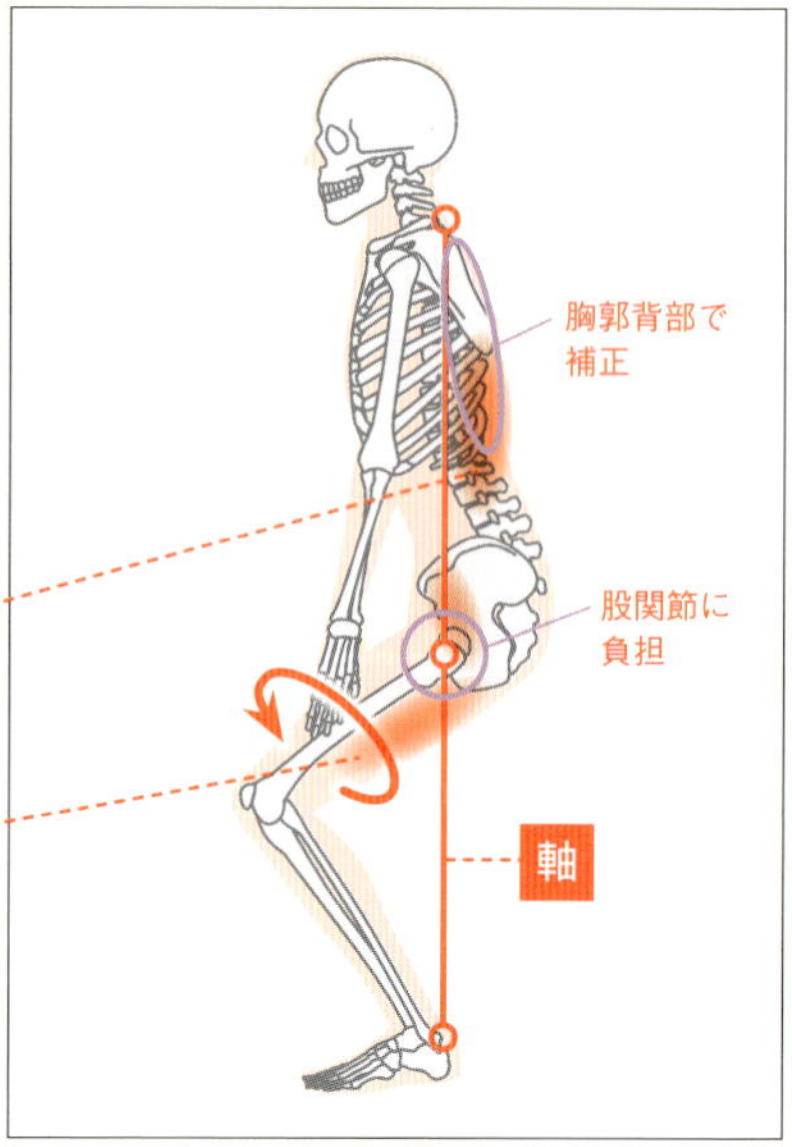

痛みが出る
SOSポイント

【上半身】
みぞおちの背中側（胸郭真ん中の脊柱起立筋）

【下半身】
股関節つけ根後ろ側（腸腰筋）・太もも（ハムストリングス）

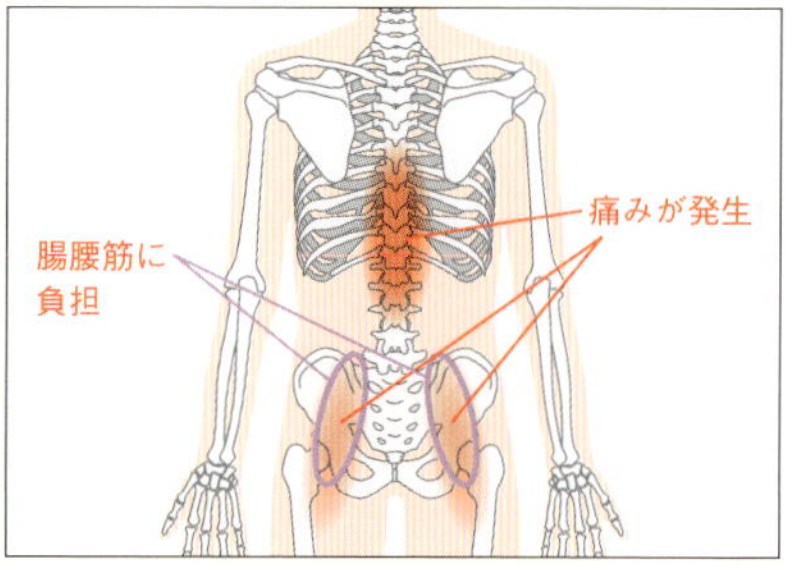

股関節の負担を
胸郭背部や
足の内旋で
補正して痛みが発生

ＢＩは股関節の負担を補正して腰痛発生

ＢＩタイプは、ひざを曲げ、太ももを内旋させながら、首のつけ根と骨盤をかかとに近づけたり離したりして軸を作り、しゃがみます。股関節を基点にし、頭の水平を保つために、胸を張るようにしてひじを体側のやや後ろに動かして安定を取りながら、腰椎《ようつい》を動かして前傾します。その際、腰から太ももにかけて負荷のかかる筋肉と、太ももを内旋する影響で、**股関節つけ根後ろ側の腸腰筋《ちょうようきん》に最も負担がかかり、痛みが出やすいのが特徴**です。

また、胸郭《きょうかく》を前に突き出す際に強く収縮する、みぞおちの背中側にも痛みが出やすくなります。

………BⅡタイプの腰痛のメカニズム………

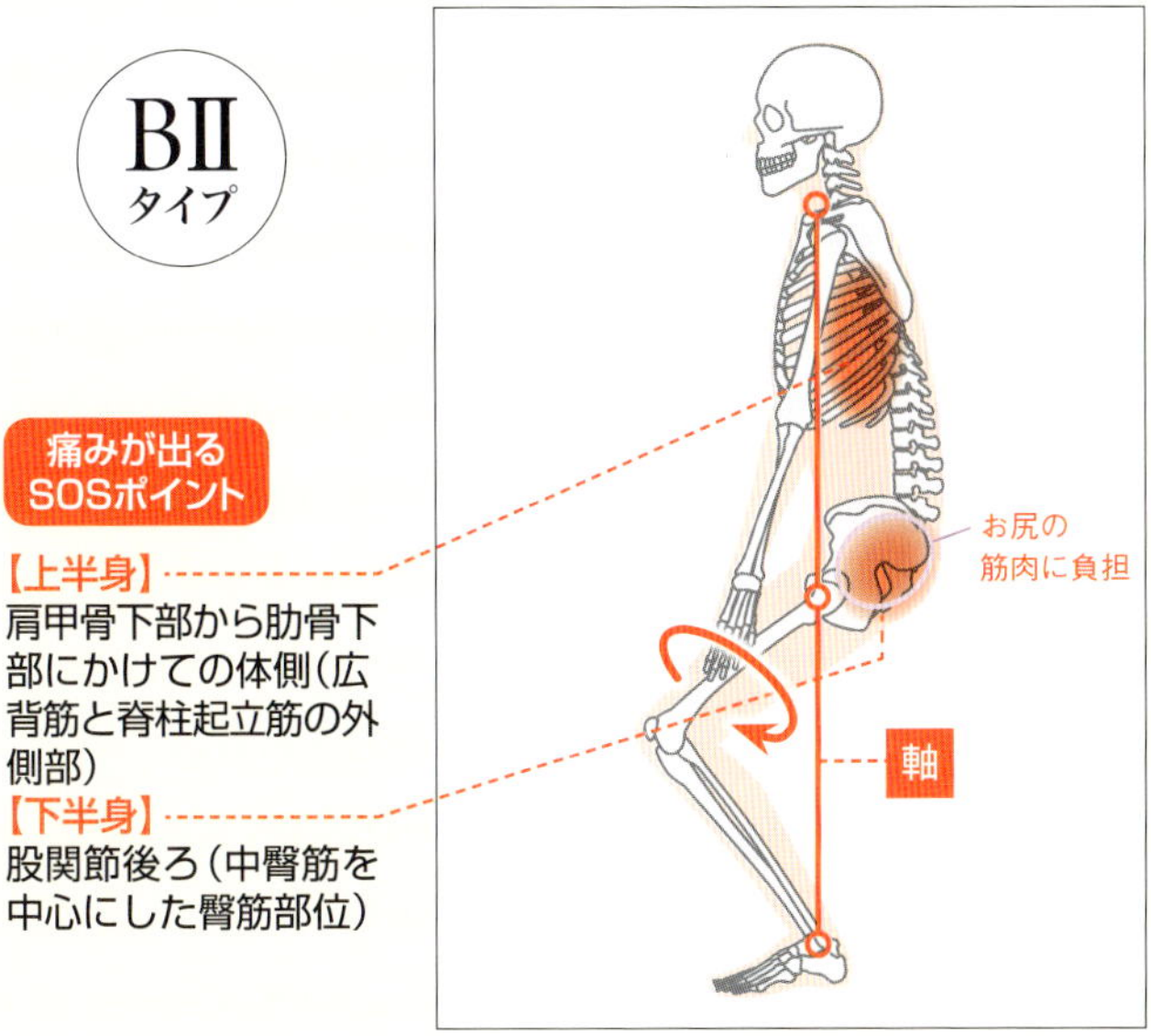

中臀筋など
お尻の筋肉の負担を
足の外旋で
補正して痛みが発生

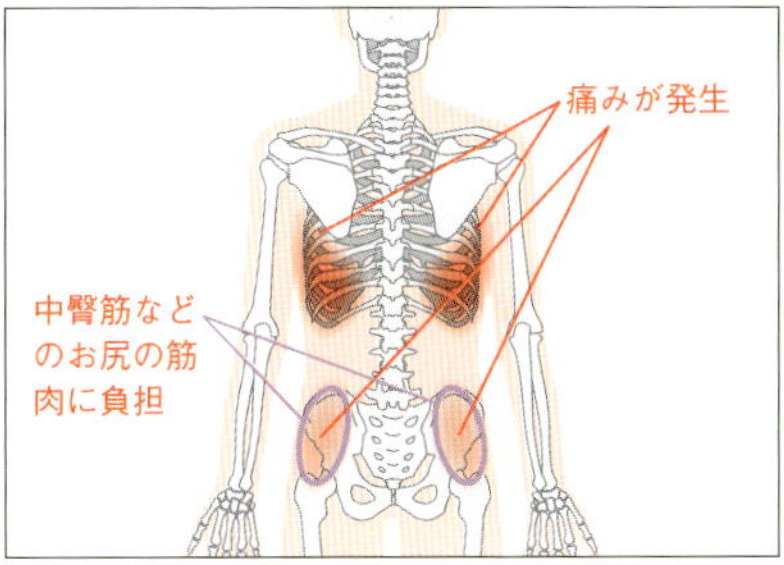

BⅡはお尻の筋肉の負担を補正して腰痛に

BⅡタイプは、首のつけ根・足のつけ根・足首の各前側を結ぶ直線上を、ひざの屈伸で垂直に近づけたり離したりして軸を作り、しゃがみます。骨盤の位置を変えずに、股関節を基点に足を外旋させることで強く収縮させせられる大腿骨と大転子《だいてんし》の回旋により、**中臀《ちゅうでん》筋《きん》などのお尻の筋肉に、緊張や痛みが出やすいのが特徴**です。

また、一定までひざを曲げると、みぞおちを後ろに下げ、懐を深くする体勢になります。この際、背中が広がったり閉じたりするので、加圧縮される肩甲骨下部から肋骨下部にかけての体側部分にも、痛みが出やすくなります。

腰痛を治すために
知っておきたい
コト⑤

「軸」のないストレッチは腰痛の改善にならない

多くの人が陥っている大きな落とし穴とは？

「軸」のないストレッチ

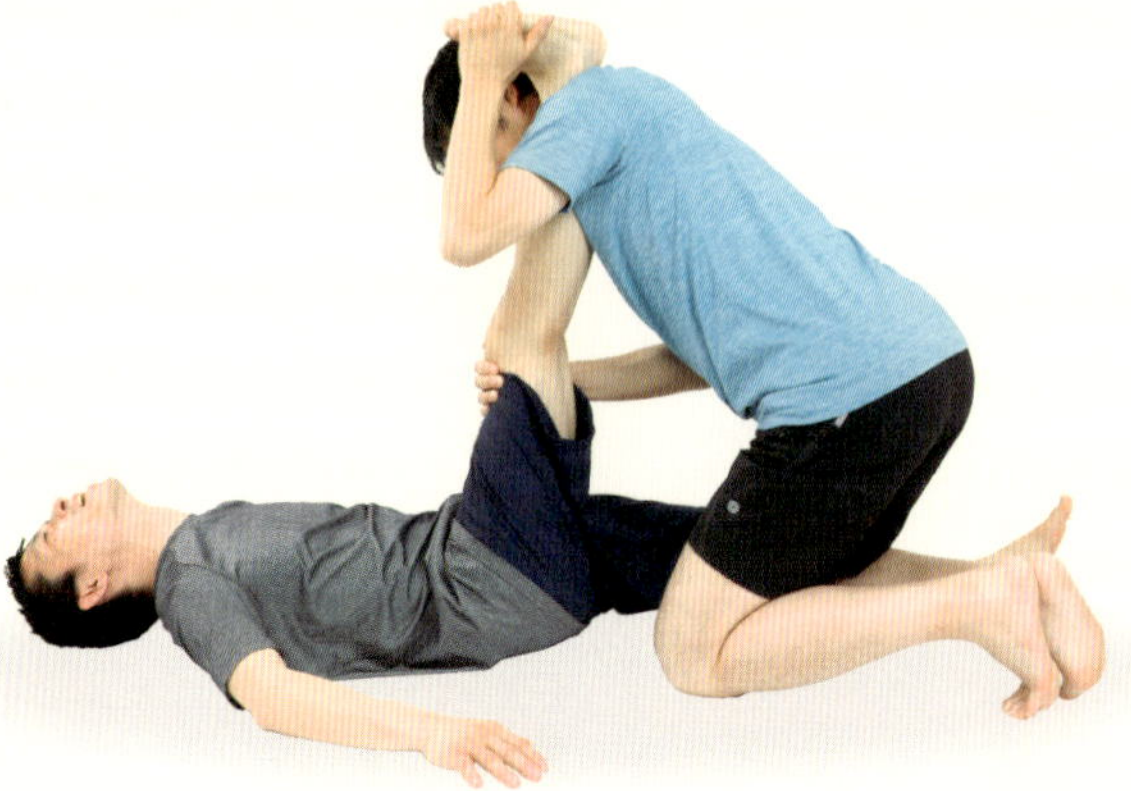

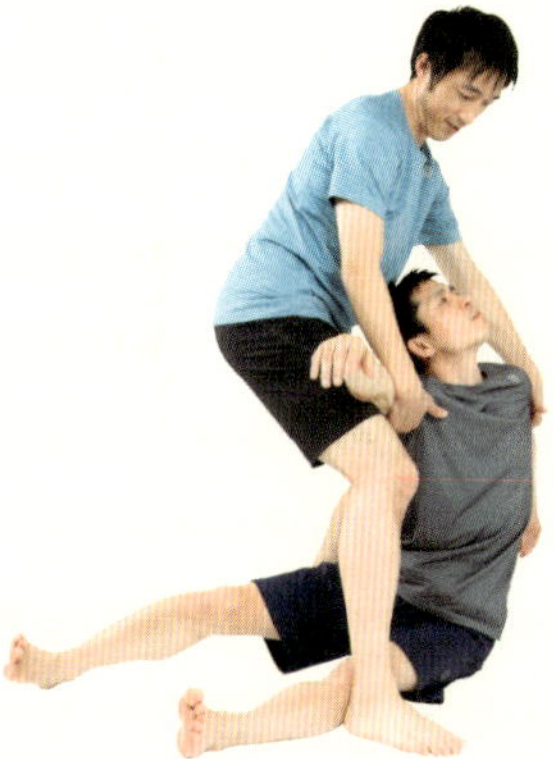

**「軸」のないストレッチは
筋肉を緊張させ
骨格の位置も治らず
腰痛改善にはマイナス**

「軸」を作らずに筋肉を無理に伸ばせば、かえって腰痛を悪化させることにしかならない。

ストレッチが腰痛に良いのは本当？

　硬くなった筋肉をむやみにストレッチで伸ばし、柔らかくして腰痛を楽にする……。一見理に適っているように思えますが、大きな誤解です。効いている感じがしても、伸ばされた筋肉が抵抗しているだけです。無理に伸ばして抵抗させ、その抵抗をふっと解いた後に、楽になったような気がするだけなのです。**「軸」のないストレッチは、筋肉本来の機能や動き方とは違う動かし方を強いるので、腰痛改善にはなりません。**

　ところが、それを「筋肉が柔らかくなった」と勘違いし、過度に筋肉を伸ばし続けると、筋肉を痛めることになります。

有効なのは筋肉をゆるめる動き

力を入れない シンプルな動きでも 筋肉はゆるむ

下の写真のような簡単な動きでも、手首をカラダのタイプに則して動かせば、脳は筋肉の緊張を解除し、筋肉はゆるむ。

複数の「軸」があることで ポーズは美しく カラダも安定する

脳が筋肉の緊張を解けば、カラダの柔軟性は高まり、腰痛にも効果的。

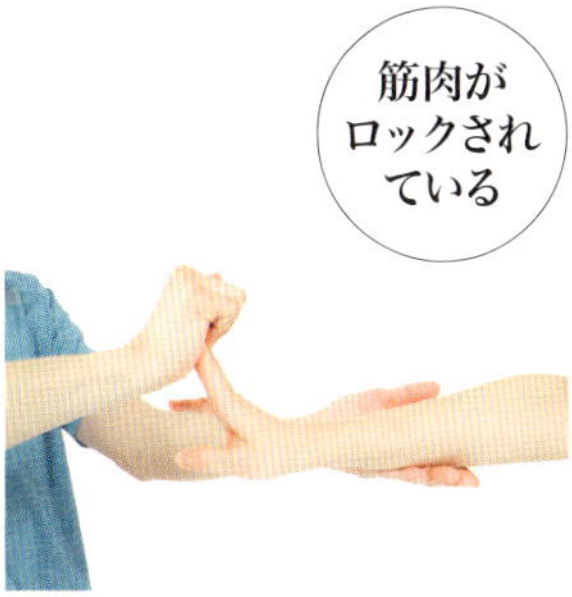

筋肉がロックされている

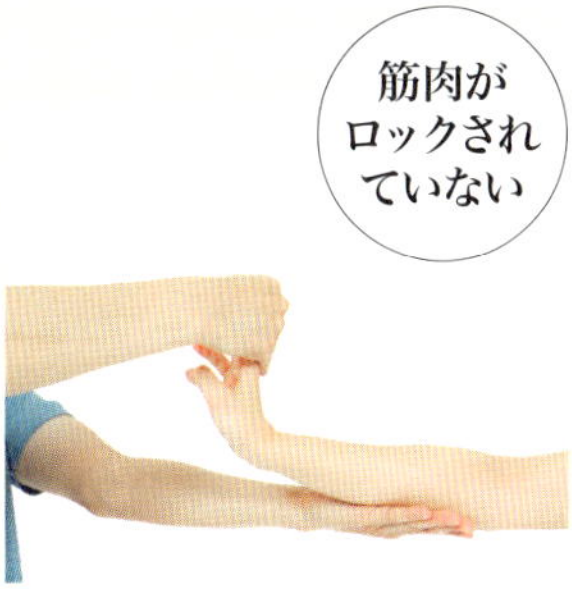

筋肉がロックされていない

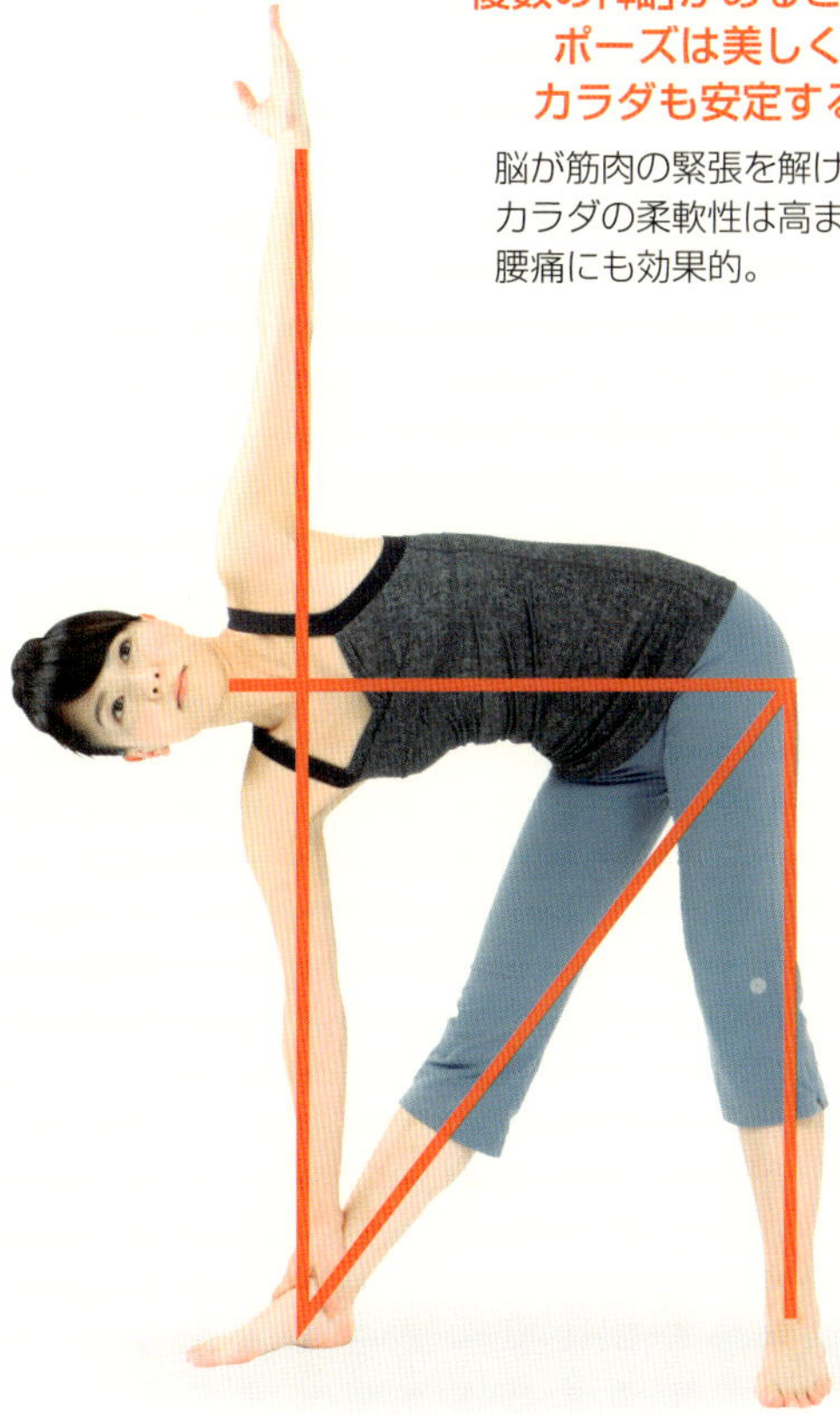

理論編

「軸」のないストレッチ

「軸」とタイプに合わせた動きで腰痛改善を

骨格があるべき位置にあって、脳が安定すれば、脳は筋肉の緊張を解くので、筋肉はよくゆるんで伸縮能力が向上し、腰痛改善につながります。この状態を可能にするのは、**「軸」を作ることと、カラダのタイプに合わせて動かすこと**です。「カラダの取扱説明書」では、カラダが安定しない限り、柔軟性が上がることはありません。ルールに例外はないのです。

縮んだ筋肉は「ゆるめる」のが正解です。外からの力で無理に筋肉を伸ばしても、ゆるんだり柔らかくなるのではなく、伸ばしすぎて傷んだゴムになるだけ。これでは腰痛改善は望めません。

腰痛を治すために知っておきたいコト⑥

美しいと思われている姿勢が腰痛の原因になることも

美しいとされる姿勢、実は機能面から見たら「だらしない」のです。

……背筋を伸ばして胸を張った姿勢……

体幹部は柔軟性を失うので腰痛や肩こりの原因になりやすい

肩甲骨を脊椎に寄せ過ぎたために胸郭が前方に押し出されてしまい、腰痛や肩こりの原因になる。

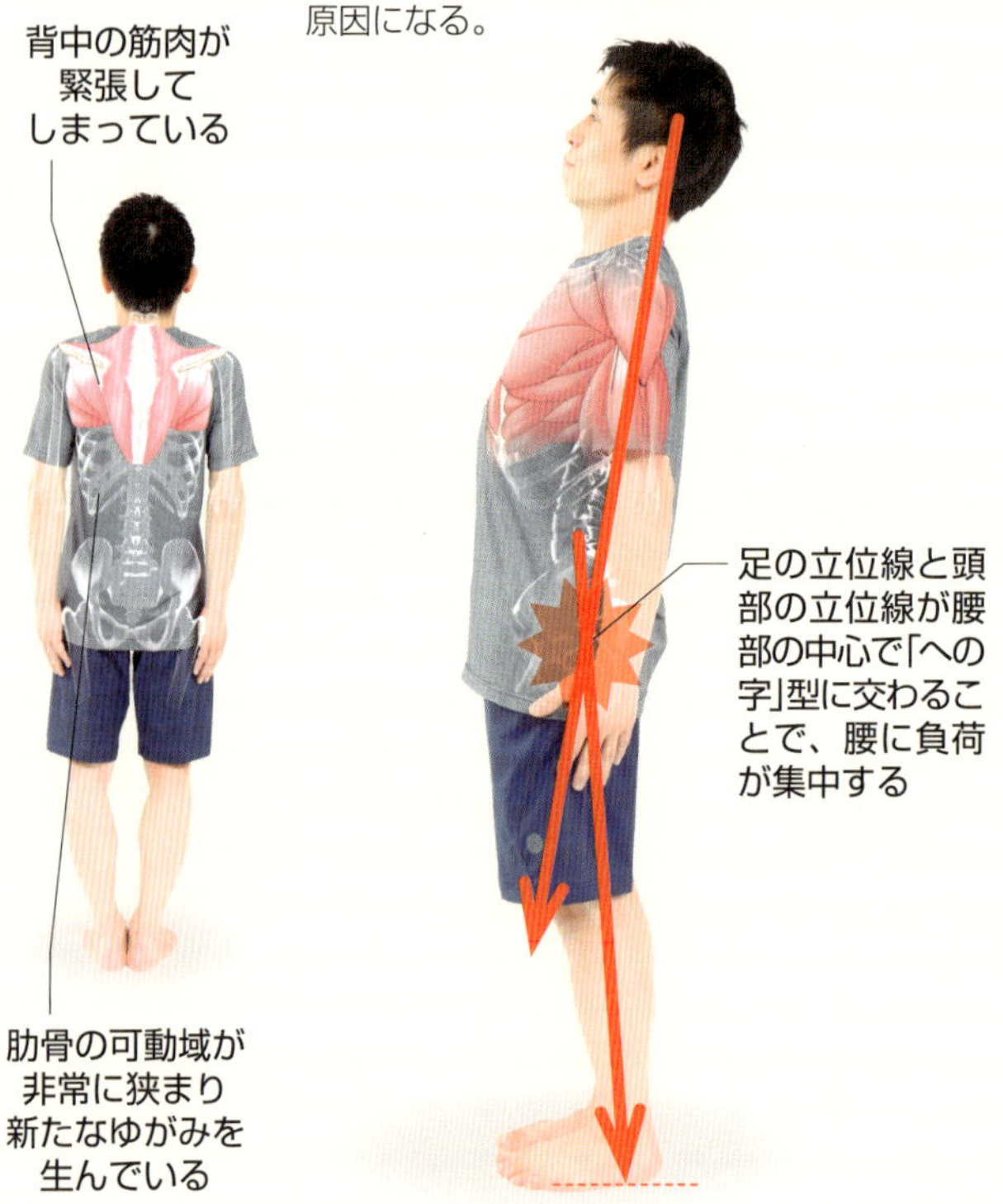
背中の筋肉が緊張してしまっている
肋骨の可動域が非常に狭まり新たなゆがみを生んでいる
足の立位線と頭部の立位線が腰部の中心で「への字」型に交わることで、腰に負荷が集中する

背筋や胸を張る姿勢がカラダに良いわけではない

背筋を伸ばし、胸を張って立つと、外見上は美しく見えます。しかし、体幹部は柔軟性を失って衝撃を吸収できなくなるので、**立ったり座ったりする際に、腰を痛めやすくなります。**

また、足より後方に頭が位置するので重さを支えられず、骨格＝器の形が悪くなって、内臓も本来の位置から動きます。すると、内臓機能が低下し、病気になる可能性が上がります。脳の位置も安定しないので疲れやすくなります。

さらに、この姿勢には軸を作ってカラダを安定させる効果がありません。つまり、機能面からすれば「だらしない」姿勢なのです。

……… 無理に胸を張る姿勢は腰にはマイナス ………

**体幹部の柔軟性がなくなり
衝撃を吸収できずに
腰の筋肉を痛める**

胸郭や脊椎などにゆがみを生むことになり、外からの衝撃を吸収できなくなる。

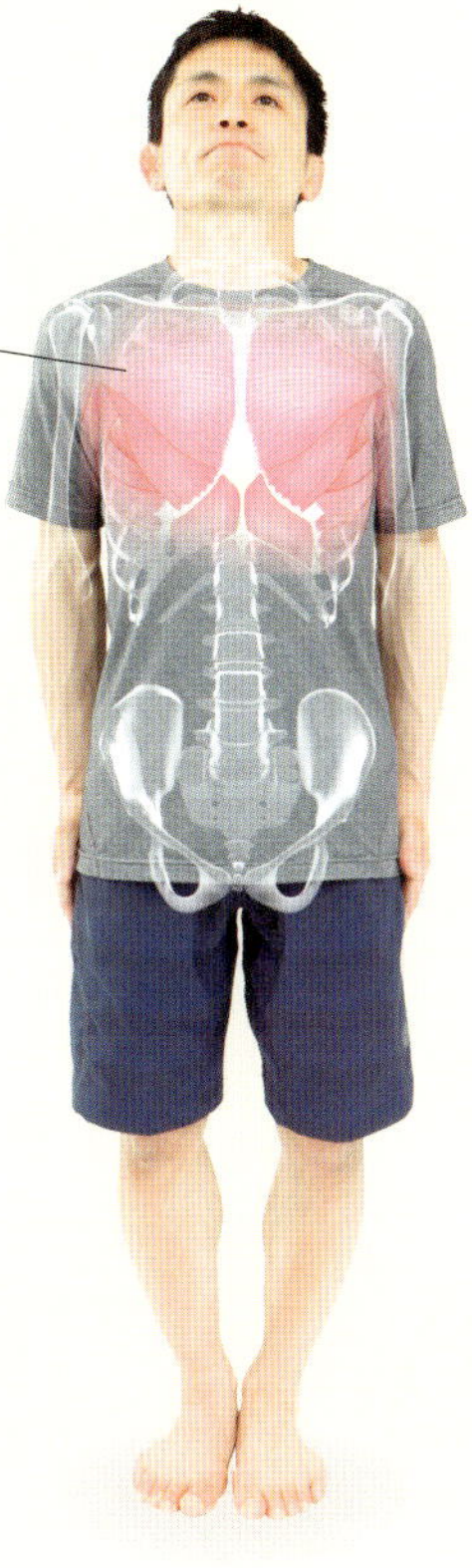
胸を張りすぎているので体幹部の柔軟性を失っている

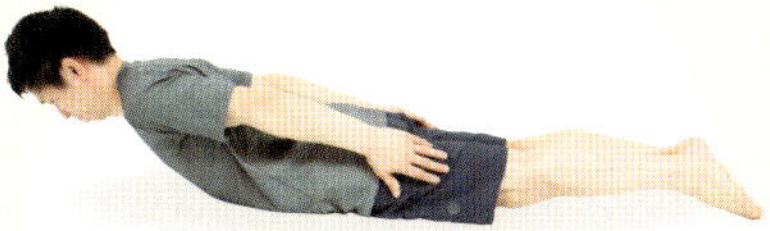

**胸を張った姿勢を
横にすると**

このような負荷のかかる姿勢をしていることと同じになる。

体幹部に柔軟性がある姿勢こそ美しい姿勢

どんな動きをしていても軸さえ作れれば、骨格は連動し、筋肉と体幹がゆるみ、脳が安定した「普通」の状態を維持できます。体幹の柔軟度が上がれば、物理的に受ける衝撃をより吸収できるようになり、カラダが「ダメージを受けにくく」なります。つまり、**体幹が柔らかいと、それだけそのまま腰痛になりにくいカラダに直結**するのです。

だらしない姿勢を直すことを、「姿勢を正す」といいます。「だらしない＝軸がない」のなら、「軸がある＝姿勢が良い」、つまり「正した」姿勢には、カラダの機能美があるのです。

カラダを「普通」の状態にする施術例①

連鎖したゆがみを治す《下半身編》

タイプ別の特性に合わせて股関節を矯正し、腰の反りを改善します

股関節と骨盤のずれをなくす

ここでは、廣戸道場の施術の一部を再現しましょう。

下半身に起因する腰痛の原因の1つである、骨盤と股関節のずれをなくします。股関節が正しく位置していないと、骨盤は前傾し、胸郭《きょうかく》との間でもずれが生じます。いわゆる腰が反った状態です。骨盤を調整し、股関節をタイプに合わせた本来の形に戻し、足全体のゆがみを治すことで足の動きを向上させ、腰の反りを改善させます。

施術例1　足全体のゆがみを治す

～Aタイプの場合～

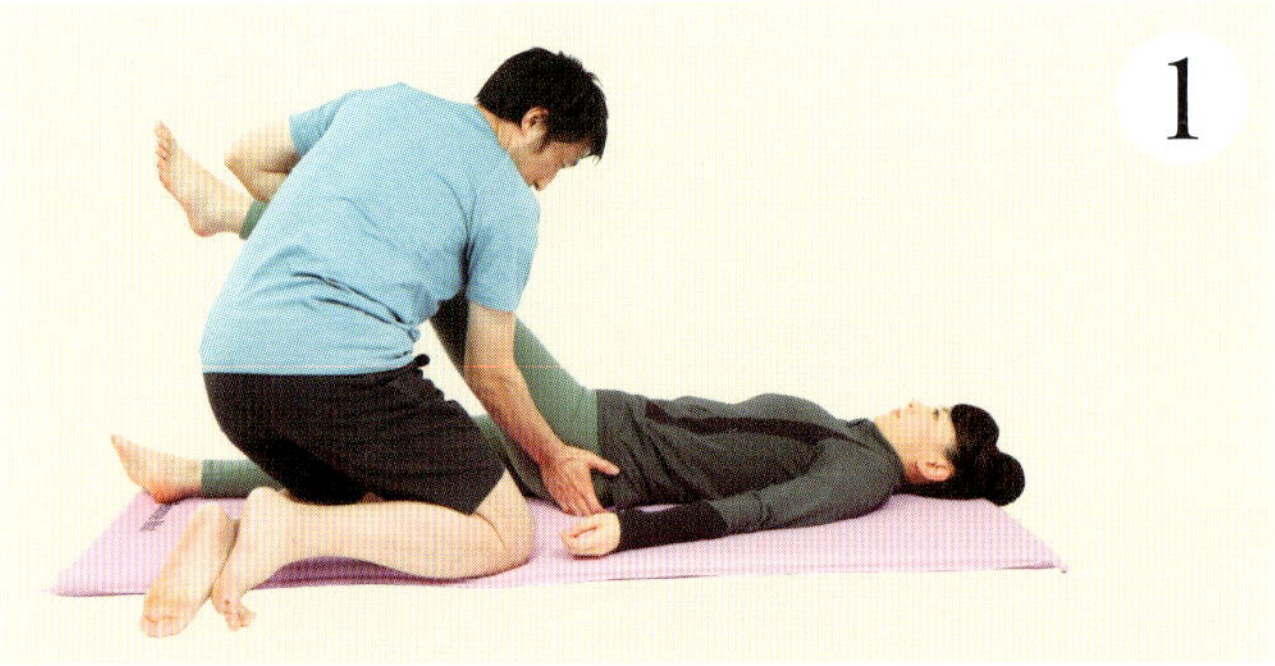

足を抱えて軸を作ることで、上下半身の筋緊張を解き、骨盤を調整する。

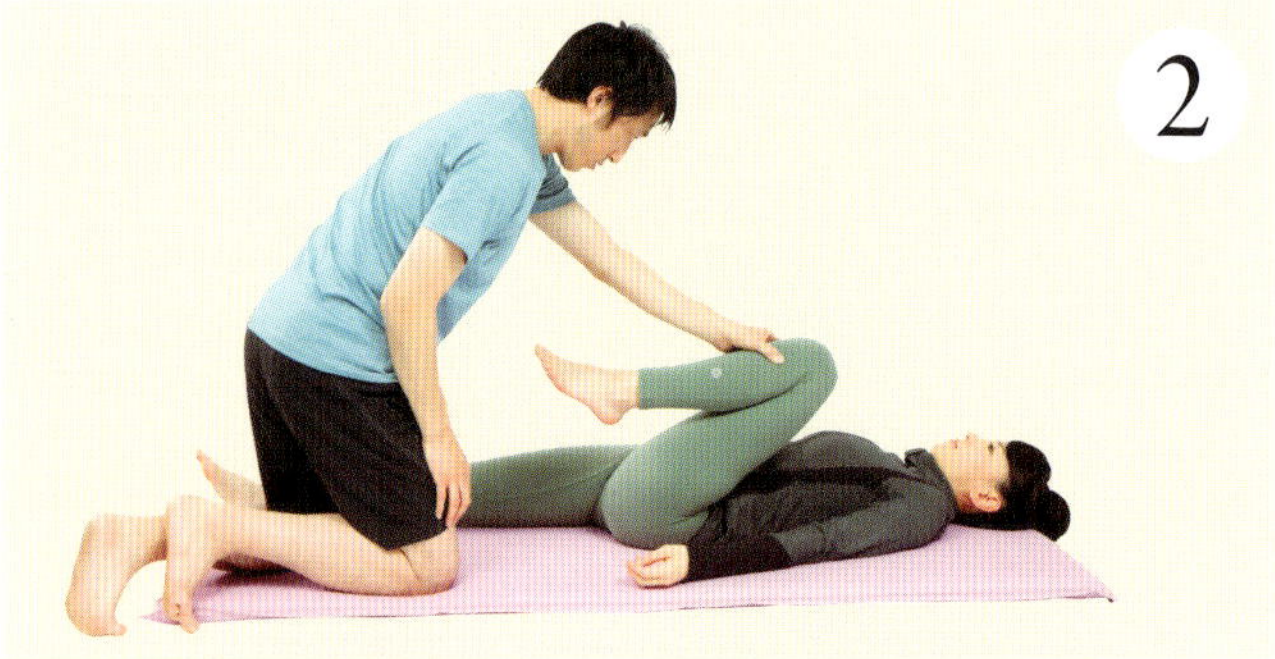

股関節を動きやすい状態にしてから、骨盤の可動状態を確認。

Before

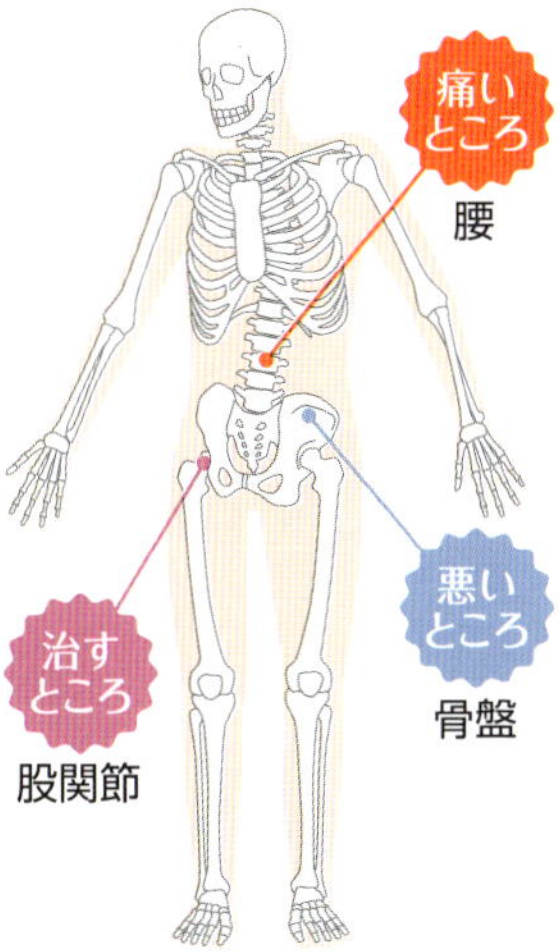

▼

After

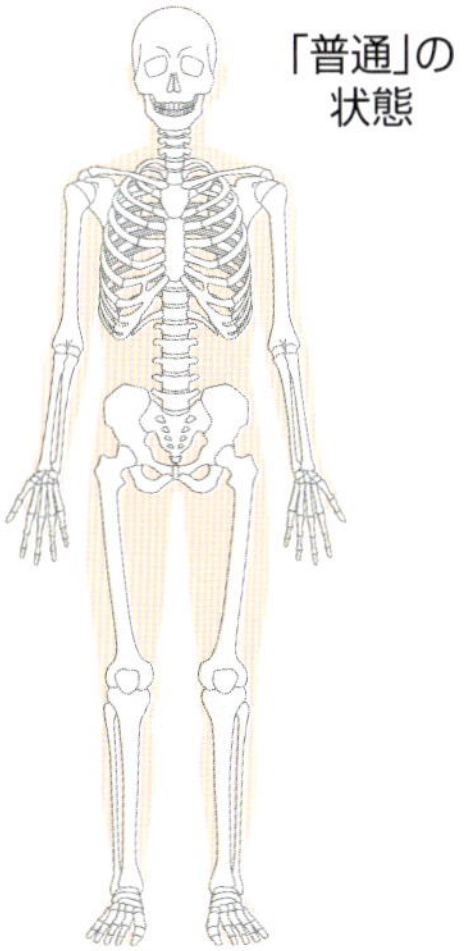

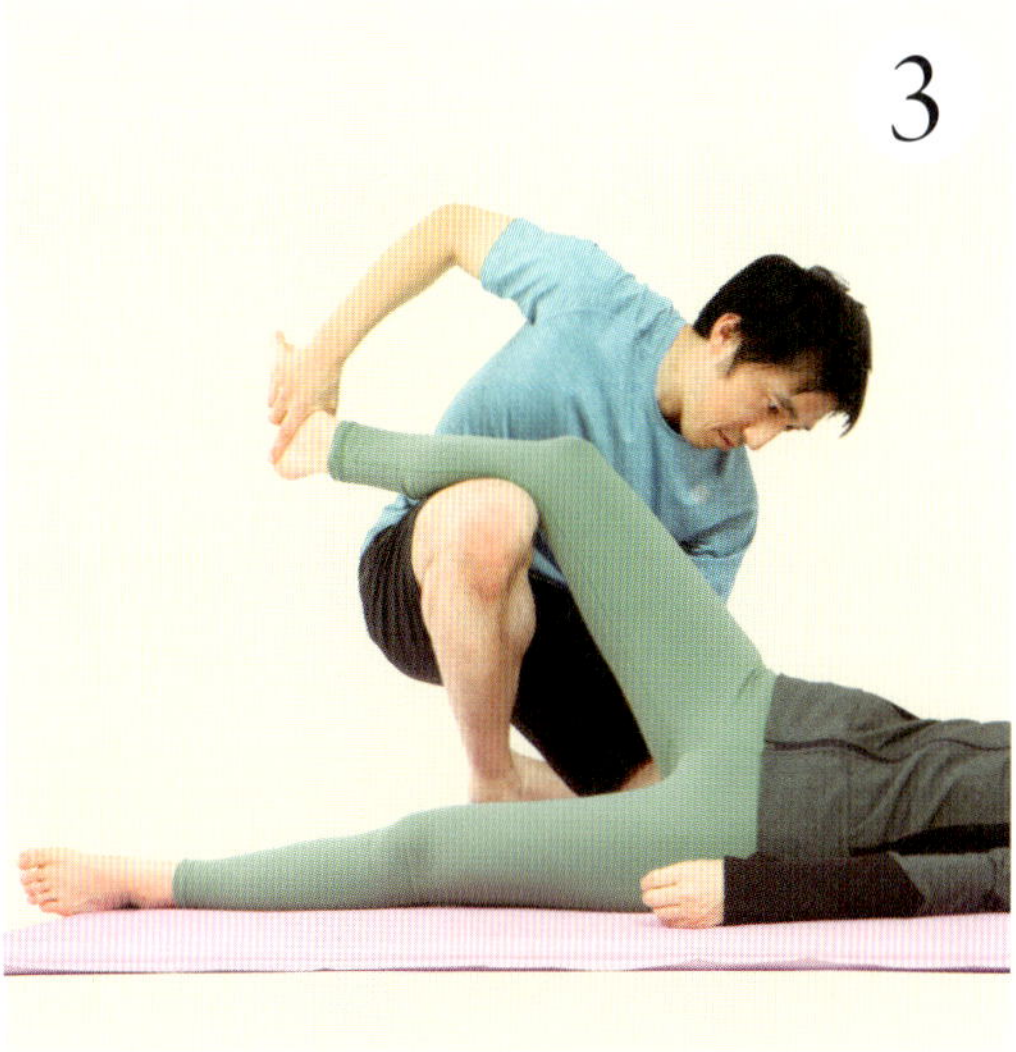

1と同じ状態。この時、股関節の連動性を回復させることが大切。

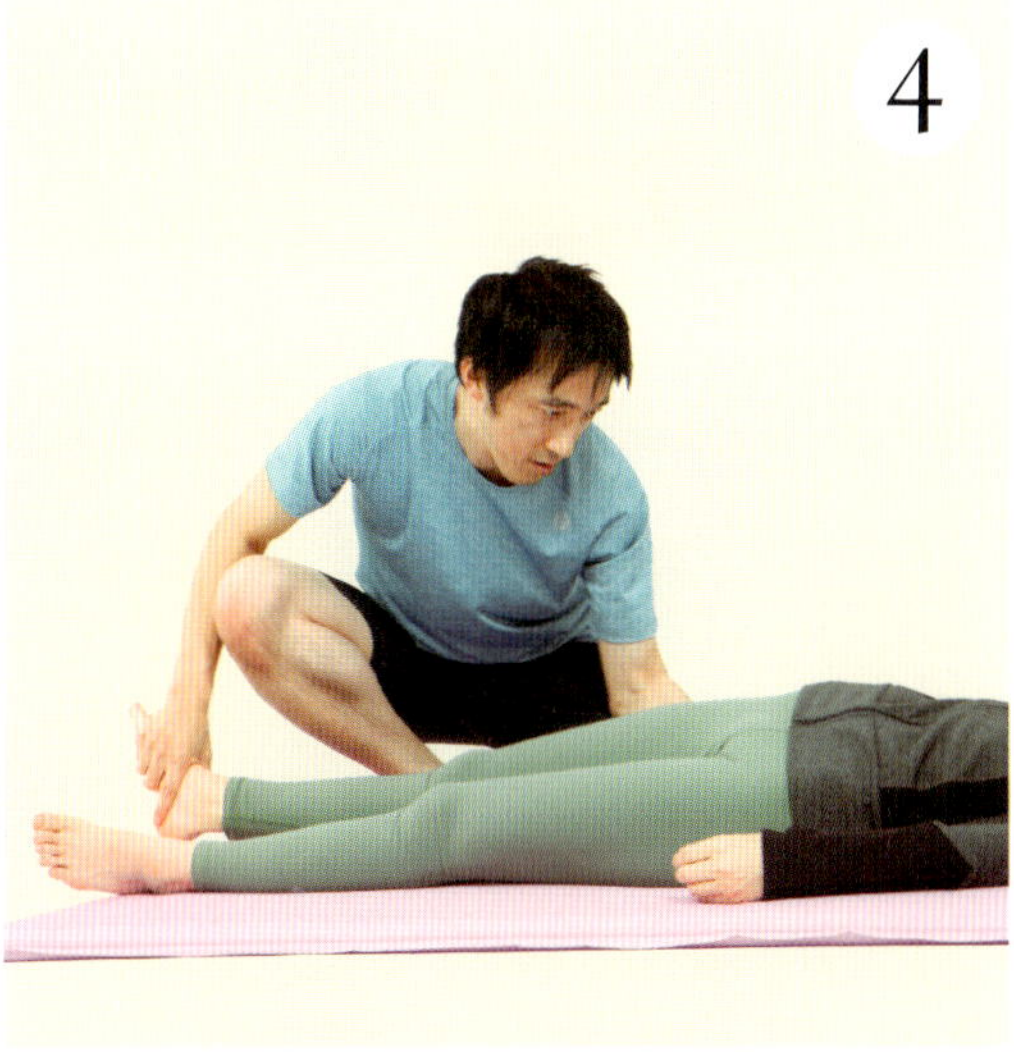

足がまっすぐ伸びるか、内外旋しすぎていないかを確認。これが股関節を改善した際の自然な形。

カラダを「普通」の状態にする施術例②

連鎖したゆがみを治す《上半身編》

上半身が原因による、ひざの曲がりにくさを改善します。

胸郭《きょうかく》のゆがみを治し ひざの曲がりを改善

上半身がゆがむと、筋緊張の連動により、ひざの曲がり具合にも悪影響が及びます。この状態を改善しましょう。

この施術でも、どこか一点を強い力で押したり、無理に筋肉を伸ばすことは一切していません。その人のカラダが持つ特性に合わせて、骨格をあるべき位置に戻し、ユニット間の連動性を回復させています。そうすれば、カラダは「普通」の状態に戻せるのです。

……施術例2　肩から背中のゆがみを治す……

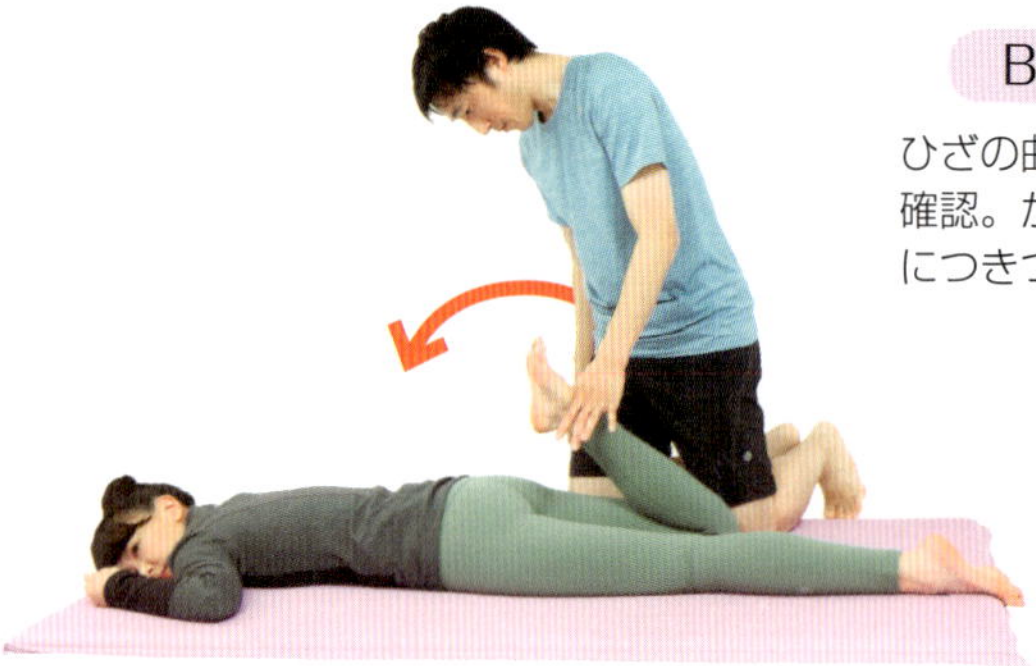

Before

ひざの曲がり具合を確認。かかとがお尻につきづらい状態。

▼

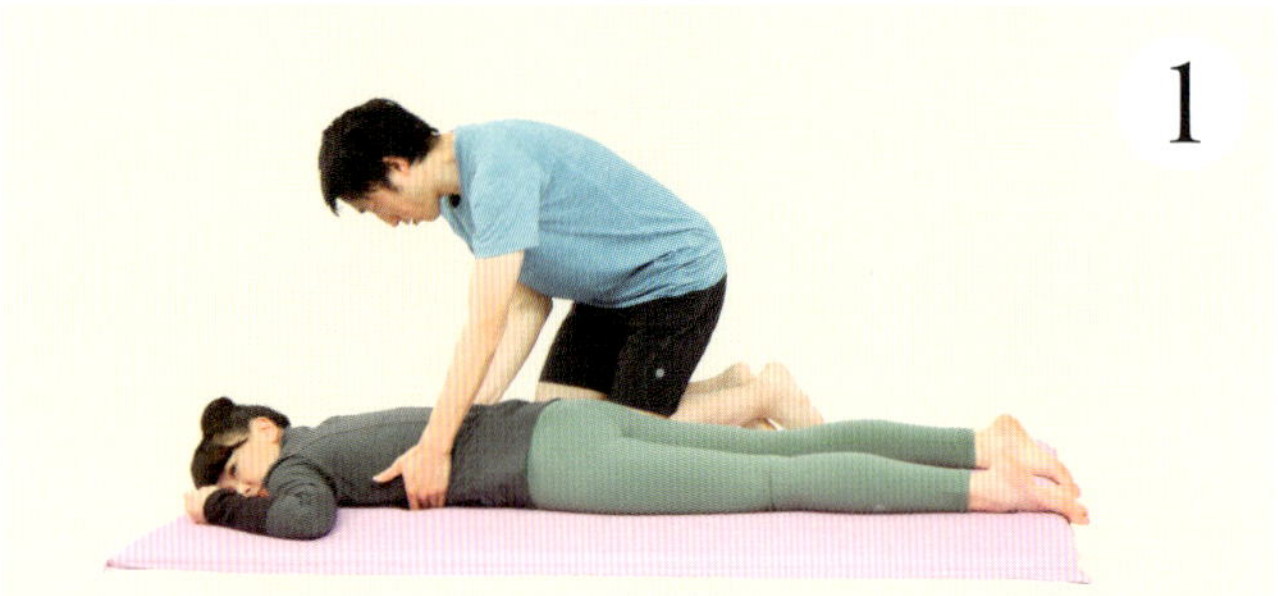

1

ねじれ、左右屈などを確認しながら、軸の５つの基点をそろえて胸郭をゆるめる。

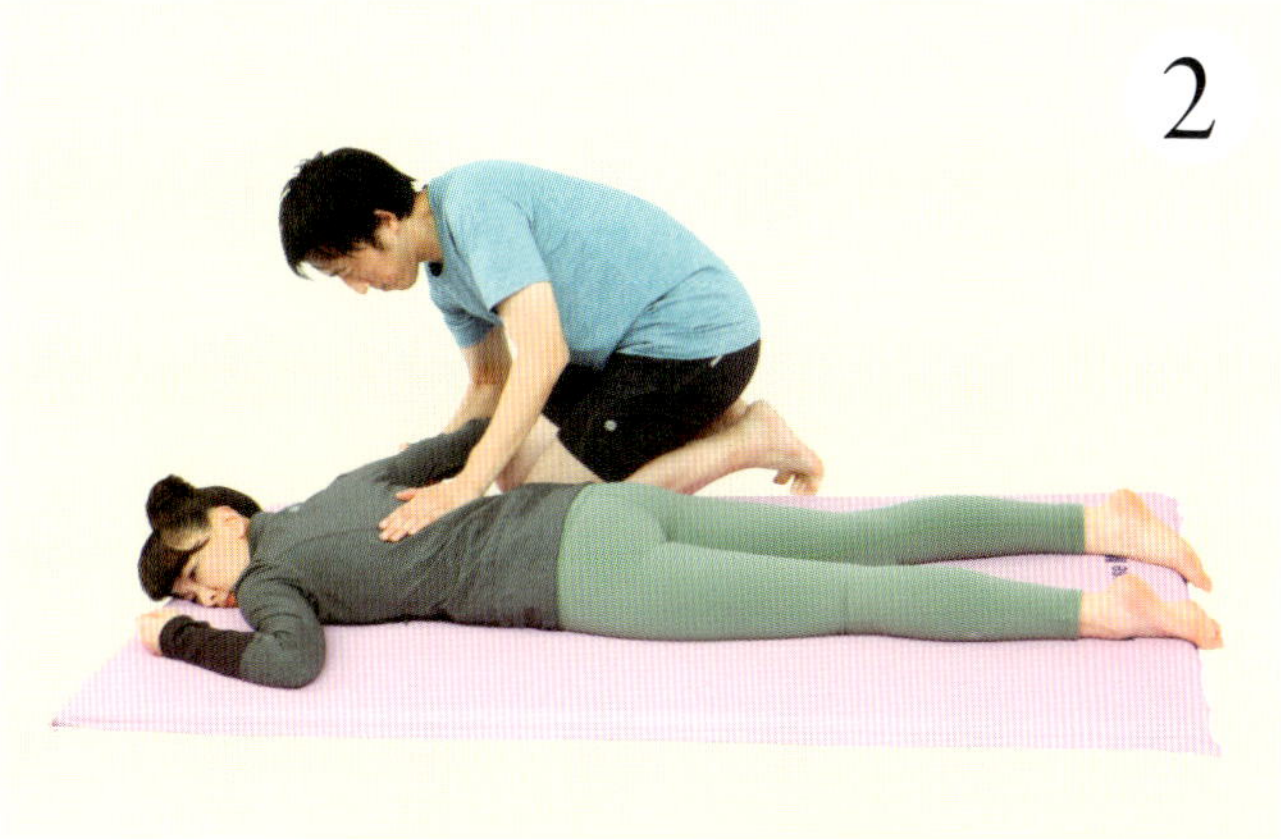

広背筋を押さえながら、肩甲骨など関連する他のユニットをゆるめる。

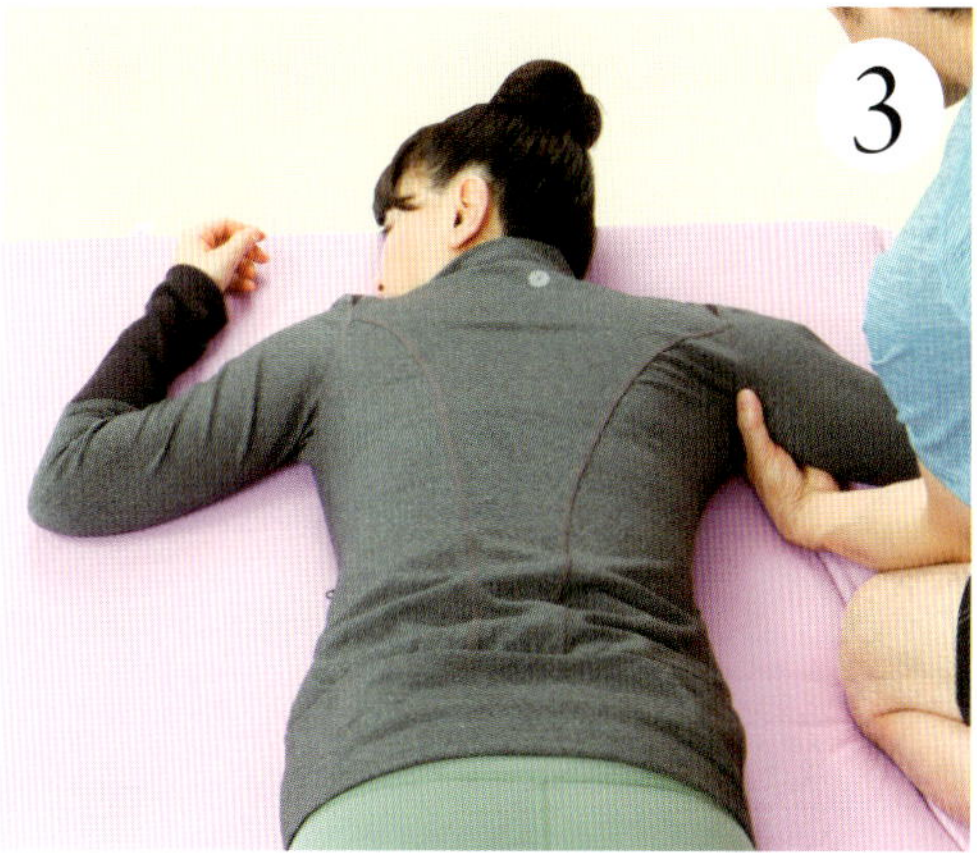

肋骨と肩甲骨の連動性を回復させ、ゆるむ状態を作る。

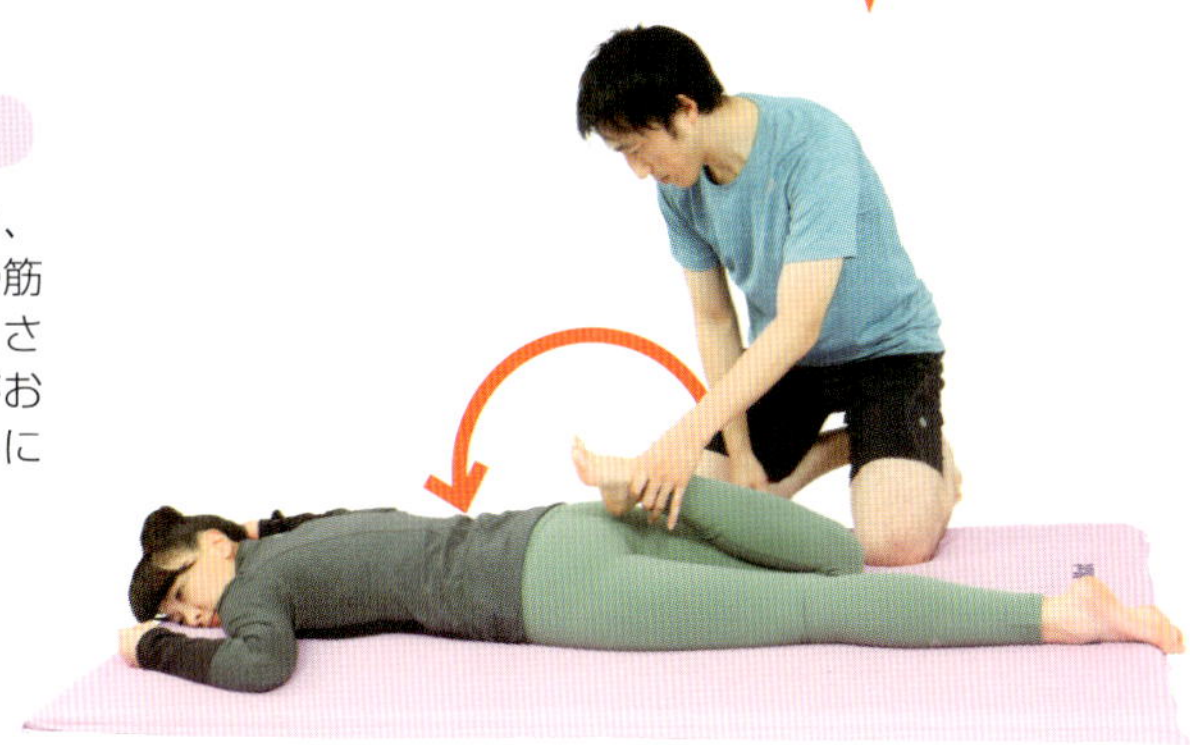

After

1～3により、上半身からの筋緊張が解除され、かかとがお尻につくように改善される。

Column

ギックリ腰期間がある!?

「ギックリ腰期間」があるのをご存じでしょうか？　私のこれまでの30万件を超える施術経験則から、冬の寒気団が下りてくる頃、東京だと11月下旬から12月上旬に、急激にギックリ腰の患者の方が増えるのです。原因は、寒さだけでなく、気圧の変化が考えられます。

気圧の変化により、深層筋が反応して背骨が固くなってしまうことで、痛みや症状が出やすくなります。それを防ぐためには、お風呂の湯温を少し下げて、いつもより５分長く、肩までつかることが有効です。これは水圧を利用することで血流量を調整し、カラダを気圧の変化に適応させるのが目的です。こうすることで、「あっ……」という突然の痛みを回避する可能性を高めます。

やっかいなことに、「ギックリ腰期間」は初夏の頃にもやってきます。注意しましょう。

さらに「ギックリ首期間」もあるのです。おおよそ２月から３月にかけてです。この期間に「あれっ？」と思ったら、十分な用心が必要です。

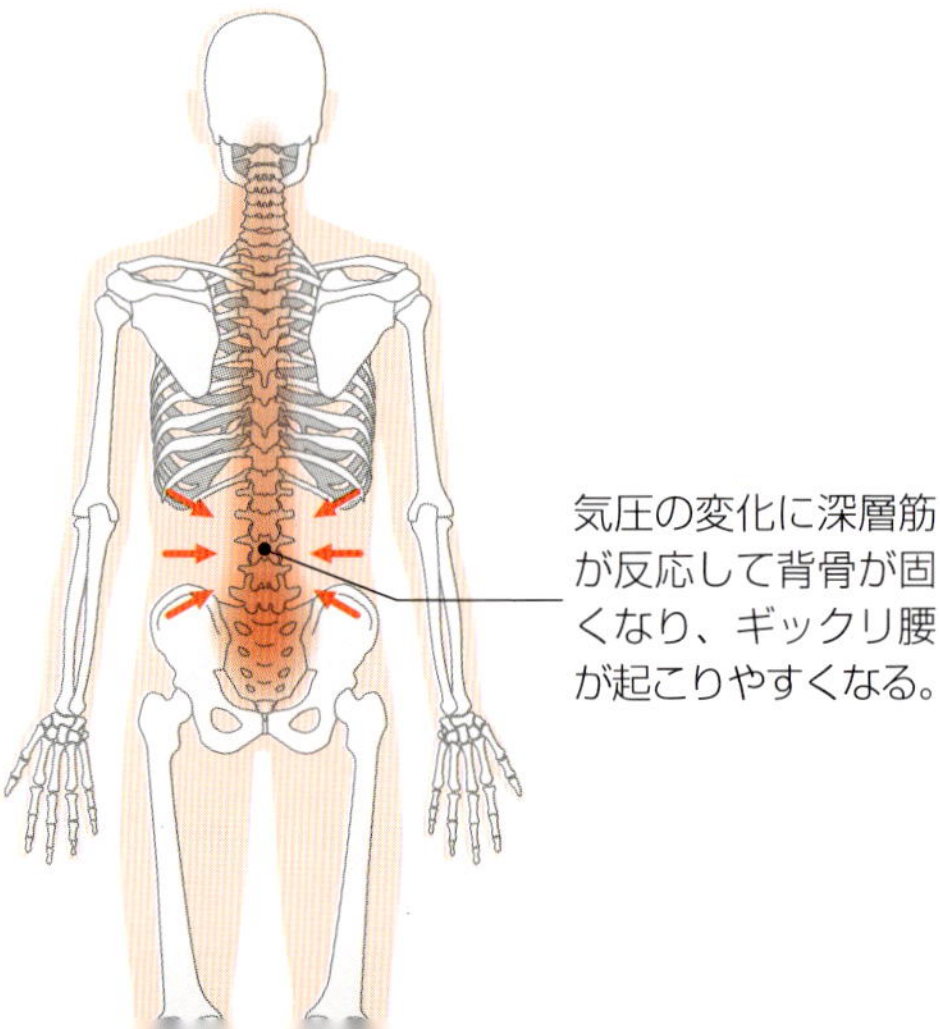

第4章

予防編

腰痛にならない
カラダの動かし方

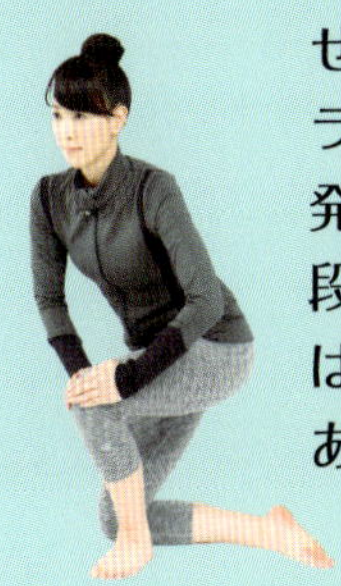

せっかく改善した腰痛も、カラダの動かし方が悪いと、再発する可能性もあります。普段からカラダを正しく動かせば、腰痛を再発させることはありません！

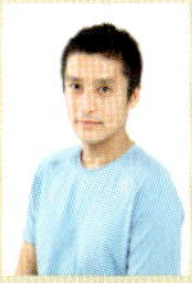

予防編担当
廣戸道場施術部
中條雅章

予防編

腰痛と付き合わないためにはカラダを正しく動かすこと！

日々メンテナンスすれば腰痛は予防できる

何か物を扱う時、適切に使い、使用後は手入れや修繕などのメンテナンスをしっかりすれば、長期間にわたって故障することはないでしょう。

同じようなことは、あなたのカラダにもいえます。

カラダから痛みを引き起こさず、そして、腰痛を予防するためには、日頃からカラダを正しく使い、こまめなメンテナンスをすることが、何よりも大切です。せっかく腰痛が改善しても、カラダを適切に使わず、メンテナンスを怠れば水の泡。痛くてつらい、あの腰痛が再発します。

体幹の柔軟性と骨格の動かし方を意識

腰痛を予防するには、普段から「取扱説明書」通りにカラダを動

筋トレで
筋肉を鍛える

≠

腰痛の予防

かすことが大切。具体的には、**体幹を柔らかく保ち、骨格を正しく動かす**、この2点に尽きます。

両肩と両股関節を含めた体幹部（胴体部）が柔らかければ筋肉は硬くなりにくく、骨格の動きを妨げる緊張を生むことはありません。また、骨格を正しく動かせば、筋肉が緊張することもなく、**骨格でカラダを支え、筋肉で骨格を動かす「普通」の状態が維持**できます。

ここでは、日常生活の基本動作において、骨格を正しく動かし、体幹の柔らかさも維持できる動きをご紹介します。

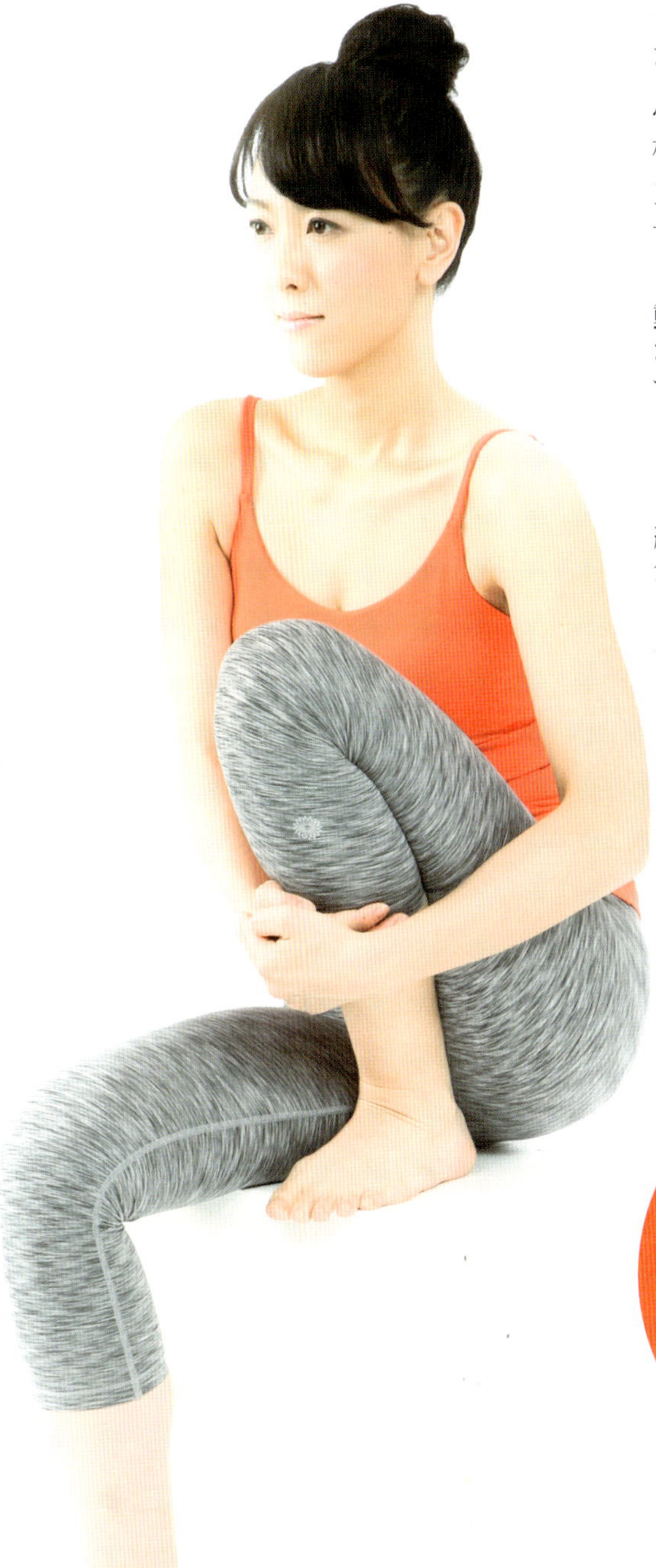

日頃から骨格を正しく動かせばカラダは「普通」の状態を維持でき最大の腰痛予防になる！

腰痛にならない！

カラダの動かし方 1

自然体で正しく「立つ」

すべての基本動作である正しく「立つ」。改めて、詳しくご紹介します。

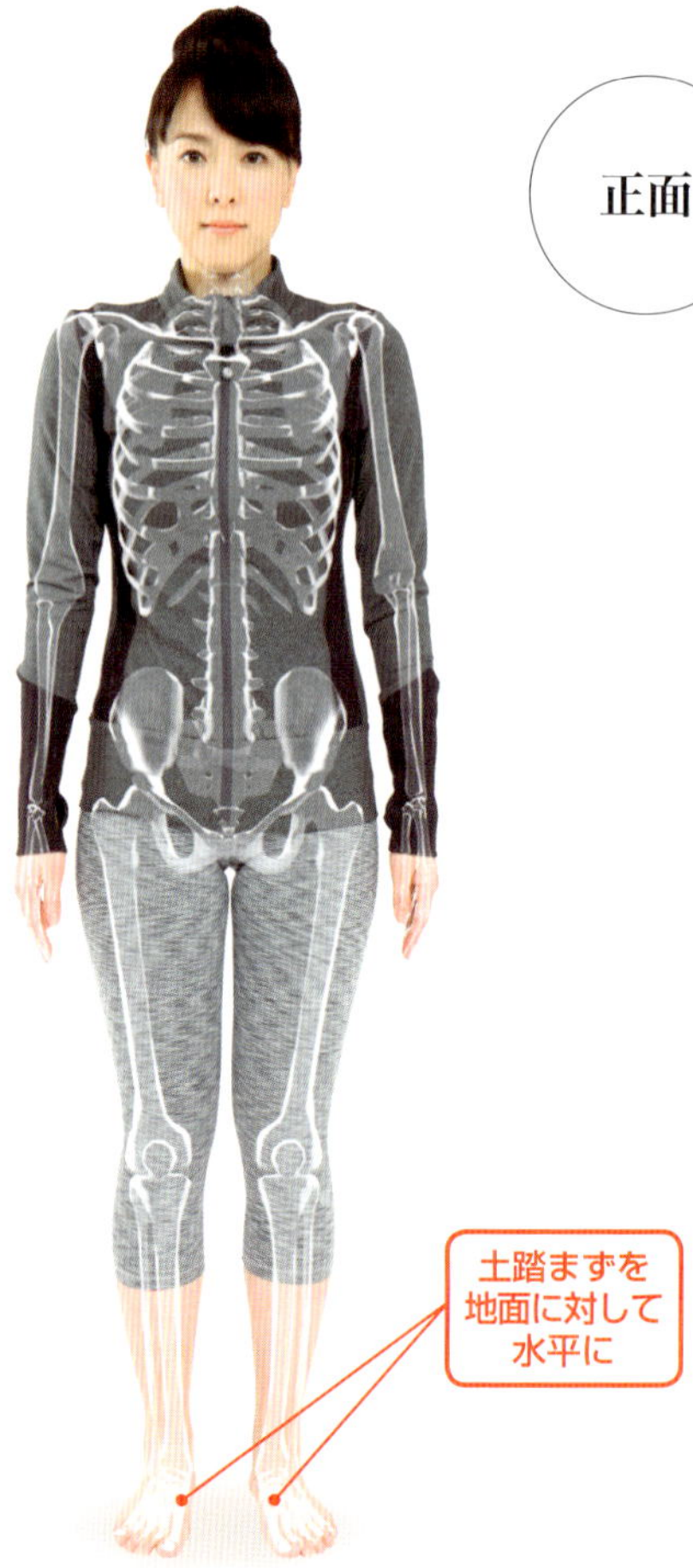

股関節幅に足を開き、土踏まずを地面に対して水平にするのが、正しく立つ時の基本姿勢。

土踏まずを地面に対して水平に

まず、股関節幅（首幅）に足を開いて立ちます。この時、一番大切なのは**水平**で、伏せられたような状態になっていることです。その上に足やカラダがのり、重心が落ち、土踏まずで地面をしっかり感じとれているのが、正しい感覚です。

拇指球《ぼしきゅう》とかかと、つまり、足裏の出っ張っている部分に体重圧がかかるので、拇指球とかかとで立っている意識になりがちです

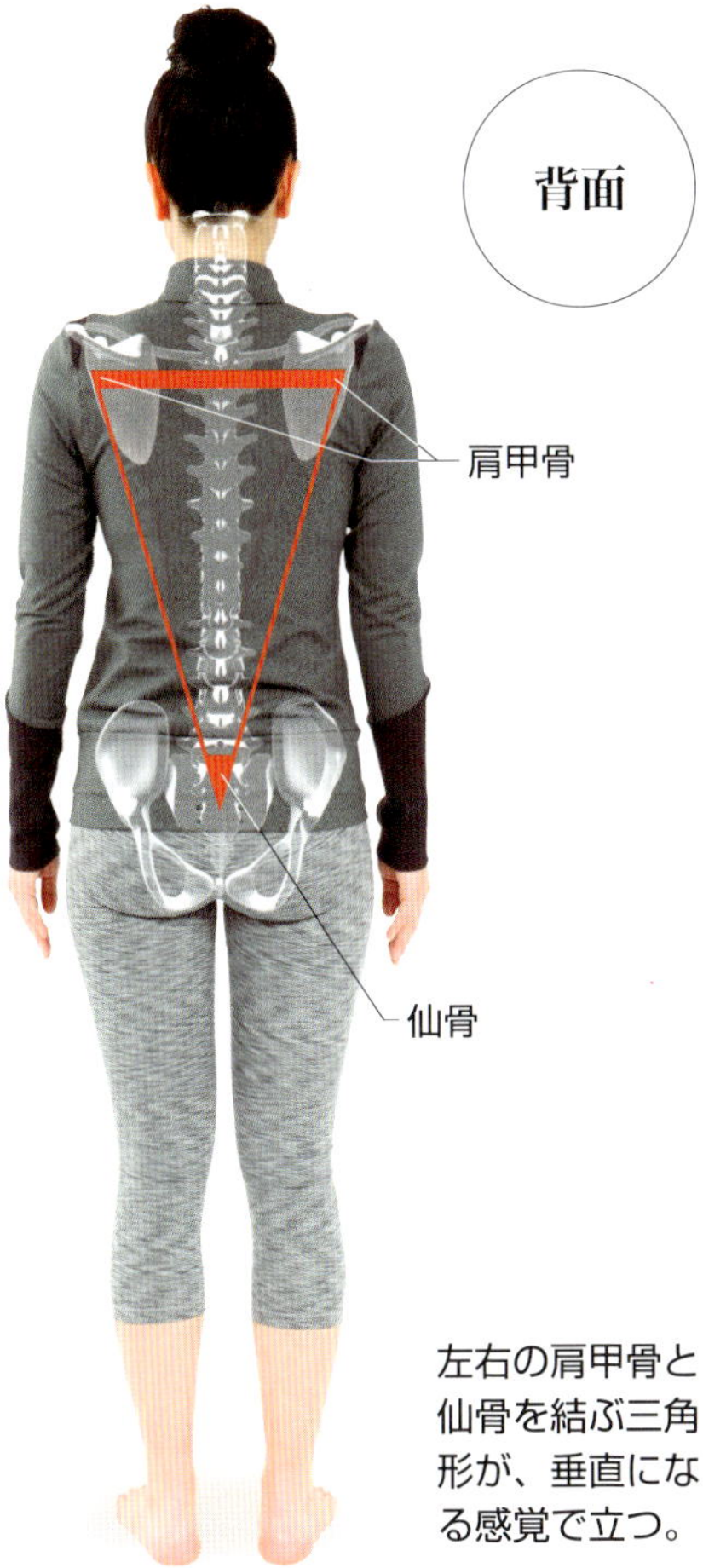

左右の肩甲骨と仙骨を結ぶ三角形が、垂直になる感覚で立つ。

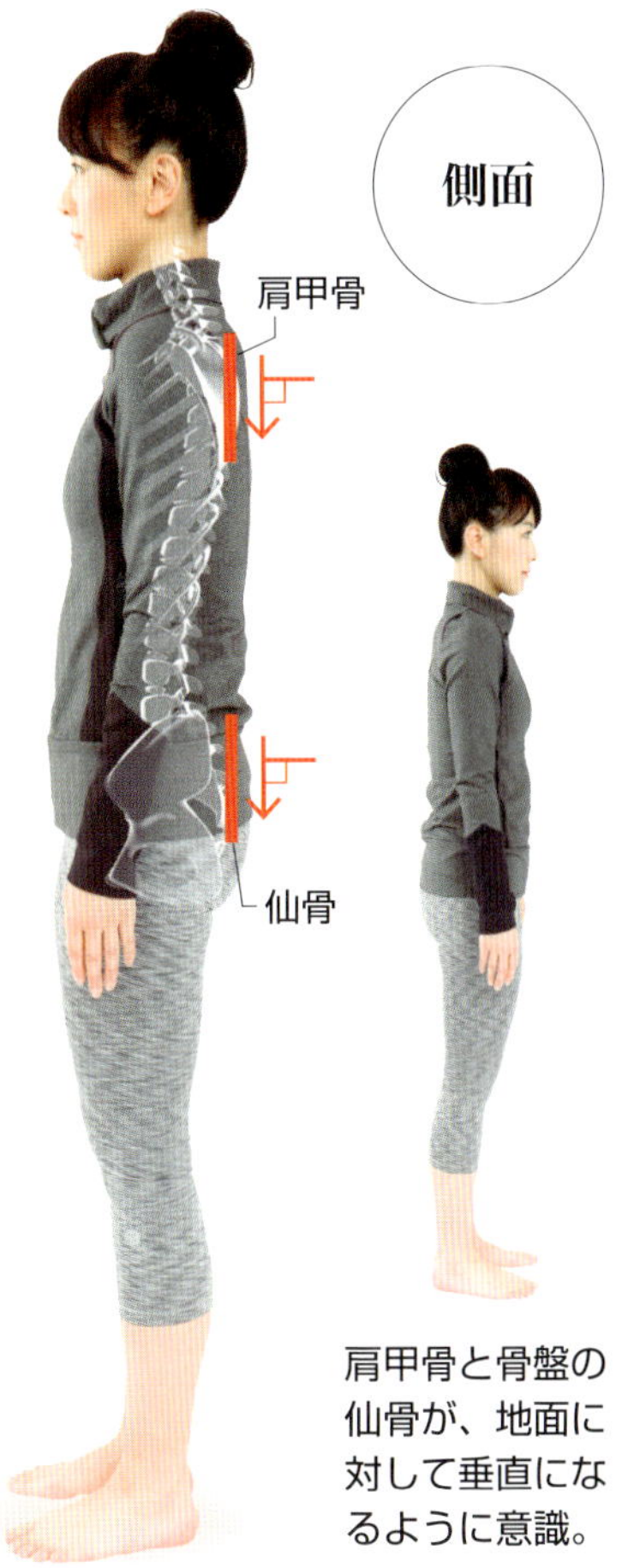

肩甲骨と骨盤の仙骨が、地面に対して垂直になるように意識。

が、あくまでも意識は**土踏まずに重心をのせて立つこと**です。人間はアーチ構造の土踏まずの上にカラダがのらない限り、脳やカラダは絶対に安定しません。

肩甲骨と仙骨《せんこつ》は地面に対して垂直

次に、**仙骨と肩甲骨を地面に対して垂直**にします。自分で仙骨を触り、指先を地面に向けると垂直をイメージしやすいでしょう。また、力を抜くような感じで2〜3回肩を軽く上下動させると、肩甲骨はより垂直になります。

さらに、**左右の肩甲骨と仙骨を結ぶ二等辺三角形が、地面に対して垂直**であることを感じれば、自然体で正しく「立つ」状態になります。

腰痛にならない！

カラダの動かし方 2

「立つ」要素で正しく椅子に「座る」

正しく座れば、腰が痛くなることはなくなります。

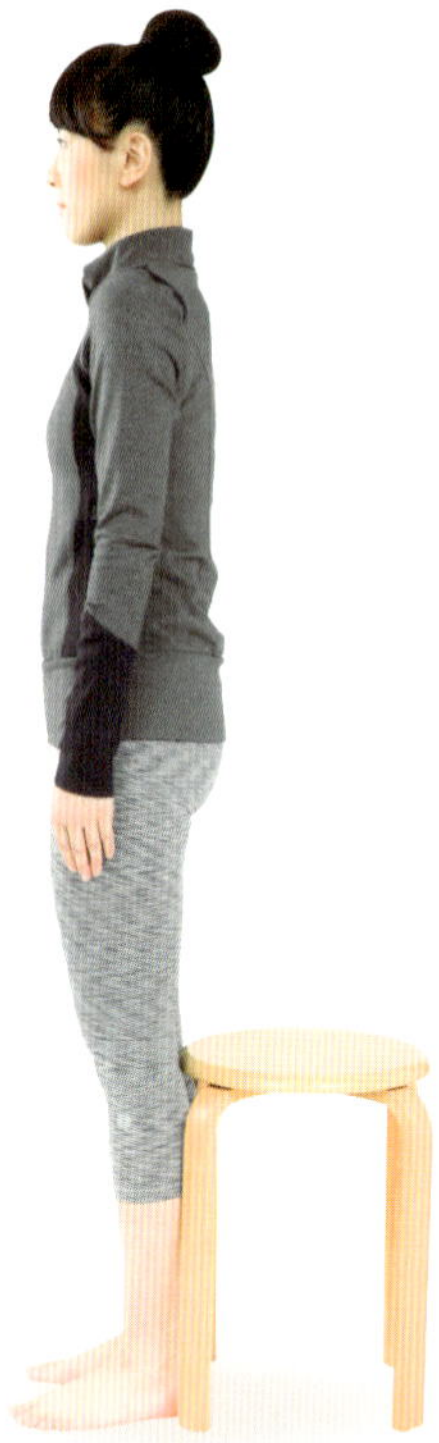

1 土踏まずを水平にして、自然体で正しく立つ。

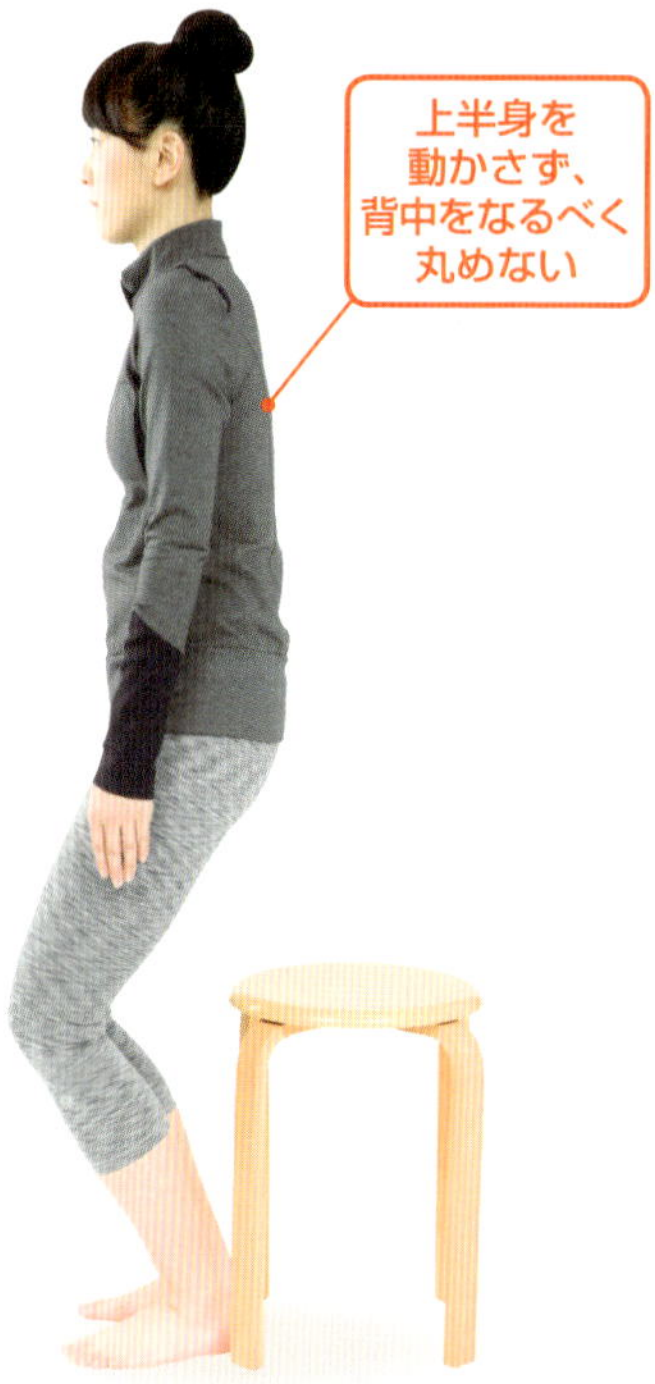

2 仙骨と肩甲骨は垂直のまま、上体を垂直に下ろす。

正しく座る＝6本足で立つ感覚で

正しく立った状態から、肩甲骨と仙骨《せんこつ》はなるべく垂直の状態のまま、ひざを曲げ、土踏まずに均等に力をかけながら、上体と腰を垂直に下ろします。**座面にお尻を下ろした時のイメージは、椅子の足を含めて6本足で立っている感覚**です。この状態だと、カラダの力を抜いても姿勢が崩れず、腰がつぶれて仙骨が倒れることもないので、「正しく座る」状態になります。

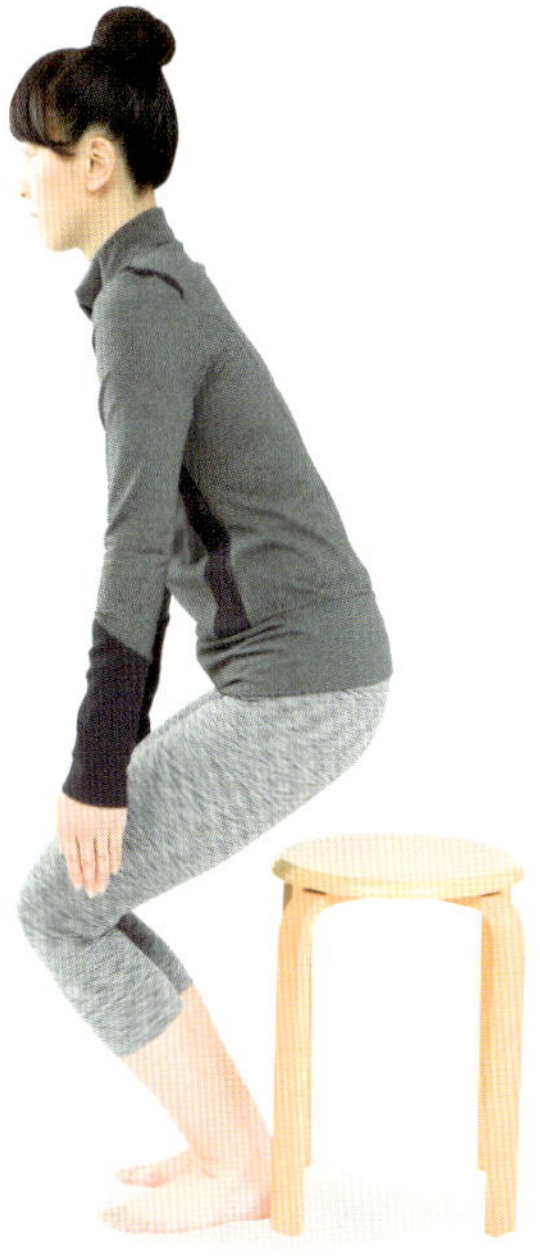

3 足を踏ん張りながら、スクワットの姿勢で腰を下ろしていく。

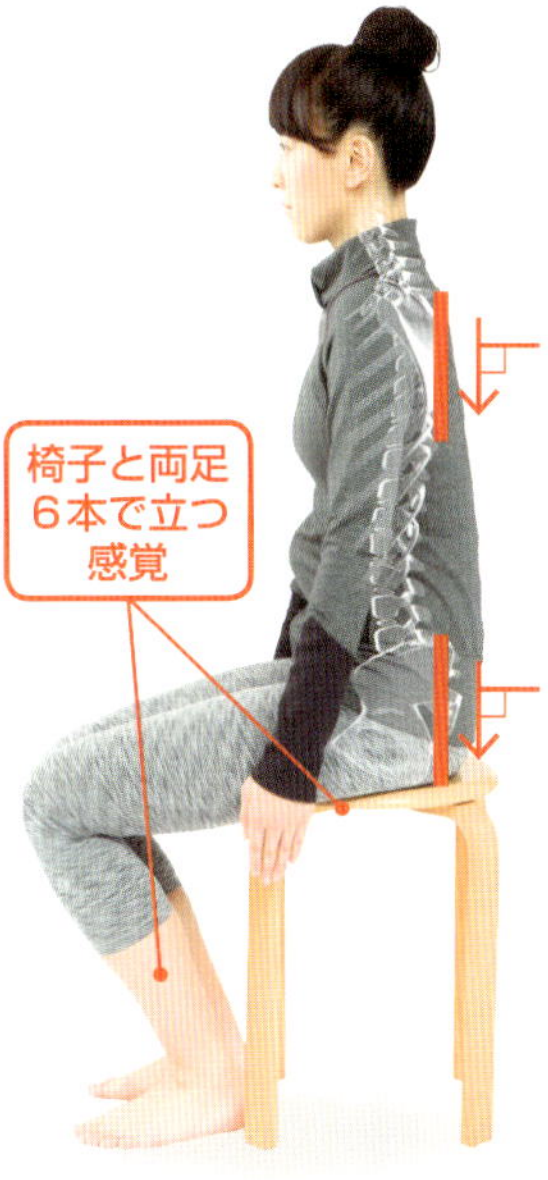

4 椅子の足を含め、6本足で立つ感覚で、座面にお尻を下ろす。

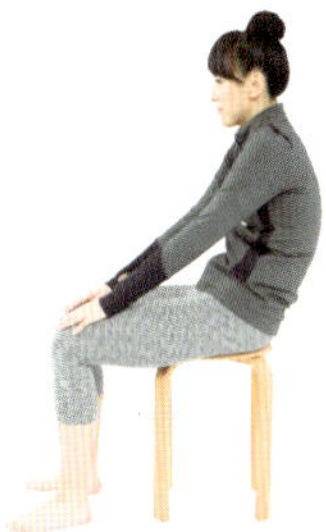

✕ NG

仙骨が倒れている座り方。「正しく立つ」要素がない。

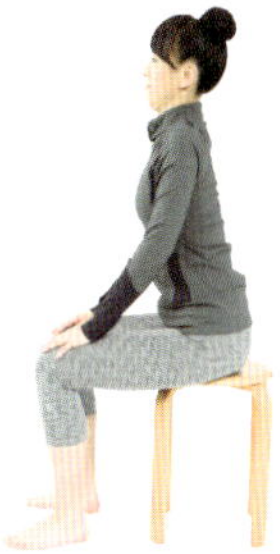

✕ NG

あごを上げ、胸を張った座り方だと、腰痛の原因になる。

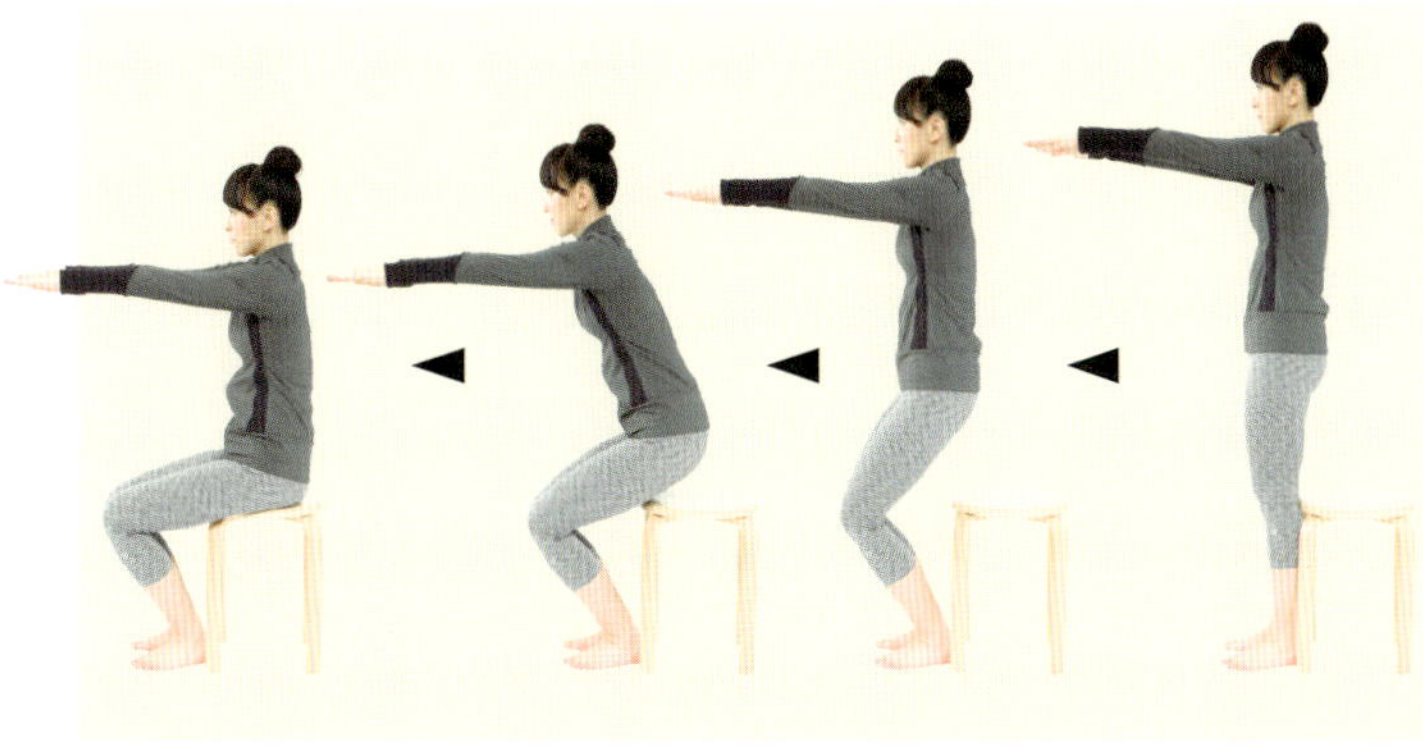

手を水平にする意識をもつと安定して座れる

手のひらを下向きにして、両腕を前方に水平に伸ばして座ると、カラダのバランスを崩さずに座れる。足が震えて腰が不安定になる人に有効。

腰痛にならない！
カラダの動かし方 3

立った状態から正しく「正座する」

正座にも、腰を痛めない「正しい座り方」があります。

A タイプ

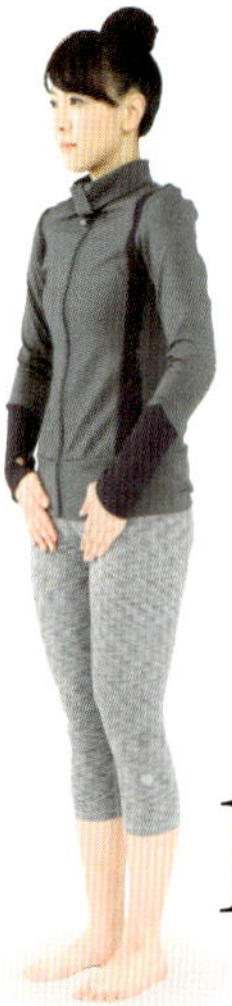

1 両手は両足のつけ根に。両足は首幅で立つ。

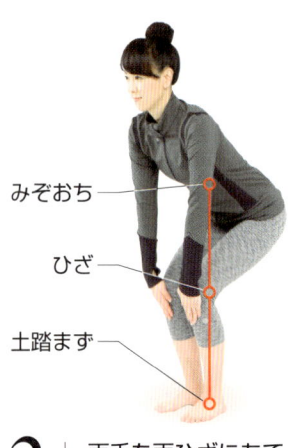

2 両手を両ひざにあて、みぞおちをひざの上に位置させる。

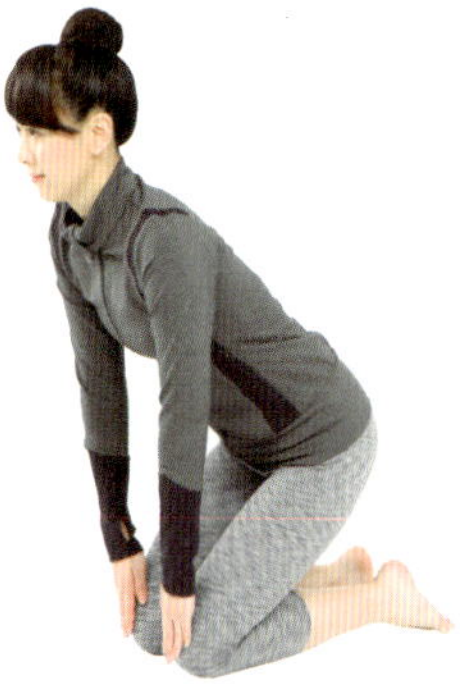

3 両ひざを床に下ろしてから、足裏を上向きにする。

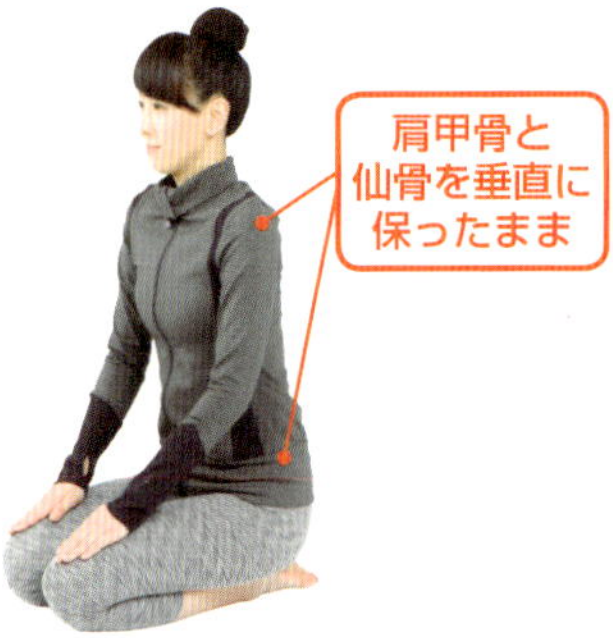

4 腰を下ろしてそのまま正座。背中はずっと脱力したままで。

「立つ」要素がないと腰を痛める

日本の生活習慣上、正座は避けることができません。最近は正座をする機会が減ってきていますが、だからこそ油断すると腰にダメージを与え、痛みが出る危険性もあるのです。

A、Bタイプとも共通するのは「立つ」要素。さらに**Aタイプは「みぞおち・ひざ」、Bタイプは「首のつけ根・股関節」をそれぞれ土踏まずの上にそろえれば、腰痛の原因を軽減**できます。

B タイプ

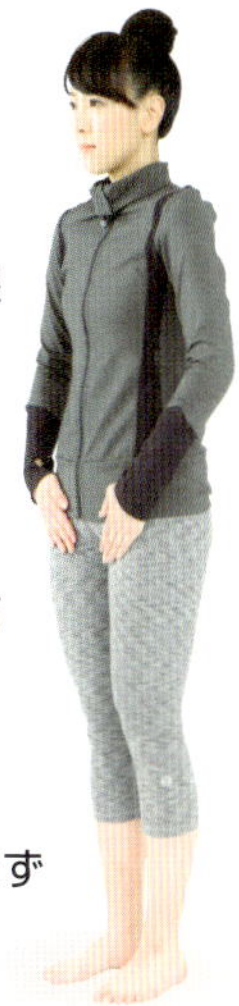

1 両手は両足のつけ根に。両足は首幅で立つ。

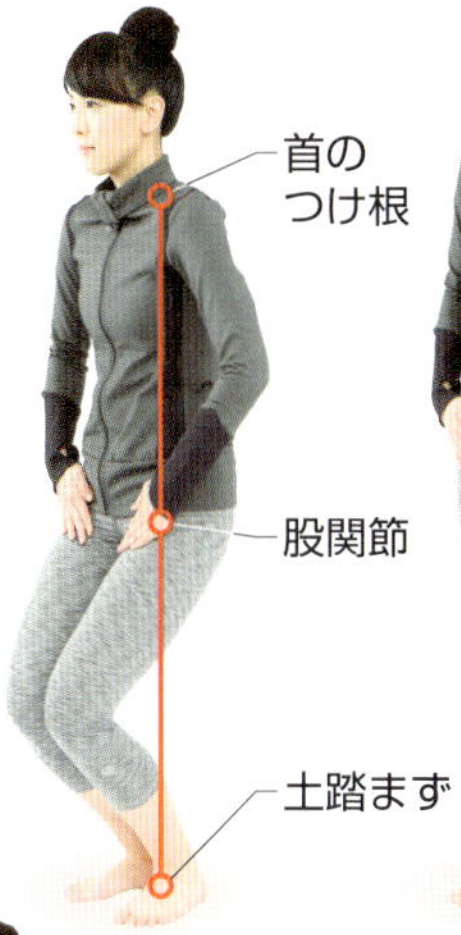
首のつけ根
股関節
土踏まず

2 首のつけ根を腰の上に位置するようにゆっくりと下ろしていく。

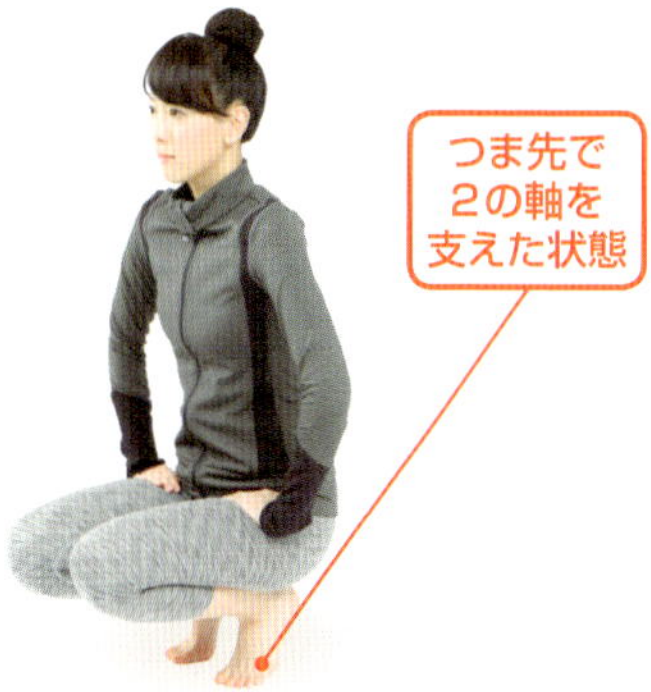
つま先で
2の軸を
支えた状態

3 ひざが完全に屈曲し、つま先でカラダを支えた状態になる。

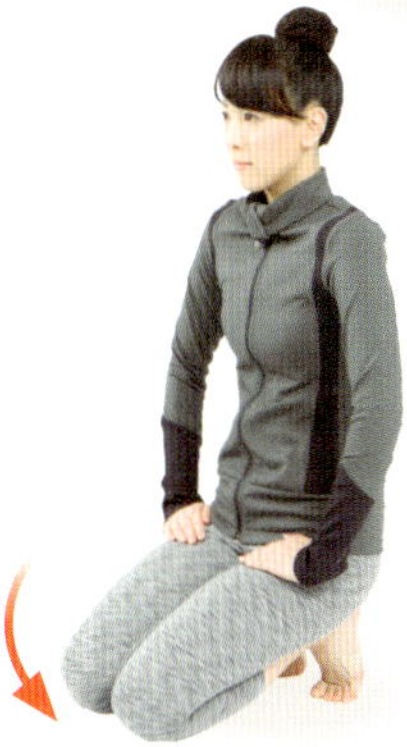

4 両ひざを床に下ろす。

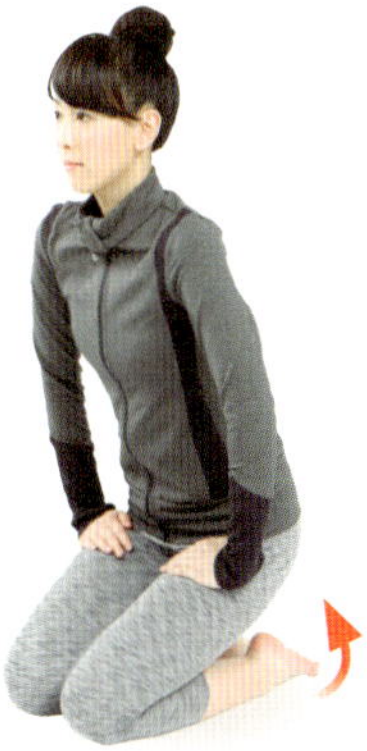

5 上半身を少し前傾させて、足裏を上向きにする。

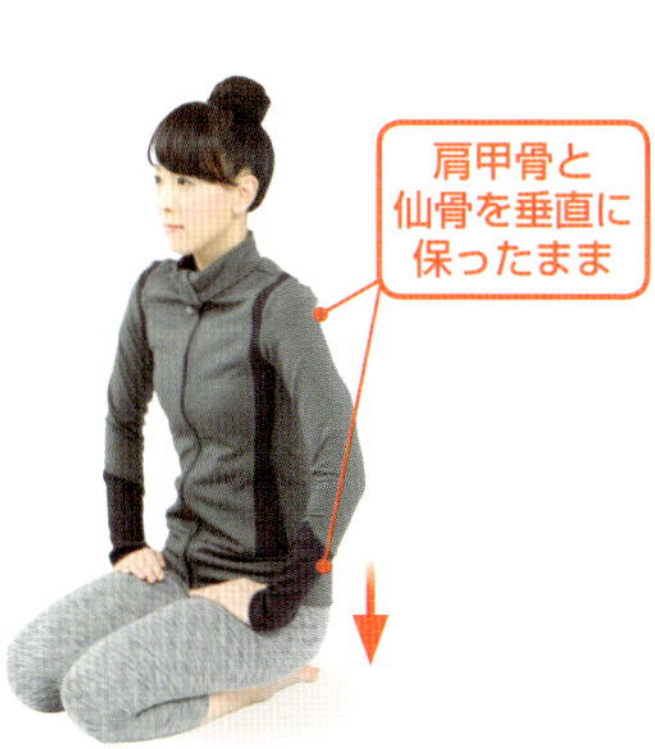
肩甲骨と
仙骨を垂直に
保ったまま

6 腰を下ろしてそのまま正座。背中はずっと脱力した状態で。

腰痛にならない！

カラダの動かし方 4

立った状態から正しく「あぐら」をかく

あぐらは安座《あんざ》ともいいます。油断して座ると腰を痛めることも。

A タイプ

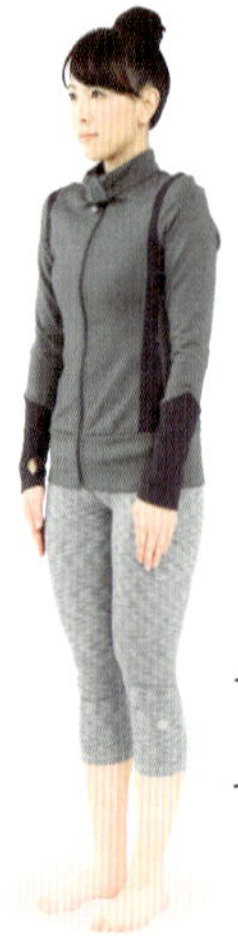

1 肩甲骨と仙骨を垂直にして正しく立つ。

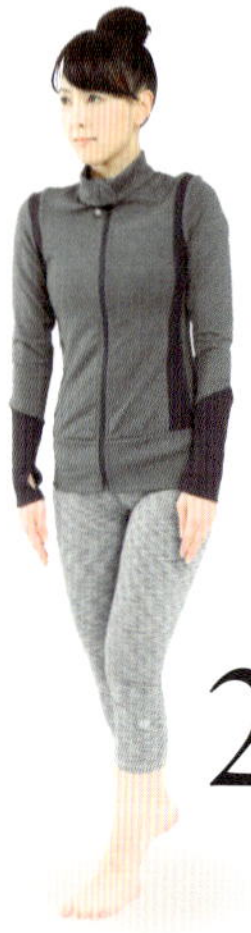

2 右足を後ろに引く。

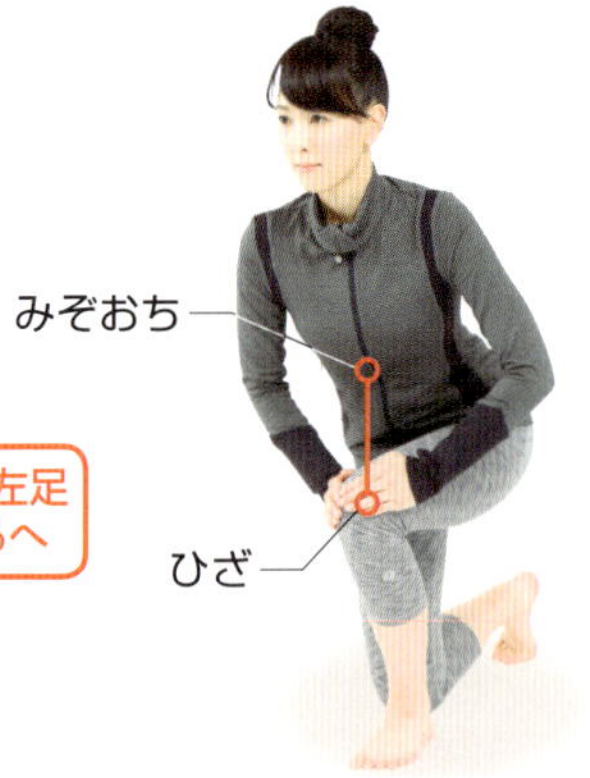

みぞおち
ひざ

3 みぞおちを左足のひざ上にくるようにし、片ひざ立ちに。

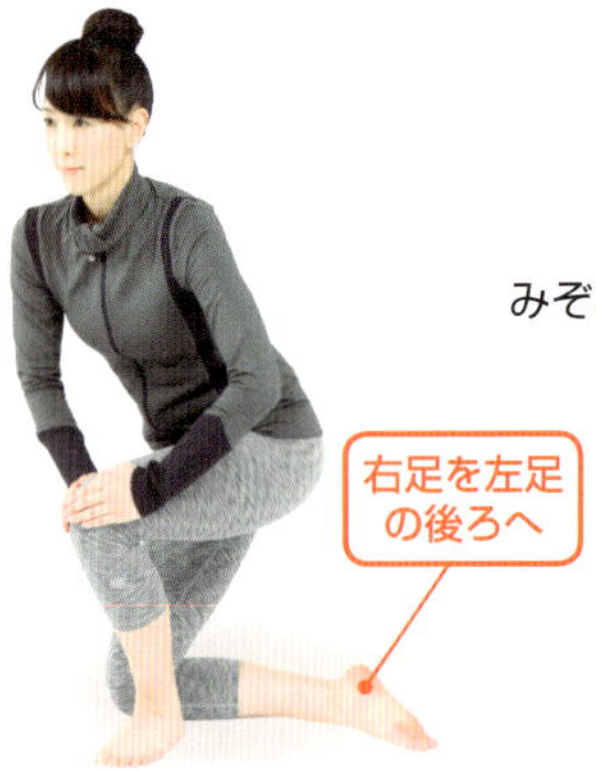

右足を左足の後ろへ

4 両ひざを基点に、右足を左足の後方に動かす。

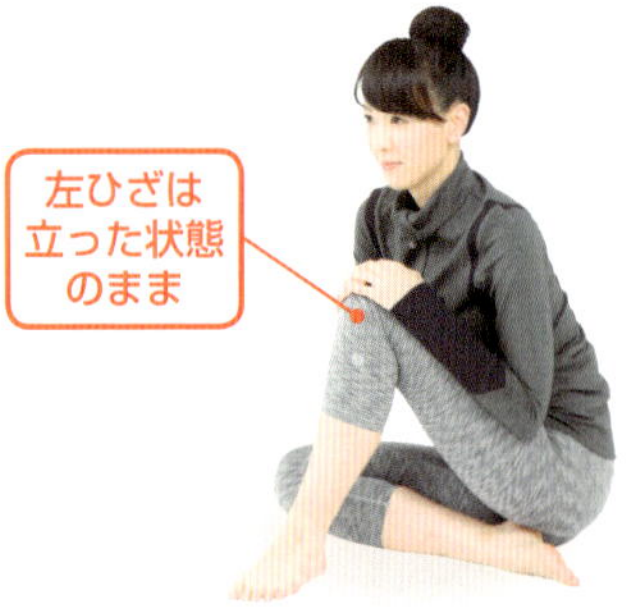

左ひざは立った状態のまま

5 左ひざは立てたまま、右足のかかとの後ろ側へお尻を下ろす。

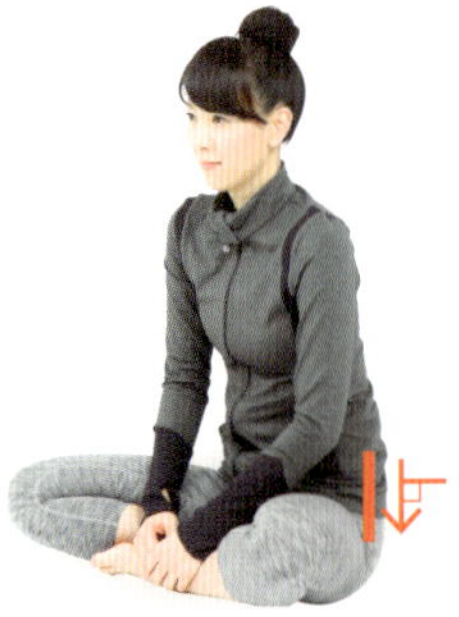

6 正しくあぐらをかいた状態。腰がほぼ垂直になっている。

B
タイプ

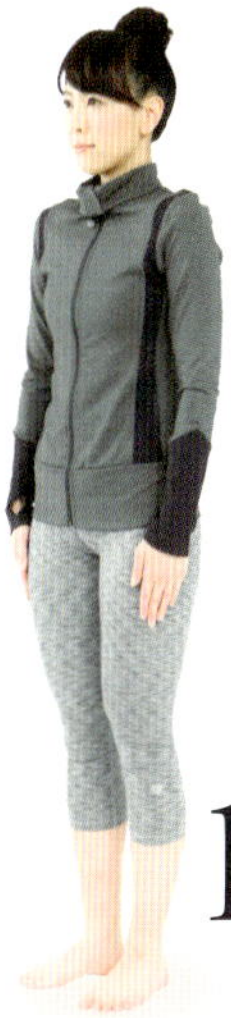

1　肩甲骨と仙骨を垂直にして正しく立つ。

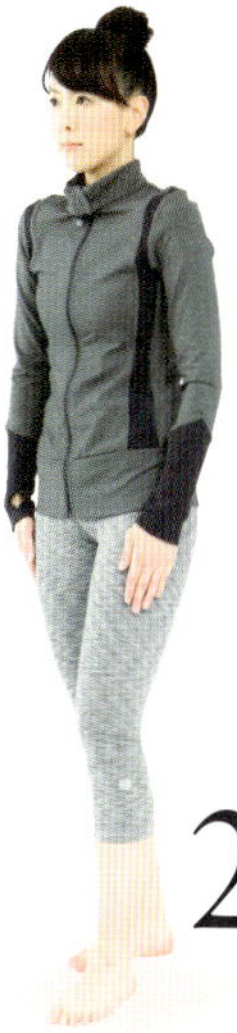

2　左足を前に出す。

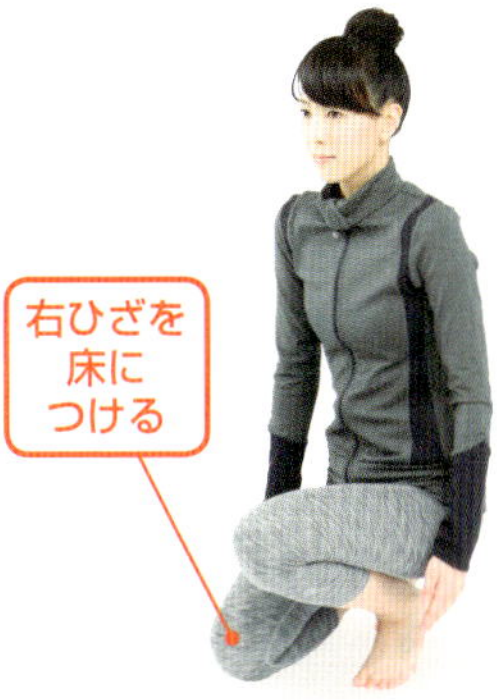

3　上半身を垂直に下ろし、右ひざを床につける。

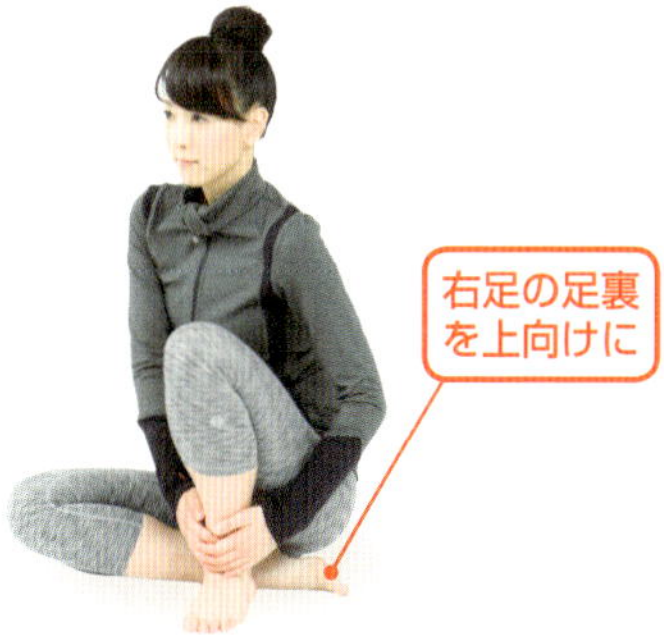

4　右足の足裏を上向けにしつつ、お尻の右側を下ろす。

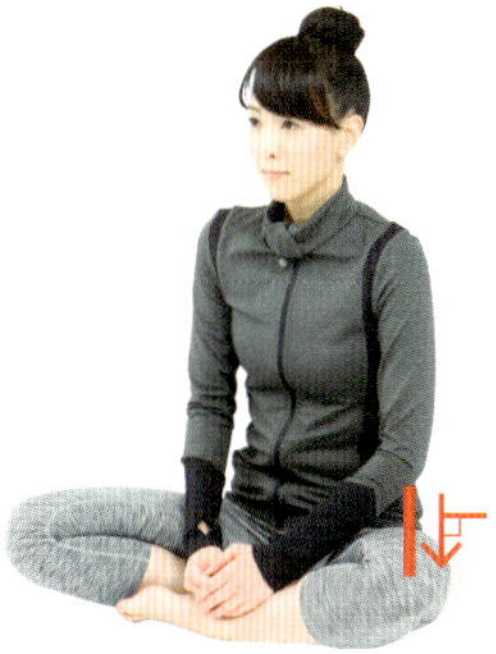

5　左ひざを寝かせて、正しくあぐらをかいた状態。

仙骨《せんこつ》を立てて座れば腰痛にならない

あぐらはリラックスした座り方と認識されがちで、日常的にあぐらの姿勢をとっている人も多いかもしれません。しかし、座り方を間違えると腰痛になる危険性が高いのも事実です。一定時間あぐらをかいたら、腰が痛くなったという経験はありませんか？　それは座り方が間違っているからです。理由は「腰がつぶれている」こと。つまり、**仙骨が倒れたまま座っていると、腰を痛めやすくなります**。

タイプに合った座り方をしてあぐらをかけば、仙骨は倒れないので腰もつぶれず、腰は痛くなりません。

腰痛にならない！

カラダの動かし方 5

椅子から正しく「立ち上がる」

腰を曲げなくても、力を入れなくても、楽に立てる方法です。

頭が土踏まずの上にくれば楽に立ち上がれる

「正しく立ち、正しく座る」をマスターして繰り返せるようになると、立ち上がる際に垂直ではなく、前後の動きから始動したほうが楽に立ち上がれることが体感できると思います。

「立つ」動作は、頭が土踏まずの上に位置することが大前提です。立ち上がる際に腰を痛める場合は、この大前提がないのが理由です。座った状態からいきなり頭を斜めに突き出さず、まず土踏まずの上に頭が水平にくるようにして、タイプ別に足の力で立てば、腰を痛めずに立ち上がれます。

A タイプ

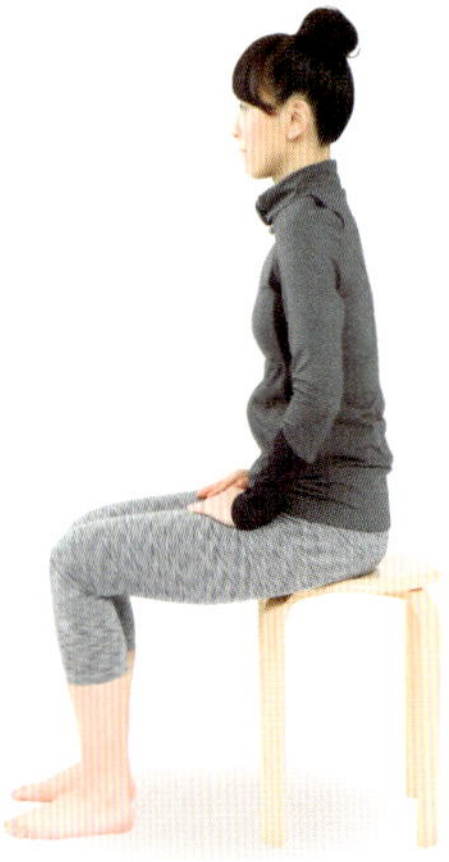

1 正しく座った状態。

B タイプ

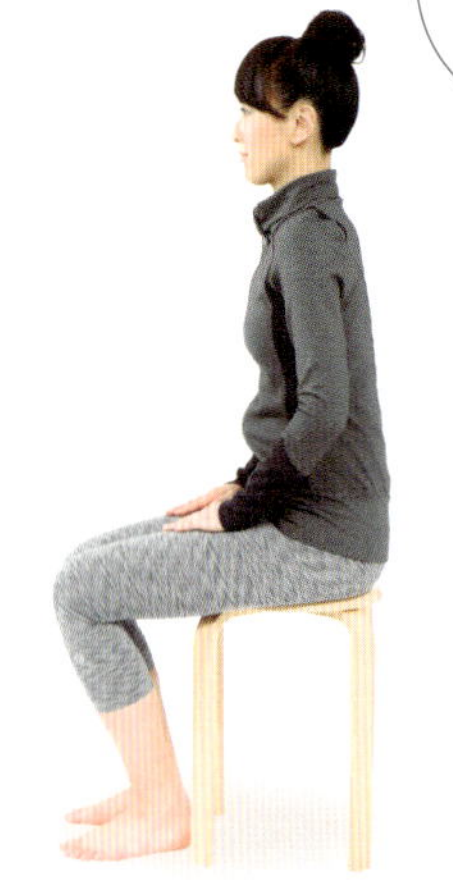

1 正しく座った状態。

予防編

正しく「立ち上がる」

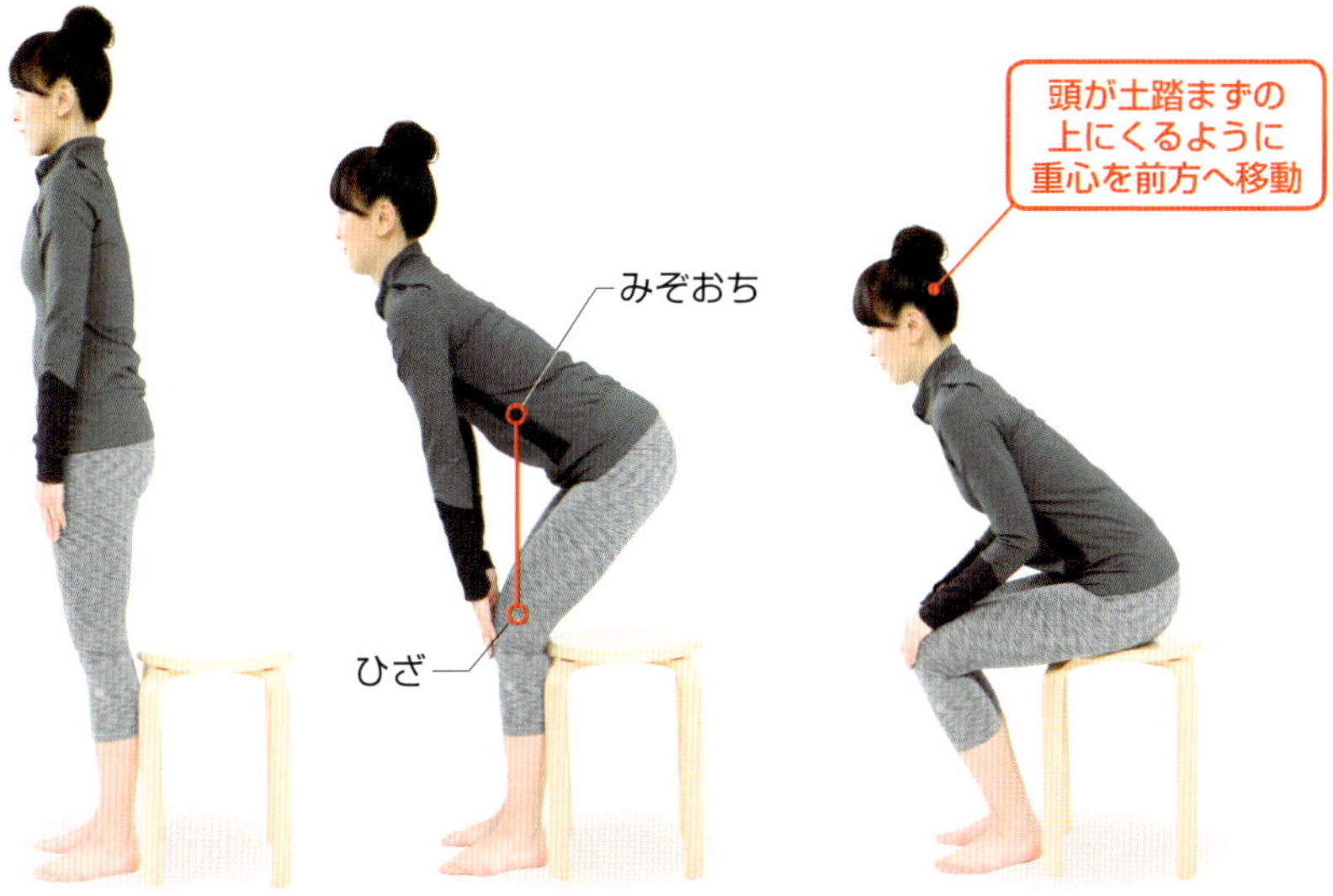
頭が土踏まずの上にくるように重心を前方へ移動
みぞおち
ひざ

2 両手を両ひざにのせ、上半身を前傾させる。

3 みぞおちがひざ上にくるようにして、足の力で立ち上がる。

4 正しく立ち上がった状態。

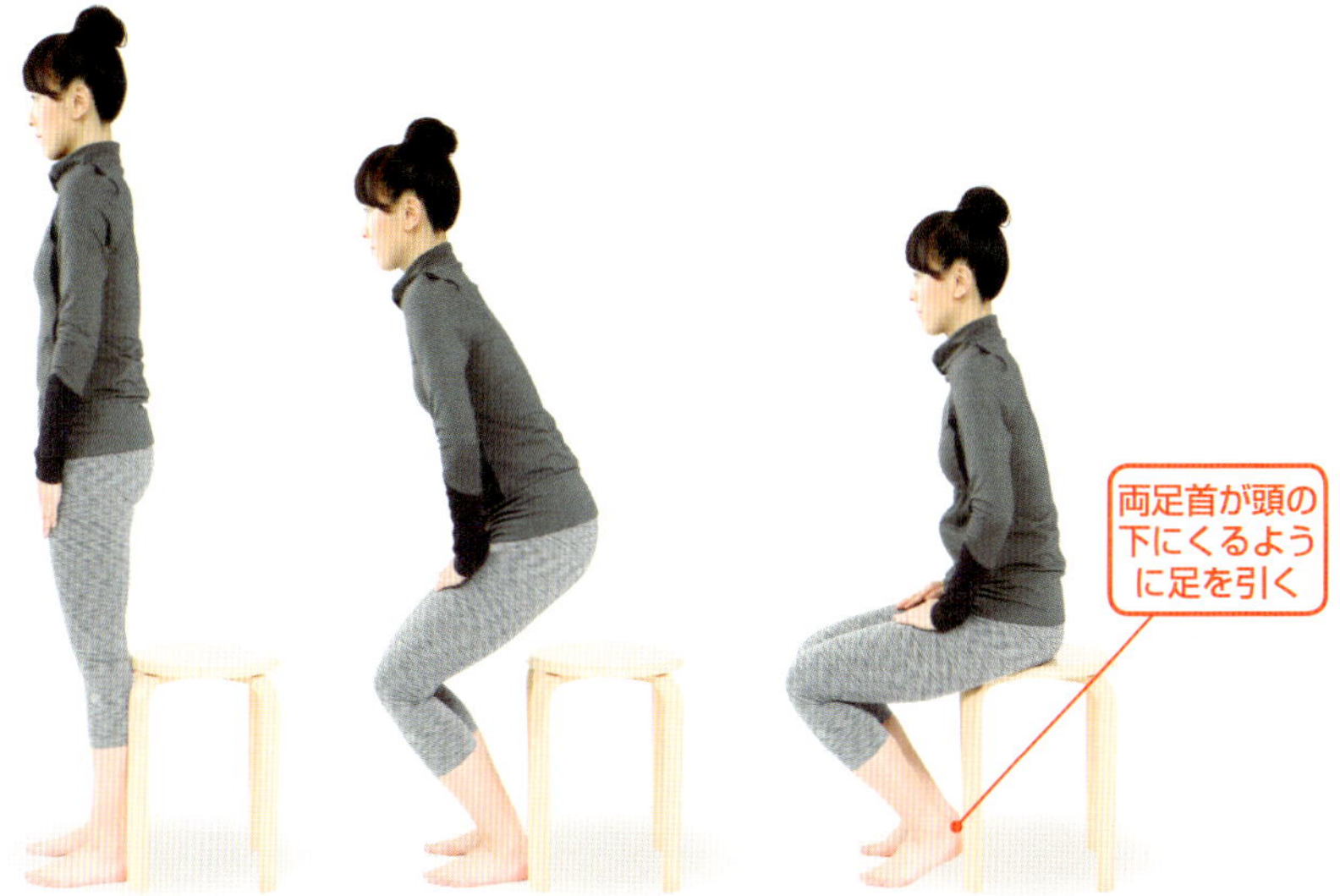
両足首が頭の下にくるように足を引く

2 両足首が頭の下になる位置まで足を引く。この時、かかとは上げた状態。

3 両手を両股関節にのせ、足の力で立ち上がる。

4 正しく立ち上がった状態。

腰痛にならない！

カラダの動かし方 6

頭を上下させないで正しく「歩く」

正しく歩ければカラダに負担はかからず、腰痛やケガも未然に防げます。

横から

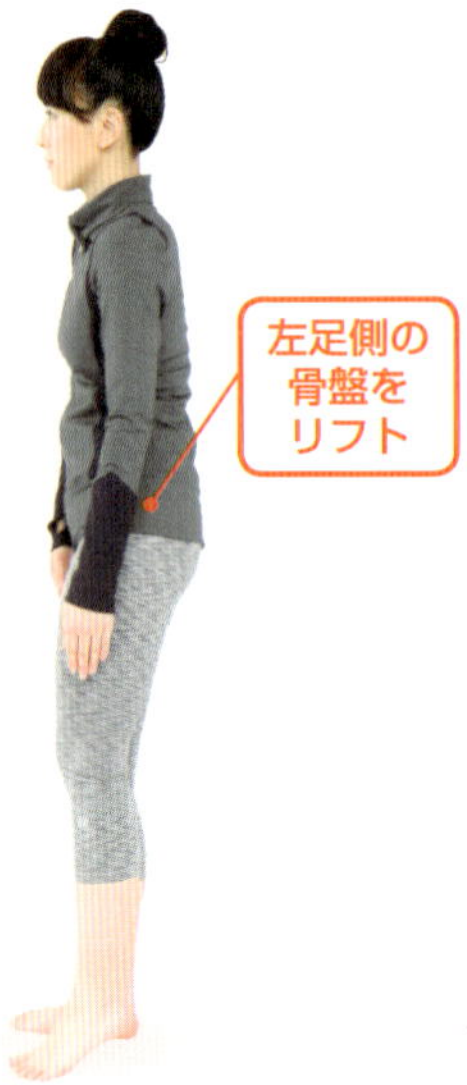

1 正しく立ち、1歩目を踏み出す左足側の骨盤をリフトアップ。

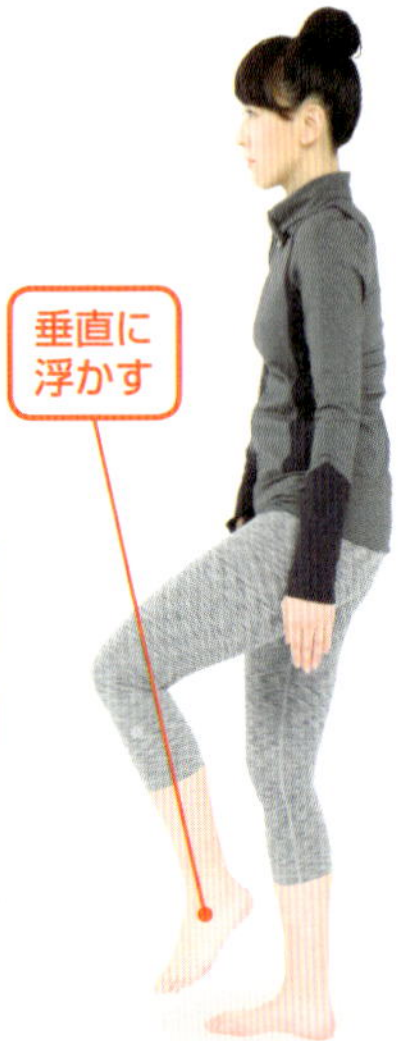

2 左足を地面から垂直に浮かせ、前方へと動かす。

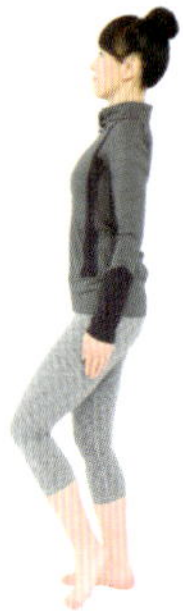

✕ NG

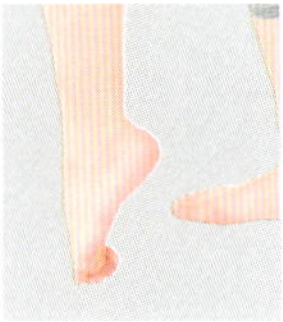

骨盤をリフトアップしないと、つま先が浮き上がらない。

骨盤をリフトしないと正しく歩けない！

歩くという動作は、左右の足を交互に前後に動かすだけの単純な動きではありません。

最も大切なのは、骨盤のリフト。踏み出す側の足の骨盤を十分にリフトアップしないと、つま先が地面に引っかかります。高齢者の転倒は、これが理由です。**正しく歩くには、体幹が柔らかいこと、土踏まずを水平にして地面を垂直に踏むこと、頭を上下動させないこと**が、必要条件です。

✕ NG
腰が反り、骨盤が左右どちらともリフトアップしていない。

3 左足は土踏まずを水平にして地面を垂直に踏み「安定」を確認。右足側の骨盤が2歩目へ始動。

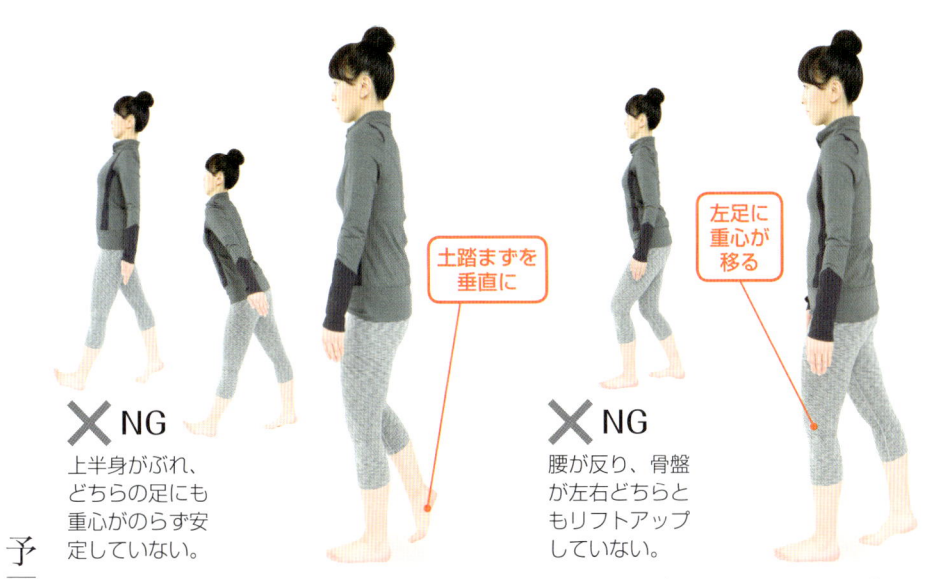

✕ NG
上半身がぶれ、どちらの足にも重心がのらず安定していない。

4 左足に重心がのり、右足の土踏まずは地面に対してほぼ垂直に。

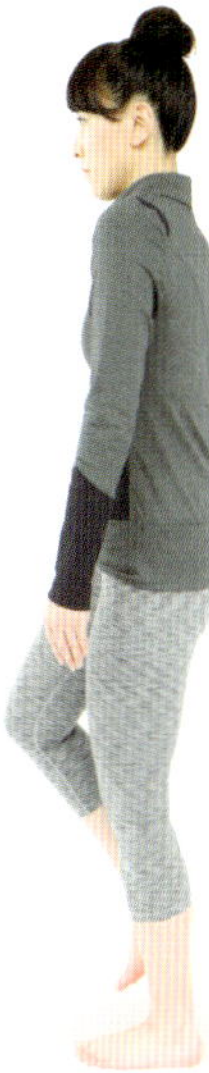

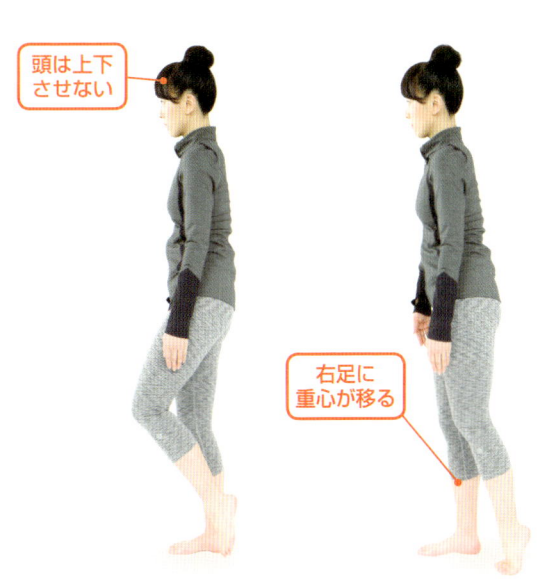

5 地面を蹴り、浮かせた右足を前方へ動かす。

6 土踏まずを水平にして地面を垂直に踏んだ右足に重心を移し、左足は地面を蹴った状態。

7 1～6をスムーズに繰り返すと、正しく歩く状態になる。

正面

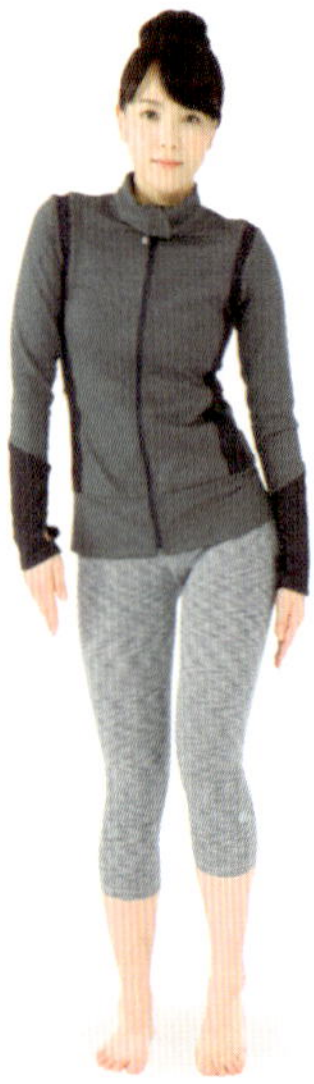

左足側の骨盤をリフトアップした状態。左右の骨盤の高低差に注目。

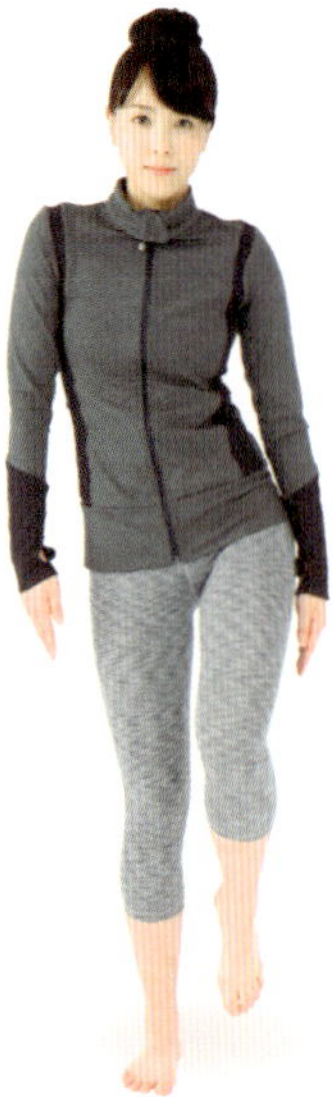

左足を地面から浮かせ、前方へと動かす。

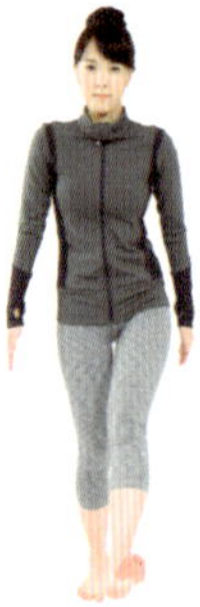

❌ NG

左足側の骨盤をリフトアップせず、左右の骨盤に高低差がない。足の動かし方も不自然。

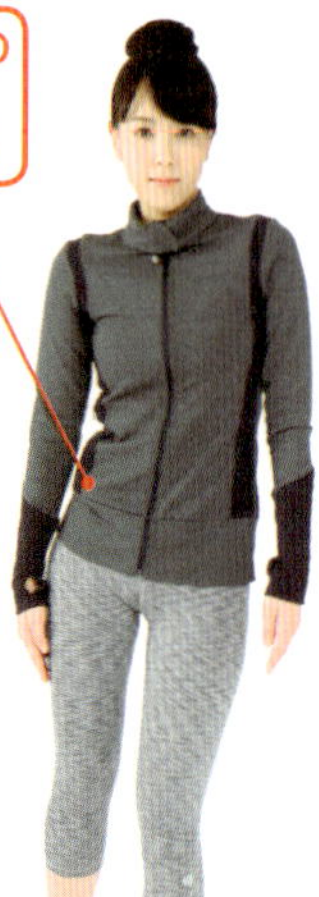
骨盤の右側のほうが高くなっている

左足に重心がのり、右足の土踏まずは地面に対してほぼ垂直に。

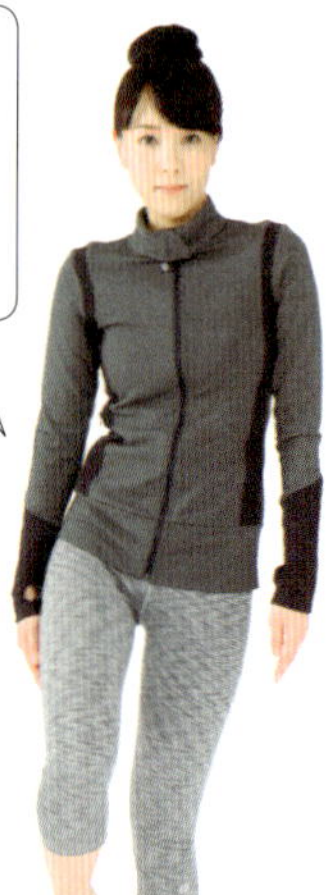

地面を蹴り、浮かせた右足を前方へ動かす。

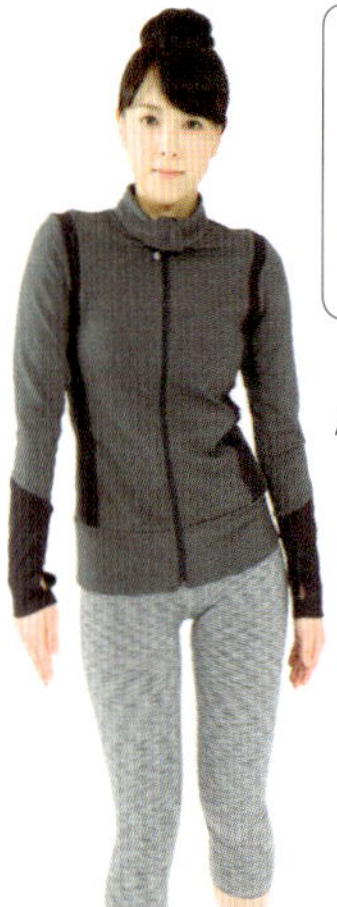
上半身の左右屈差に注目。左右とも十分に骨盤をリフトアップして足を動かしている

地面を垂直に踏んだ右足に重心を移し、左足は地面を蹴った状態。

腰痛にならない！
カラダの動かし方
7

カラダを安定させて正しく「走る」

歩くことが「鉄道」なら、走ることは「モノレール」。その例えの意味とは？

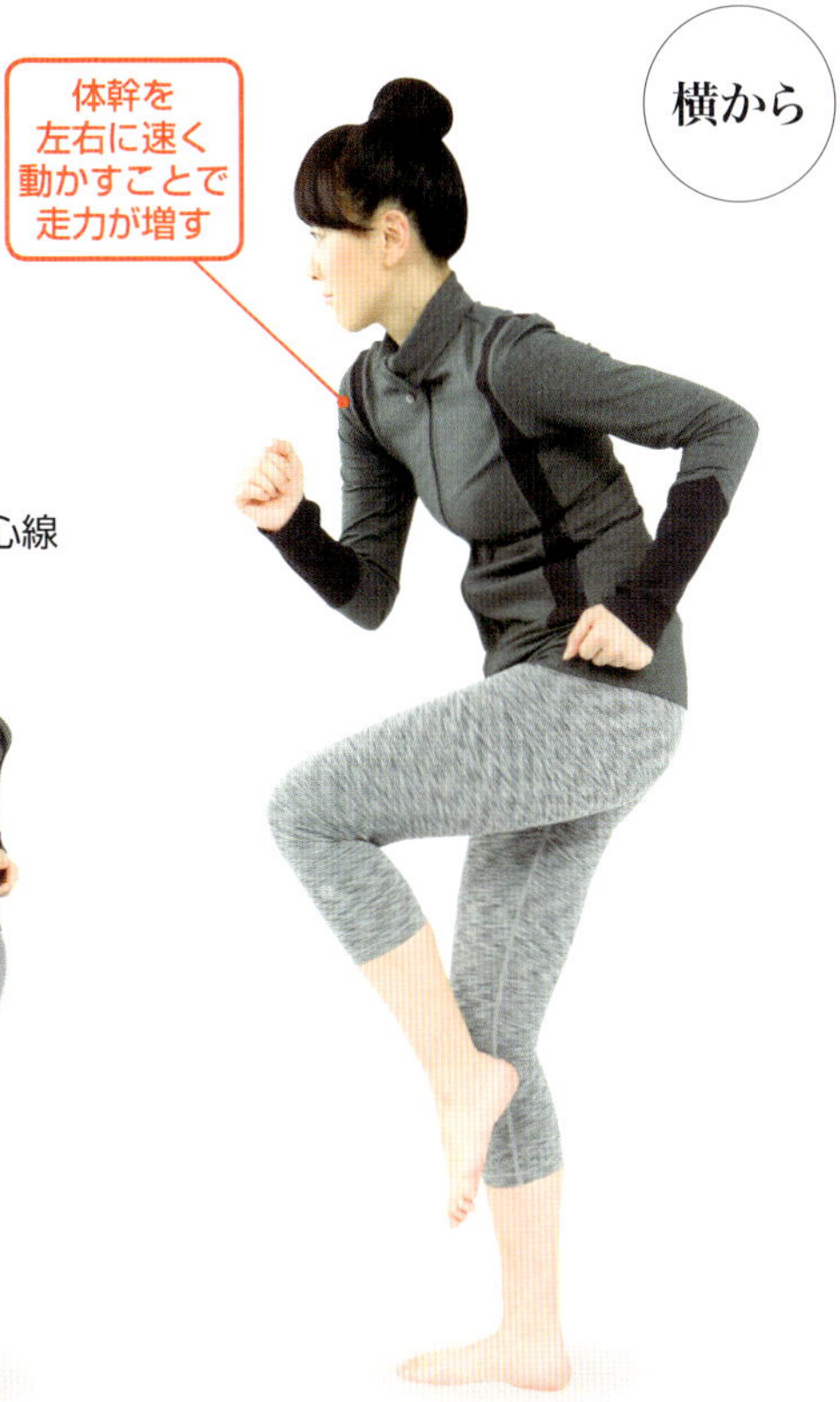
横から
体幹を
左右に速く
動かすことで
走力が増す

カラダを左右に速くねじりながら、上半身を大きく動かしている。

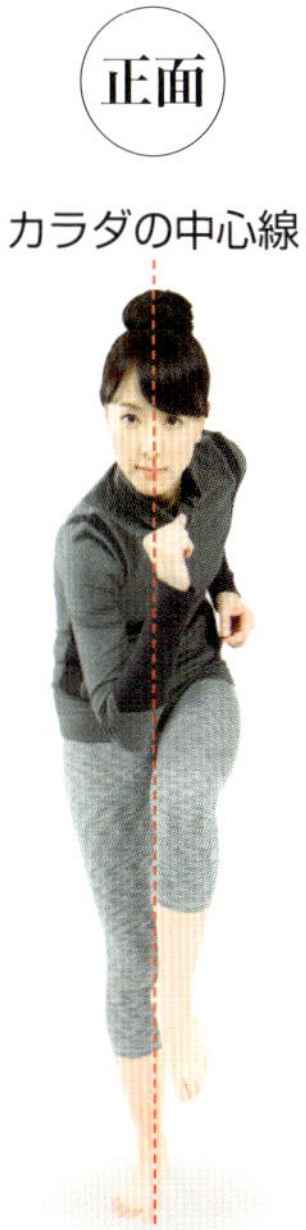
正面
カラダの中心線

カラダをひねり、カラダの中心線（正中線）上に左右の手足を集めている。

カラダの中心線上に手足を左右交互に集める

カラダの中心線（正中線）を中心軸にして、ねじれや左右屈など**体幹全体を立体的に大きく、速く動かすのが「走る」**という動作です。骨盤も左右交互に大きく上下動するので、「歩く」ことよりもストライドが大きくなります。

鉄道のように、2本のレールの上に左右の手足をのせる動きが「歩く」なら、モノレールのように、1本のレールの上に左右の手足を集める動きが「走る」です。

腰痛にならない！

カラダの動かし方 8

階段の1歩目で正しく「足を動かす」

基本の「正しく歩く」から、一段上がった動き方です

柔軟性と体幹全体のスムーズな連動が不可欠！

この動きも、「正しく走る」と同じように、「正しく歩く」の応用です。

階段の前に立ち、次のステップ（階段）に上半身をのせるようにしてカラダを前傾させるのと同時に、骨盤を大きくリフトアップして足を上げ、その足を垂直に下ろします。その時、反対側の足はリフトさせて、一気に次のステップまで上がります。

大切なのは、**カラダの柔軟性を保ち、骨盤を含めた体幹全体をスムーズに連動させること**。そうすればカラダに負担をかけません。

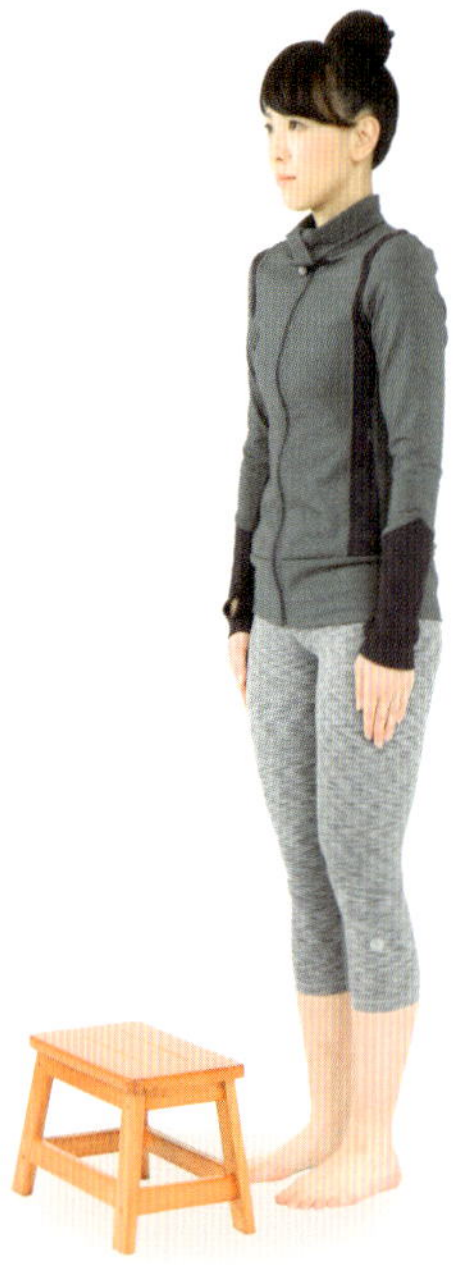

1 正しく立った状態。

✕ NG

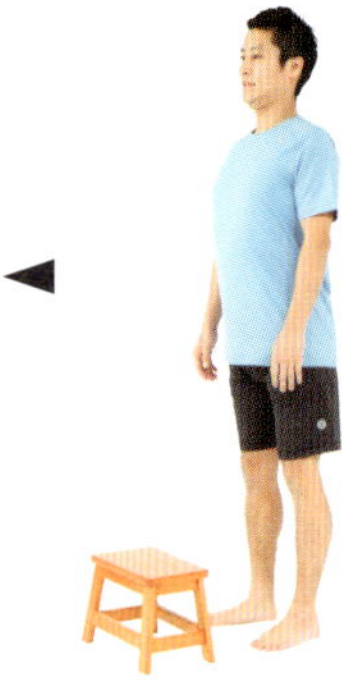

胸を張り、上半身の柔軟性が低下した状態で立っている。

予防編

正しく「足を動かす」

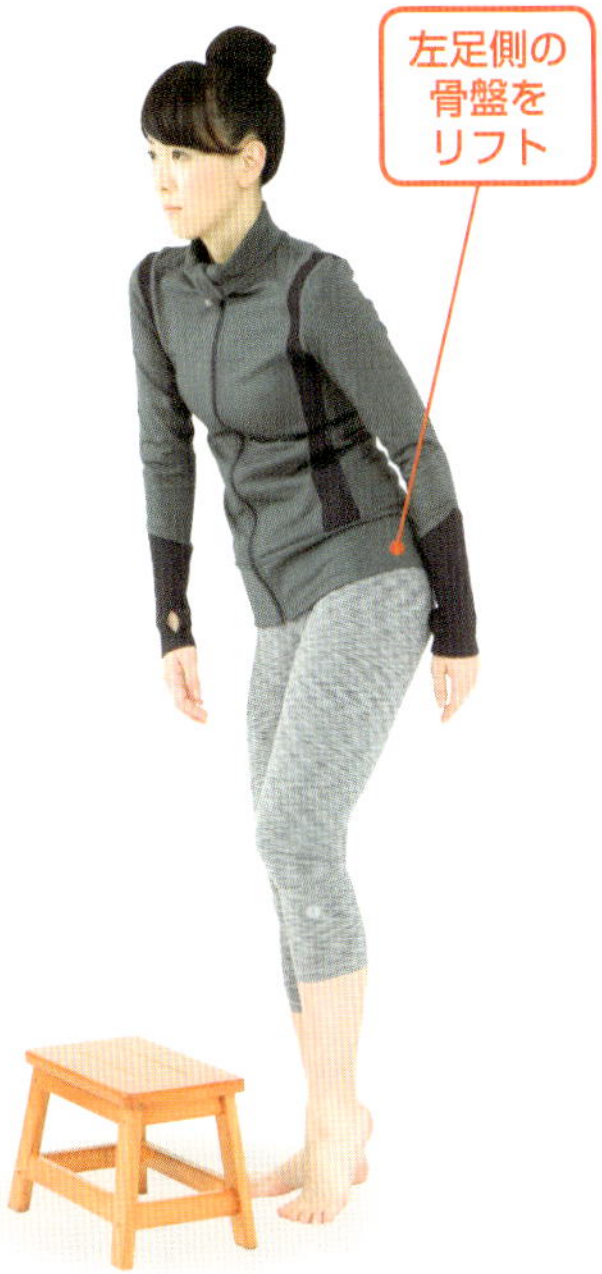

2 頭をステップ（階段）の上に動かすために上半身を前傾させるのと同時に、左足の骨盤をリフト。

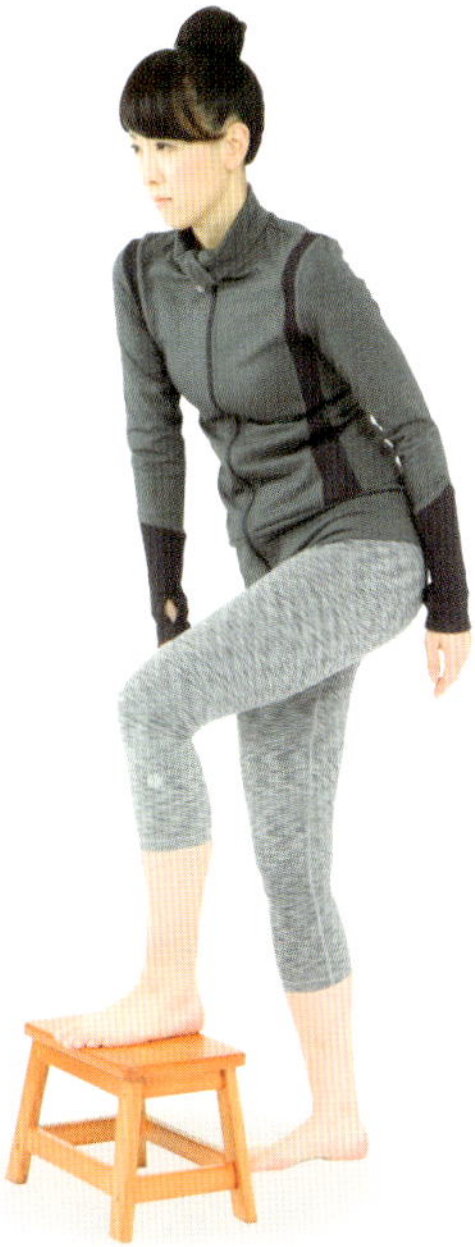

3 左足が垂直にステップを踏むのと同時に、右足側の骨盤をリフト。

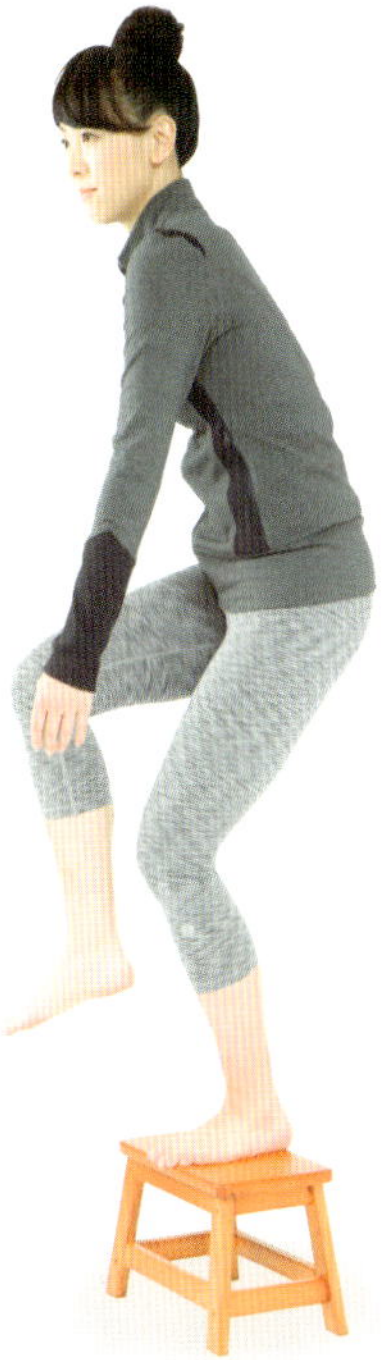

4 左足に体重をのせ、足の力で立ち上がる要領でカラダ全体をステップの上へ。同時に右足を前方へ動かす。

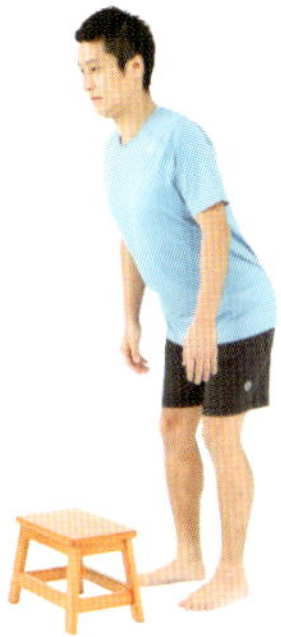

上半身を前傾させているが、骨盤のリフトがないので、前に進んでいない。

◀

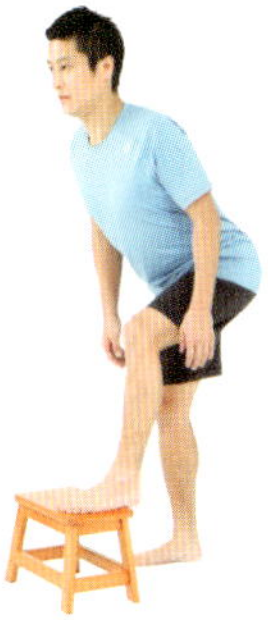

2の状態のまま足をのせたので、腰の角度がよりキツくなる。

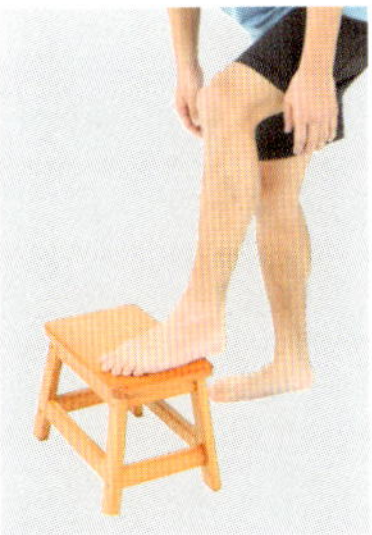

足裏全体でステップを踏んでいないので、カラダは不安定に。

◀

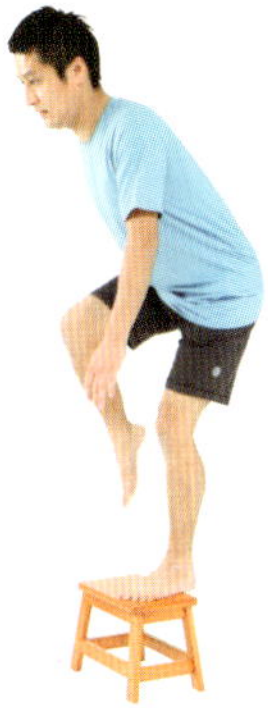

3の状態のまま勢いでステップを踏み込むと、その瞬間に腰を痛めることも。

腰痛にならない！

カラダの動かし方 9

朝起きた時の腰痛を防止する「寝方」

寝る前の10分間は、「立つ」要素で脱力することが大切です。

足を伸ばせる場合

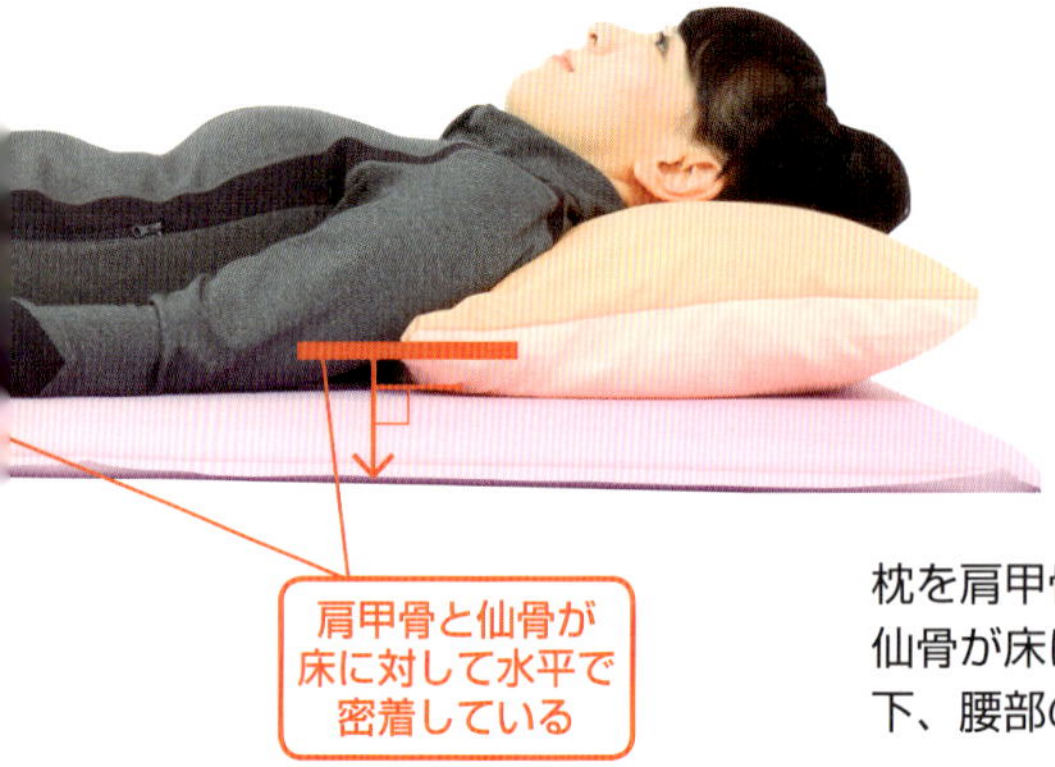
肩甲骨と仙骨が床に対して水平で密着している

枕を肩甲骨下に入れることで、仙骨が床に密着。首のつけ根の下、腰部の下に隙間がない。

足を伸ばせない場合

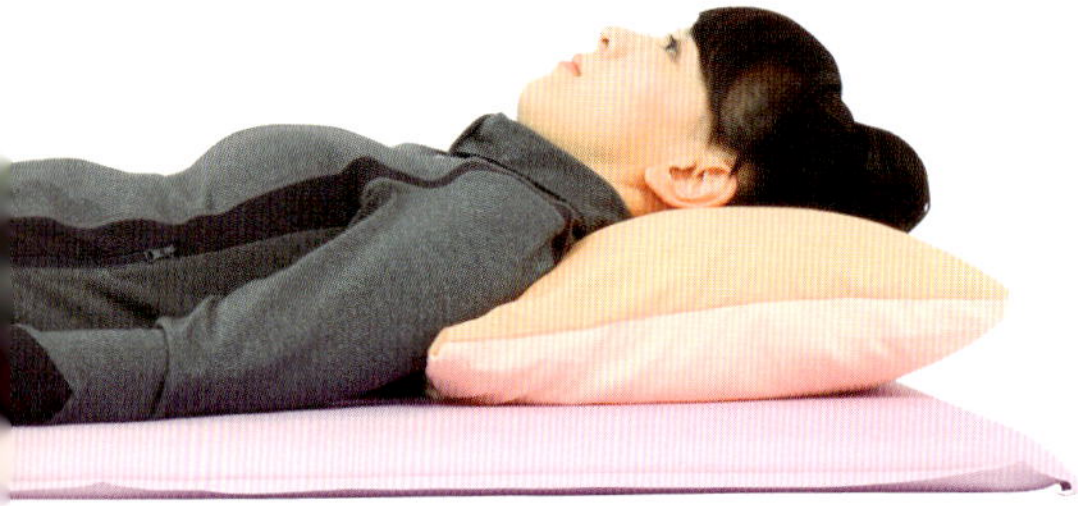

足を伸ばすと腰に違和感が出る場合は、太ももからひざ下にかけて枕を入れると、腰への負担が減る。

起きた時の腰痛 原因は「あご」の向き

横になった時、体幹部の力が抜けて、仙骨《せんこつ》と肩甲骨が床に対して水平に密着できていること、具体的には、**首のつけ根と腰の部分に隙間が空かないことが、腰を痛めない本来の正しい寝方**です。また、現実には角度がついていても、土踏まずが垂直に立っているイメージが持てることも大切です。

仙骨と肩甲骨が水平になっていないと、首は後ろに傾いてあごが上を向き、腰が反った状態にな

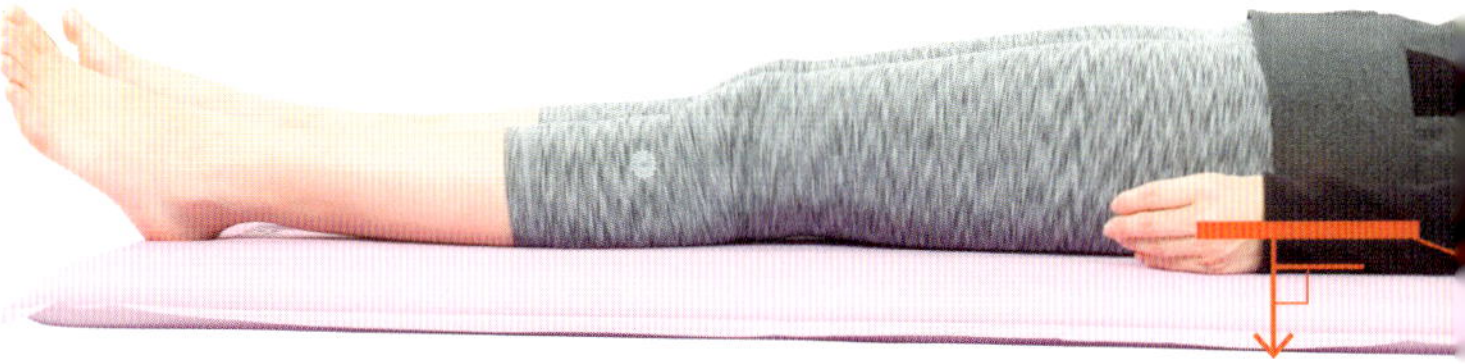

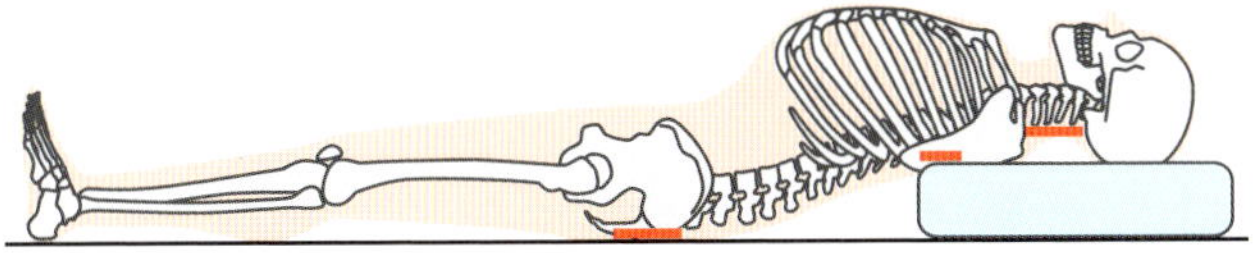

枕を肩の下まで入れると、腰部の反りを防ぐことができる。寝る直前までその姿勢を維持しよう。

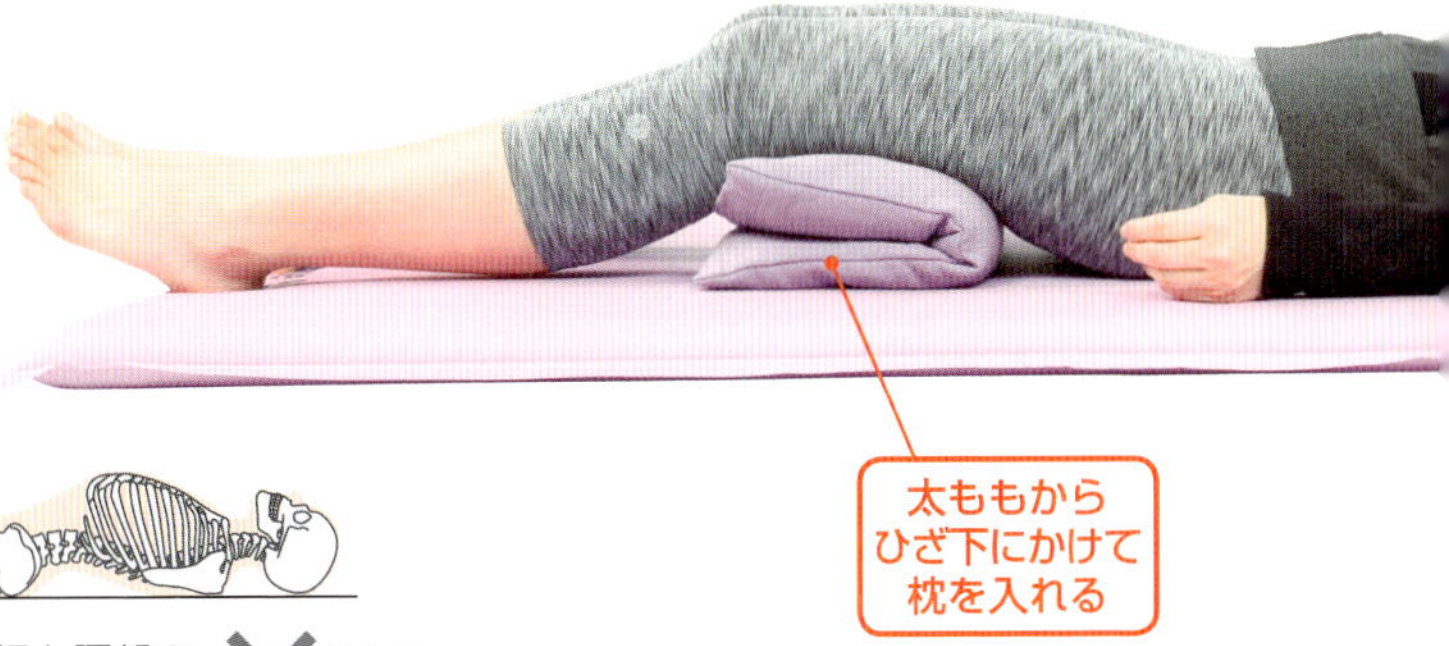

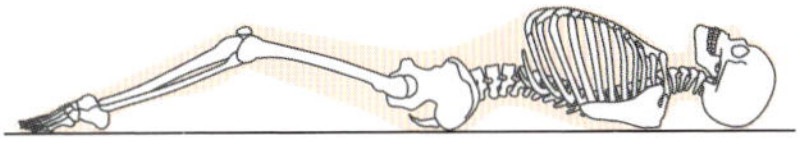

あごが上がり、首のつけ根と腰部の下に隙間ができている。

✕ NG

り、寝床との間に隙間ができてしまいます。つまり、ブリッジをしているのと同じ状態です。このあごの向きが、朝起きた時の腰痛の元凶になります。

あごの向きを枕で矯正し腰痛を防止する

枕を活用して、腰痛の原因となる首の状態を改善します。**頭から肩の下まで枕を入れて、肋骨が下がるような体勢をとります**。こうすると、肩甲骨が水平、あるいは前方に傾くので腕が下がり、首のつけ根が後ろに傾くことを強制的に防いでくれます。

腕を額の上にのせたり、手を上げた状態で寝る人も、この首の状態が原因ですので、やはりこの方法が有効です。

腰痛にならない！

カラダの動かし方 10

寝た状態から正しく「起き上がる」

腰を痛めて、起き上がるのがツラいという時にも有効です。

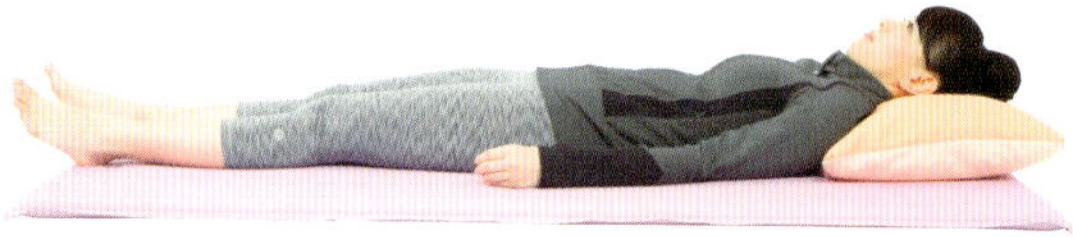

1 足は股関節幅（首幅）に。力を入れない状態で。

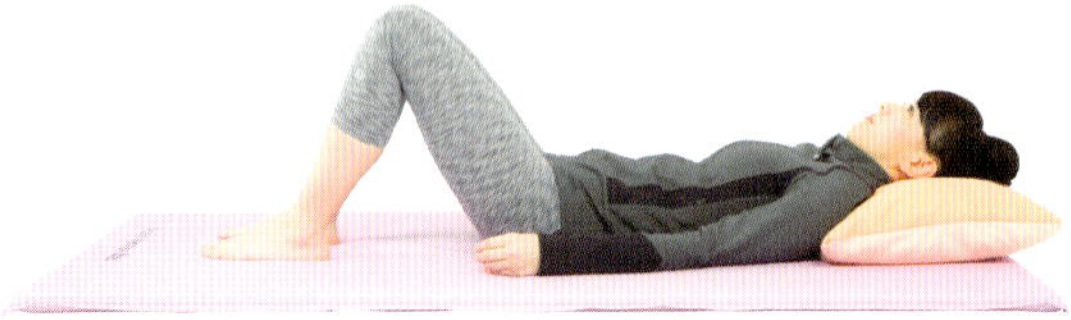

2 両ひざをゆっくりと立てる。怖さを感じるなら片足ずつゆっくりと。

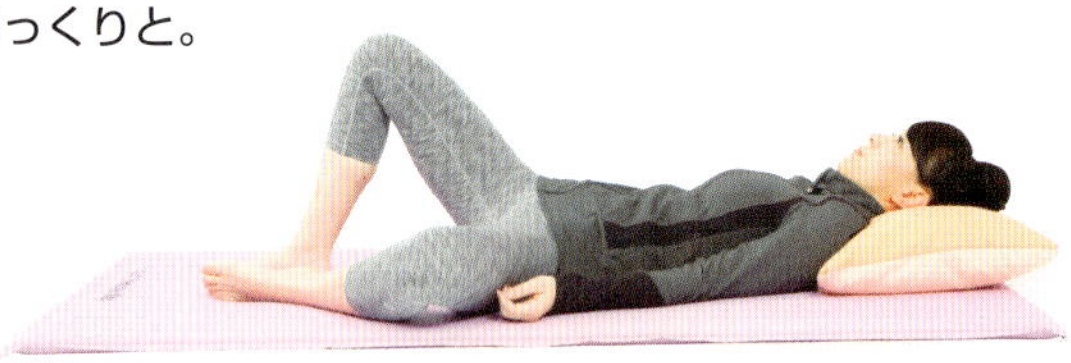

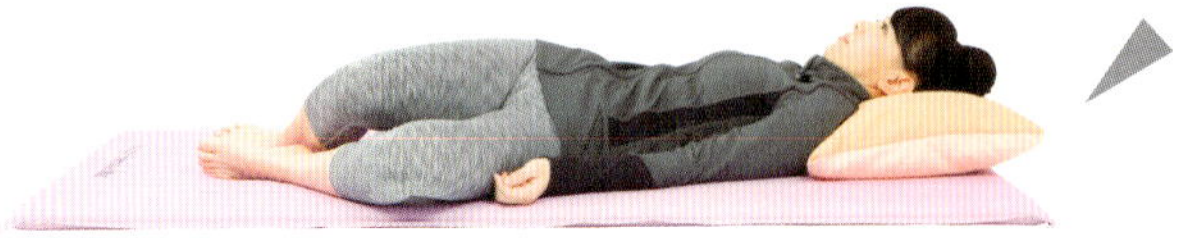

3 ひざは立てたまま、片足ずつ、ゆっくりと起きやすい側へ足を倒す。両足をそろえる必要はない。

腰を曲げず、力を入れず〝ゆっくり〟を意識

　長時間寝た状態が続くと、関節がゆるんでいるため、急に動かしたり力を入れると、筋肉や関節を痛める恐れがあります。

　一見、プロセスが多いので面倒に思われるかもしれませんが、この順番で動けば、腰を曲げることもなく、おなかや足にも力が入らないので、腰にダメージを与える危険性もありません。**「腰を曲げない・力を入れない・ゆっくり」を意識**して行ないましょう。

4 腰をひねらずに、上半身を骨盤、両足と同じ向きにしてから、ひじや腕を支えに上半身をゆっくりと起こす。

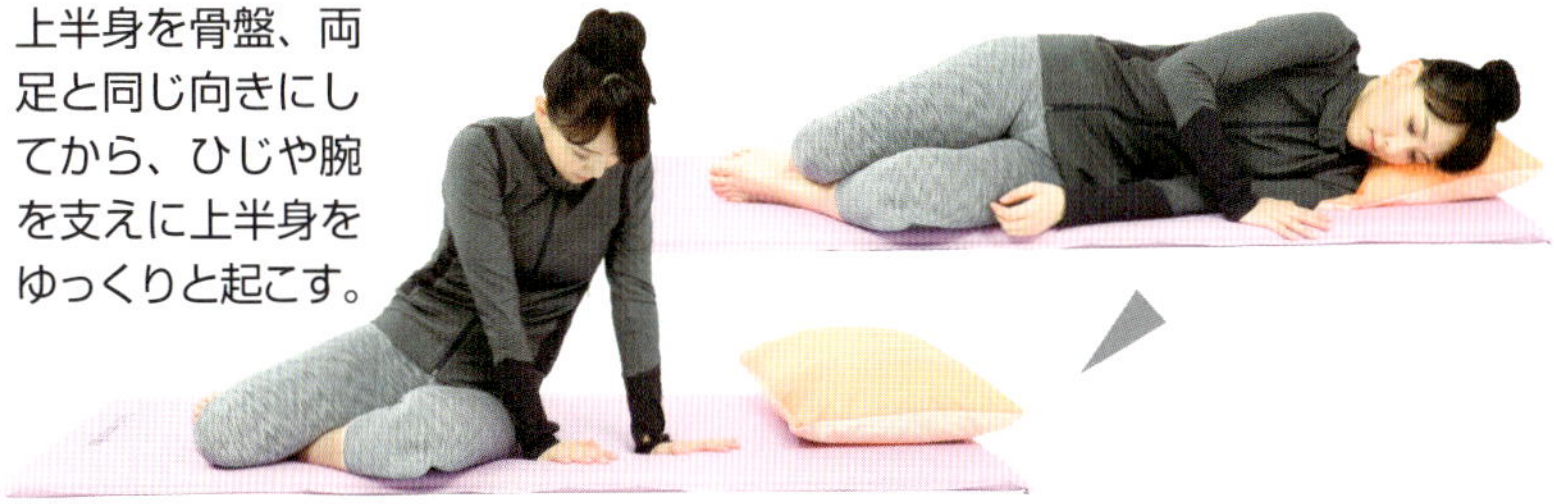

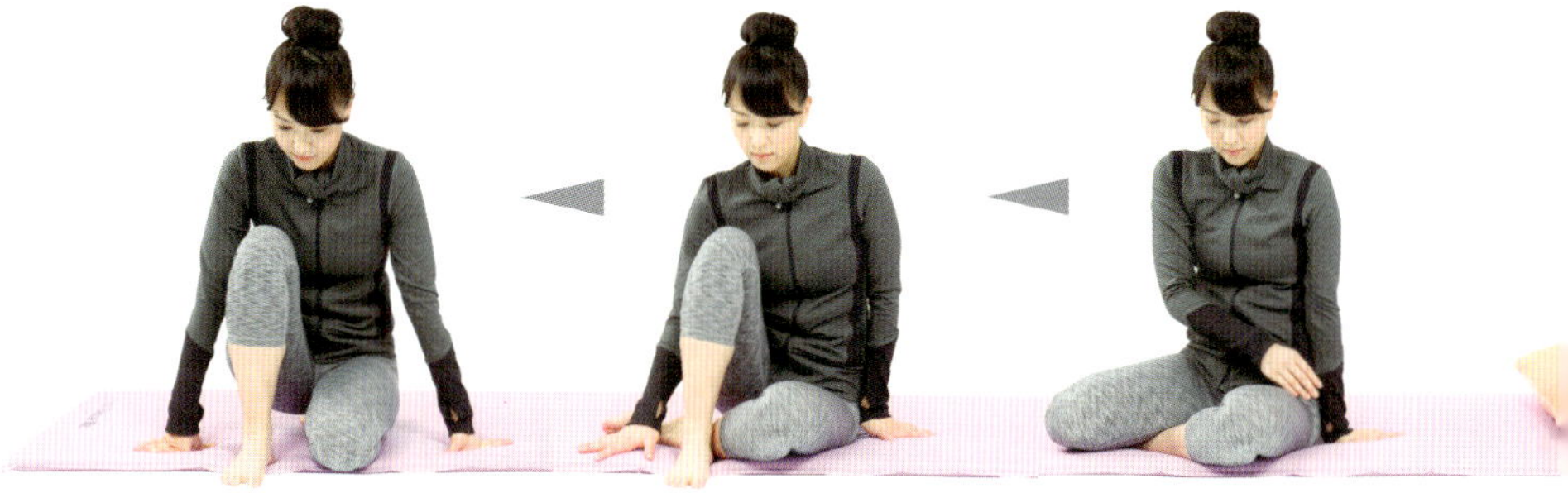

5 片足を起こし、腕を支えに腰を少し浮かせて、もう一方の足裏をお尻の下に移動させる。

6 立てたほうのひざに両手をのせ、腕の力でカラダを支えながら、上半身をゆっくりと上げて立つ。

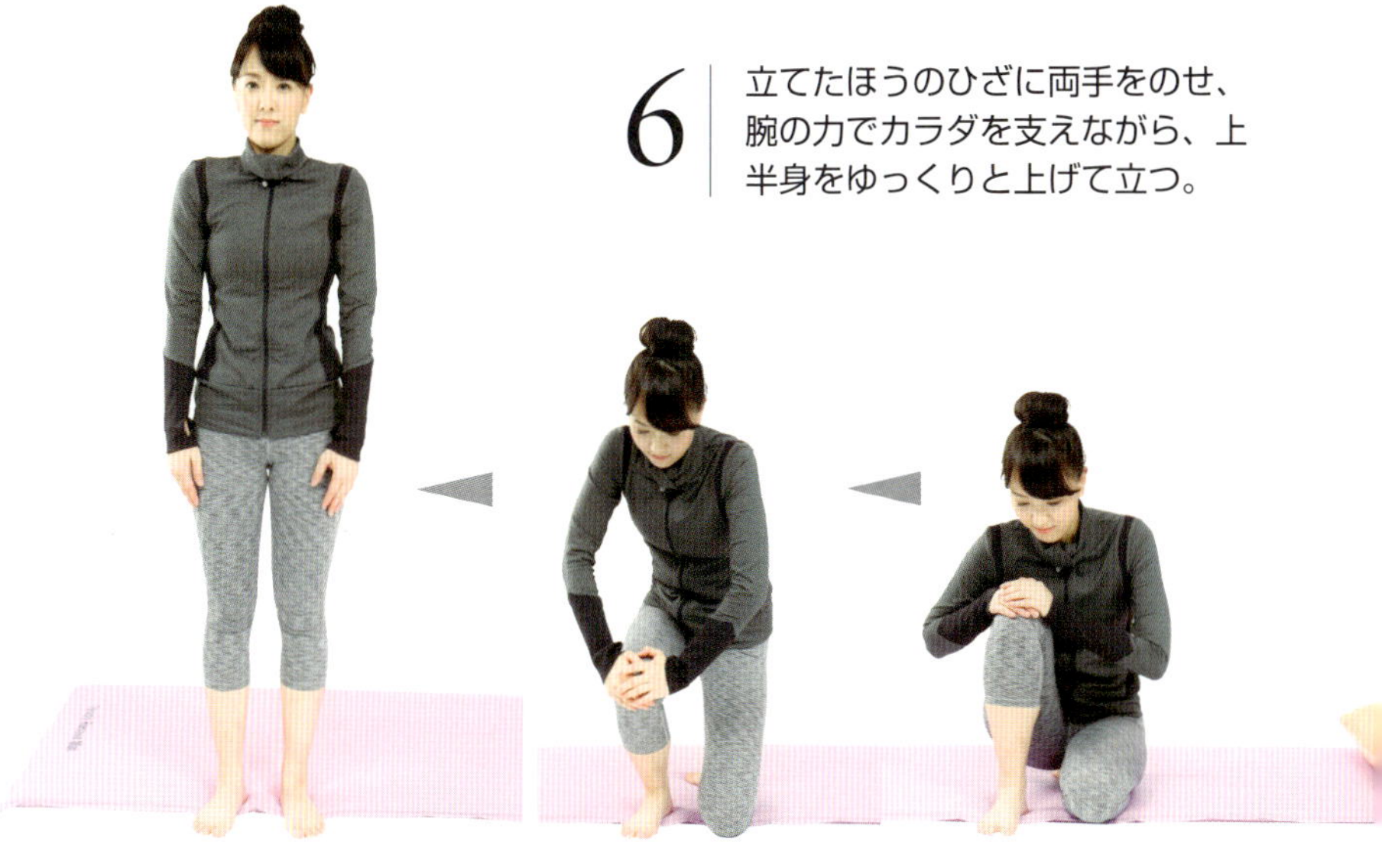

腰痛にならない！

カラダの動かし方 11

タイプを知って正しく「握る」

手を握ることは人間だけができる動作です。連鎖する腰痛の予防にもなります。

●横から見る

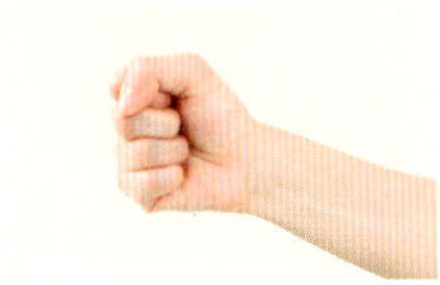

親指を他の４本の指と向き合うようにして握る。

手を開いた状態、握る形は同じでも、握る過程はタイプによって異なる（次ページ参照）。

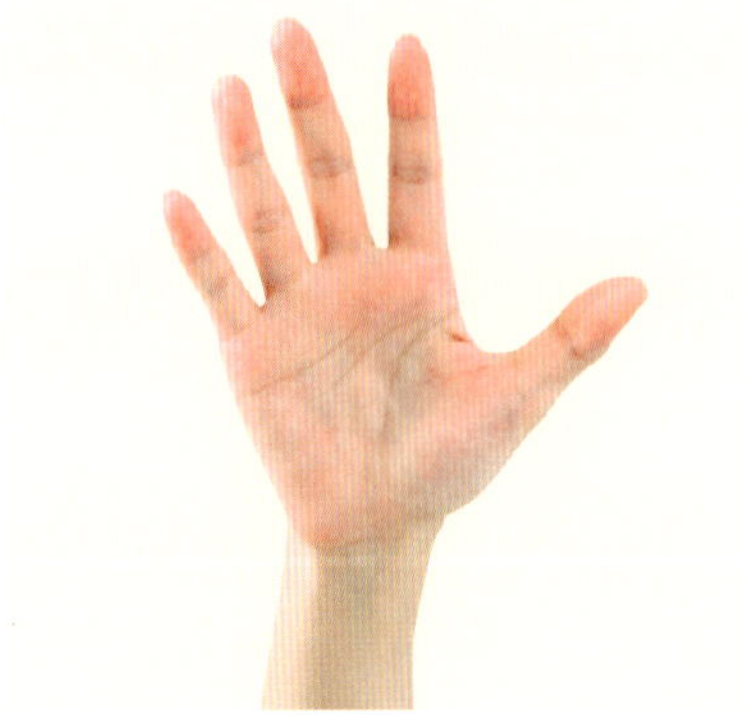

A タイプ

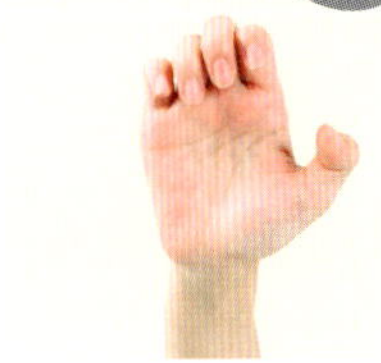

B タイプ

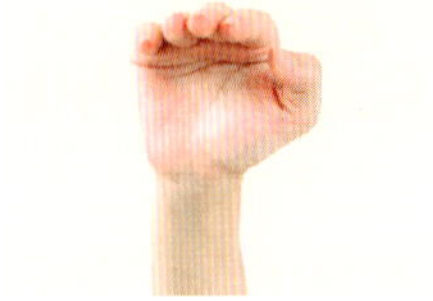

握るプロセスが、タイプによって異なる。

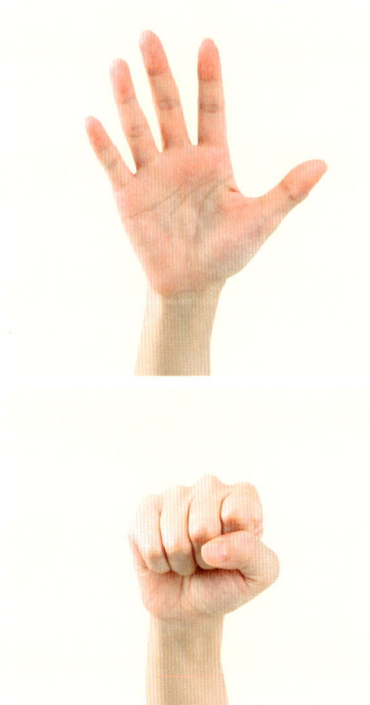

A、Bタイプとも手を開いた状態と、握る形は同じ。

「握る」動作は人間だけができる優れた動き

人類に最も近いサルは、手を使って物を引っ掛けることしかできません。その違いは、親指の向きです。サルの手は5本の指が並列で、二次元的にしか使えません。しかし、**人間の手は親指が他の4本の指の外側を向き、指を曲げた時に双方が向き合う**ように、何かを包むように丸く立体的に作られています。だからこそ「握る」動作ができるのです。

人間も、赤ちゃんの頃は手の強

度が未発達のため、ぎゅっと握った時に親指が内側に入っていますが、骨格が発育すると親指が外側に向くので、握ることができるようになるのです。

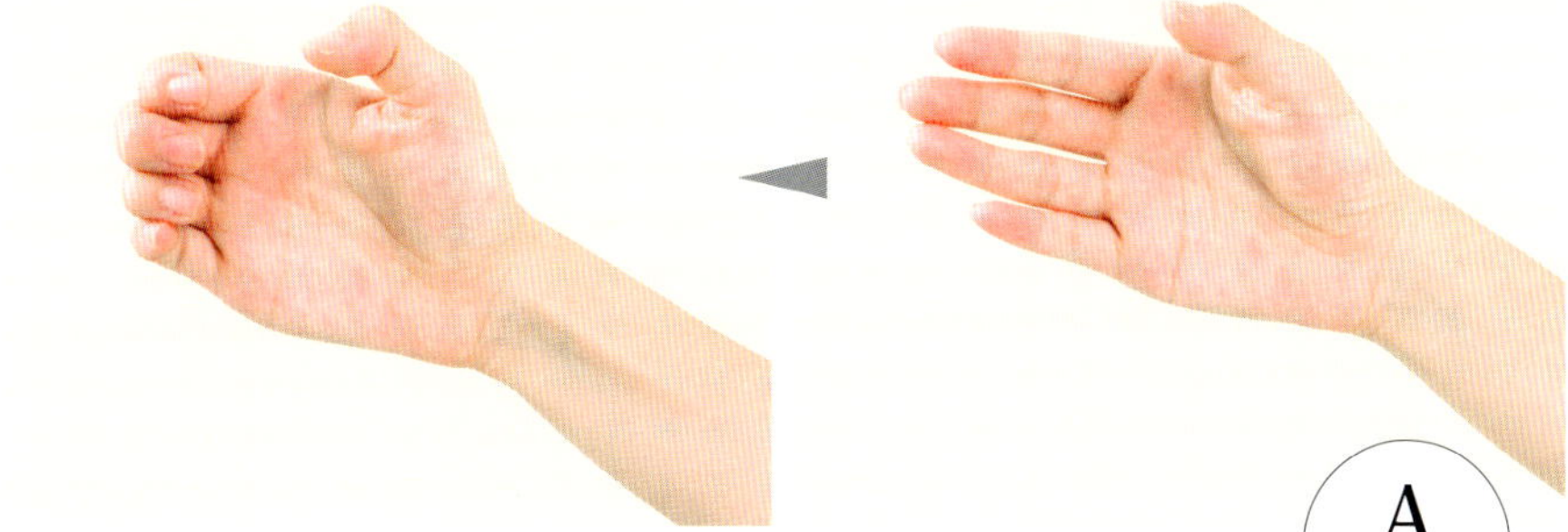

第二関節を起点にして指を曲げ、そのまま丸め込むように握る。

A
タイプ

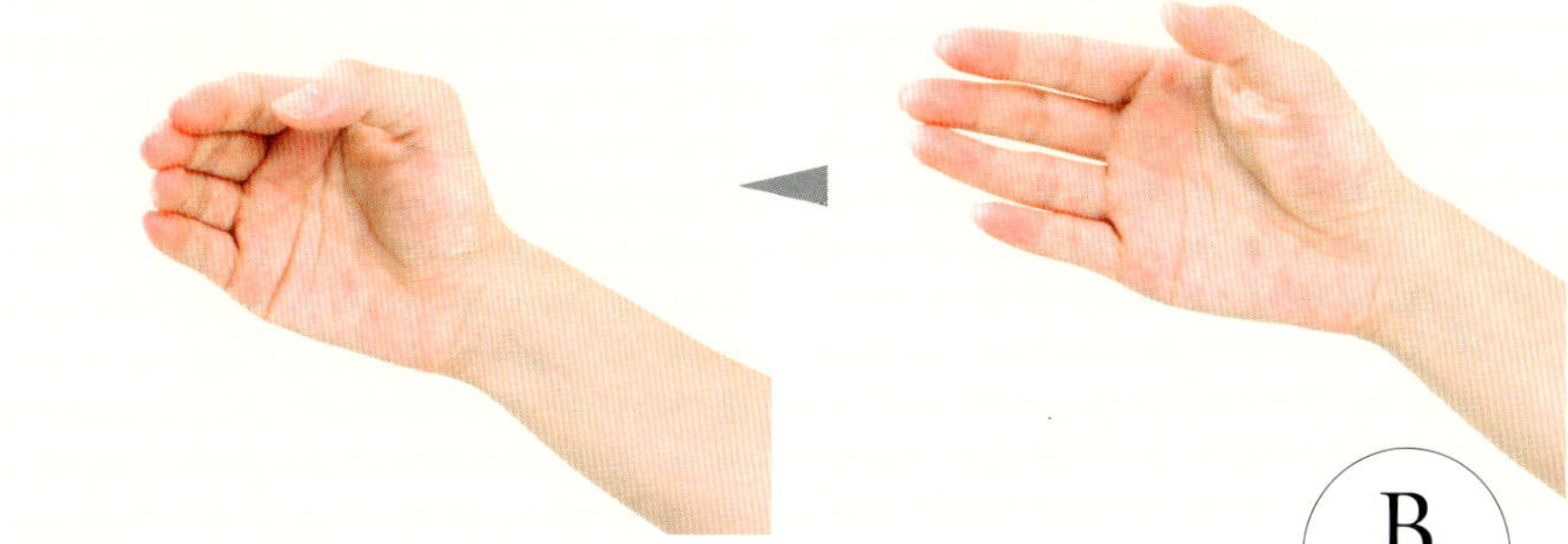

手のひらの中央付近を折り曲げてから、順に関節を曲げて握る。

B
タイプ

正しい親指の位置

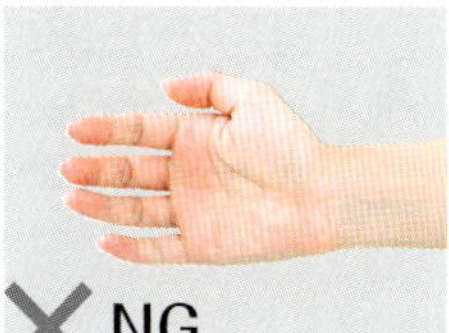

サルのように、親指も含めて５本の指が並列のまま動かし続けると、腱鞘炎や肩こりの原因になる。

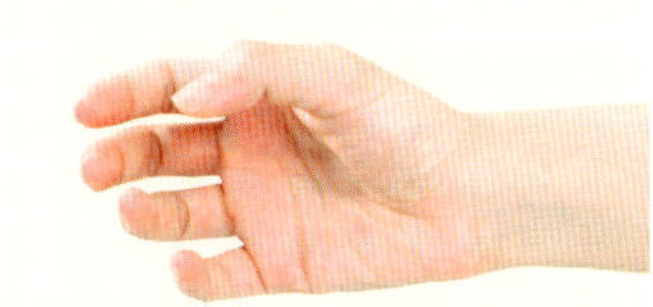

親指と人差し指、中指、薬指、小指が向き合う状態が正しいポジション。正しく握ることを可能にする。

腰痛にならない！

カラダの動かし方
12

負担をかけずにカラダを急に「ねじる」

いくら急でも「余裕」は必要。余裕があれば腰痛は防げます。

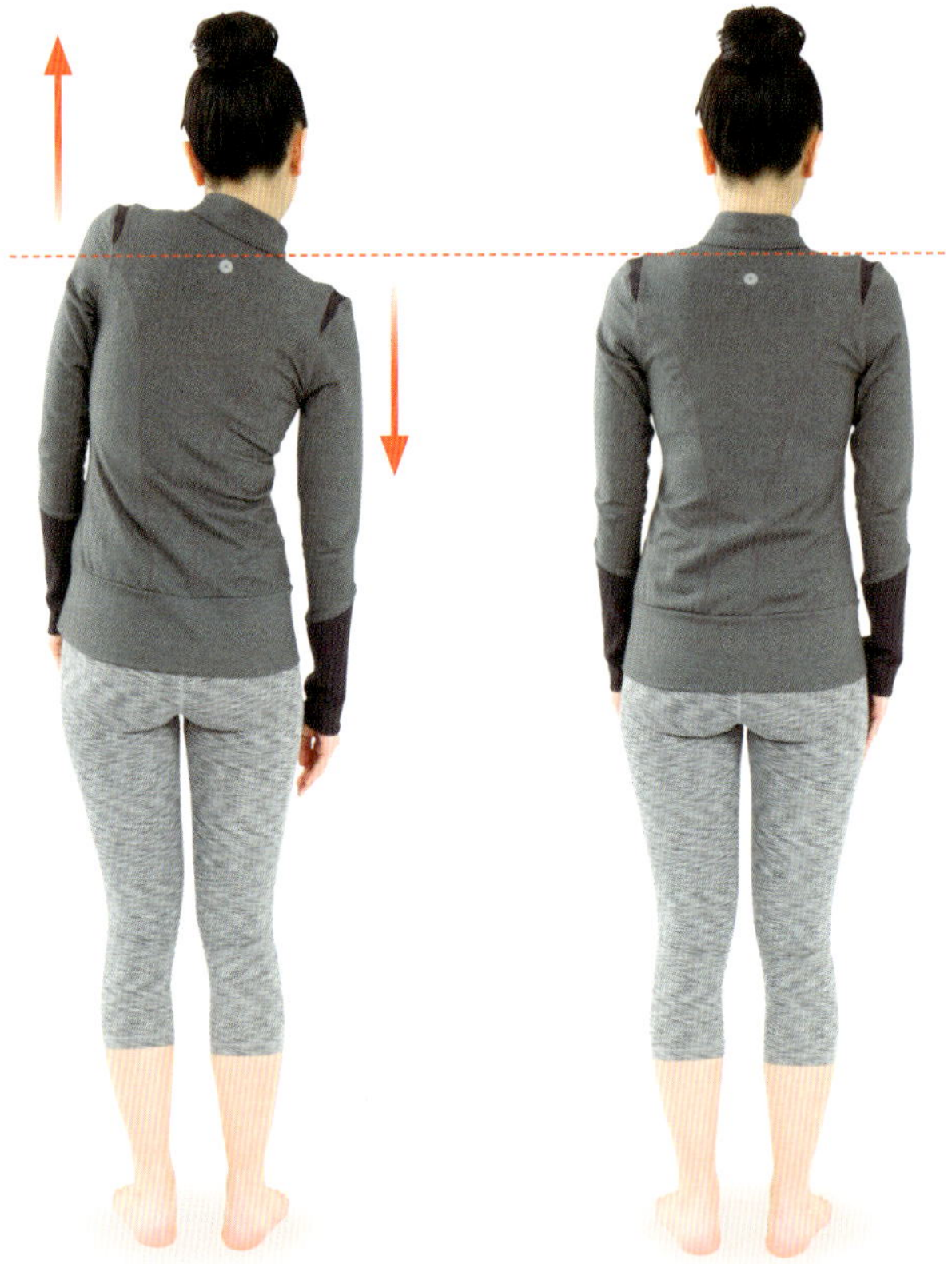

1　左右の肩に高低差がなく、腰（仙骨）も立っている。

2　右回りで後ろを向こうとしている状態。右肩が下がり、左肩は上がっている。

左右の肩の高低差で「余裕」を作ってからねじる

例えば、左右の肩を同じ高さにしたまま、胸郭《きょうかく》、首の順で動かしても、無理をしない限り、後ろへ振り向けません。ところが、左右の肩に高低差をつけると、自然に後ろを振り向けます。このように、人間のカラダは、**向く方向側の肩を下げ、反対側の肩を上げることで**、下にした肩側の胸郭周辺に「余裕＝空間」を作ると、**その方向に無理なく振り向ける**ようになっています。

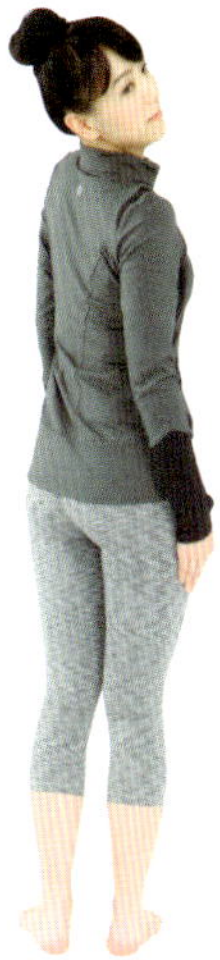

✕ NG
左右の肩の高低差がない場合、あごを上げて高低差を補うが、同時に腰などに負担もかかる。

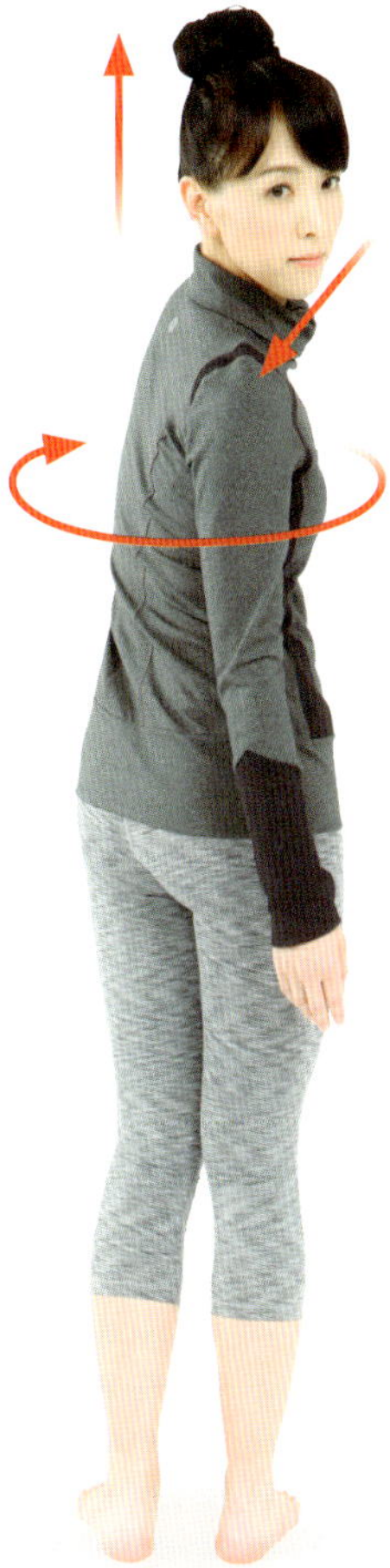

3　腰周りの形は変えずに、首・胸郭・骨盤を連動させて振り向いている。

…極端にカラダをねじった状態を例えると…

この空間が胸郭周辺で作れないと、胸郭より下の部位で空間を作ろうとします。この時に腰周辺の筋肉が圧縮されるため、痛みが出るのです。

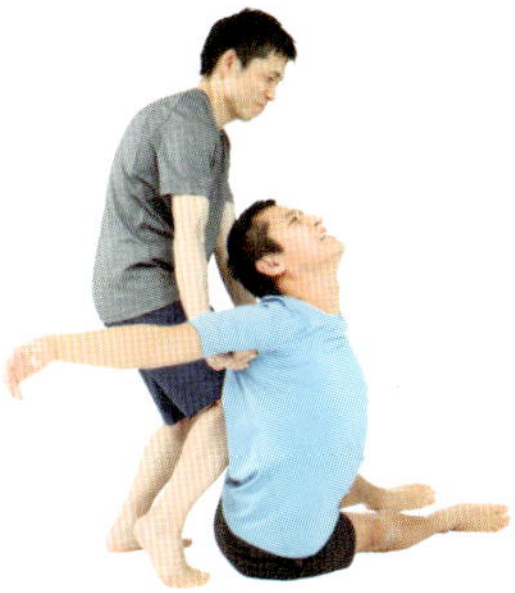

肩の高さを固定してカラダを真横に無理にねじると、格闘技の極め技をかけられた状態と同じになってしまい、腰に負担がかかる。

腰痛にならない！

カラダの動かし方 13

立った状態から物を「持ち上げる」

ギックリ腰になる最大の危機。原因は荷物との密着度の違いです。

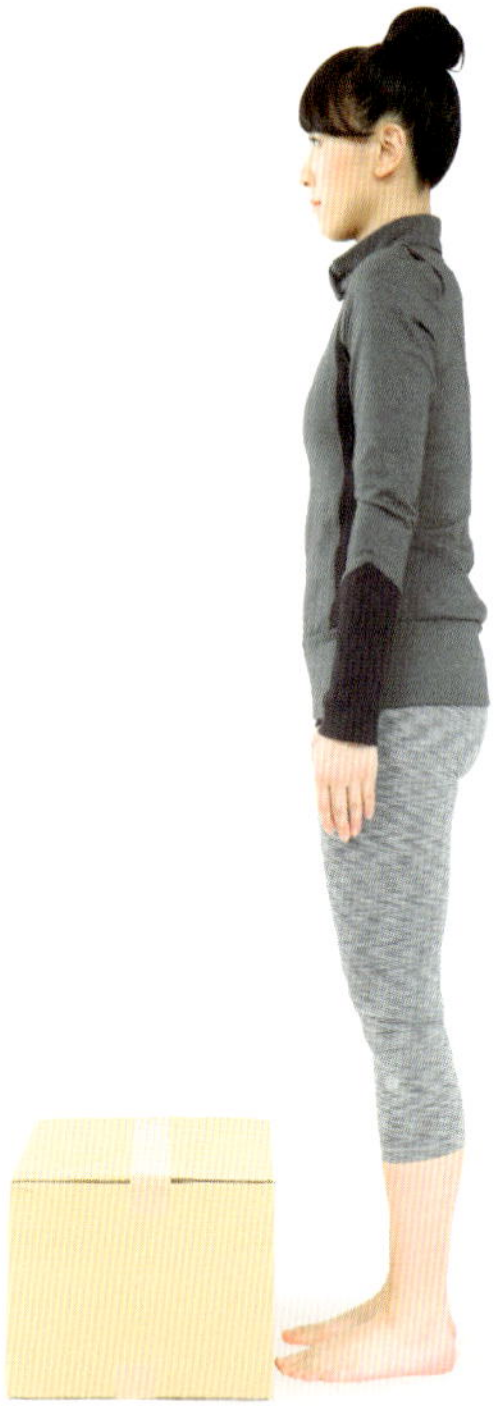

1 つま先が荷物に触れる程度に近づく。足幅は荷物が重ければ広く。

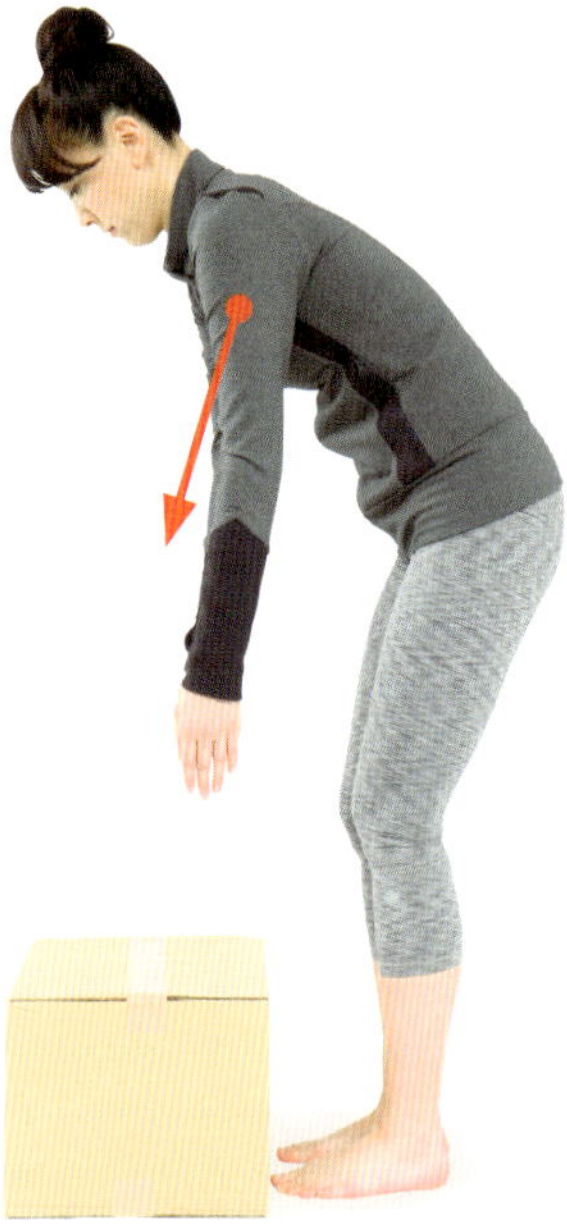

2 胸を少しだけ荷物のほうに向ける。荷物を軽く持てるか否かを分ける重要な動き。

カラダに沿わせて持ち上げる

背中をまっすぐにしたまま、ひざも曲げずに荷物を持ち上げようとすると、その負担は腰に集中します。この時に腰を痛め、「ギックリ腰」が起こるのです。

大切なのは、**荷物をカラダに沿わせながら持ち上げること**。両腕と荷物の関係を、2本のワイヤーで荷物を吊り上げるクレーンだとイメージして、腕と荷物が地面に対して極力水平・垂直な状態にすれば、腰に負担はかかりません。

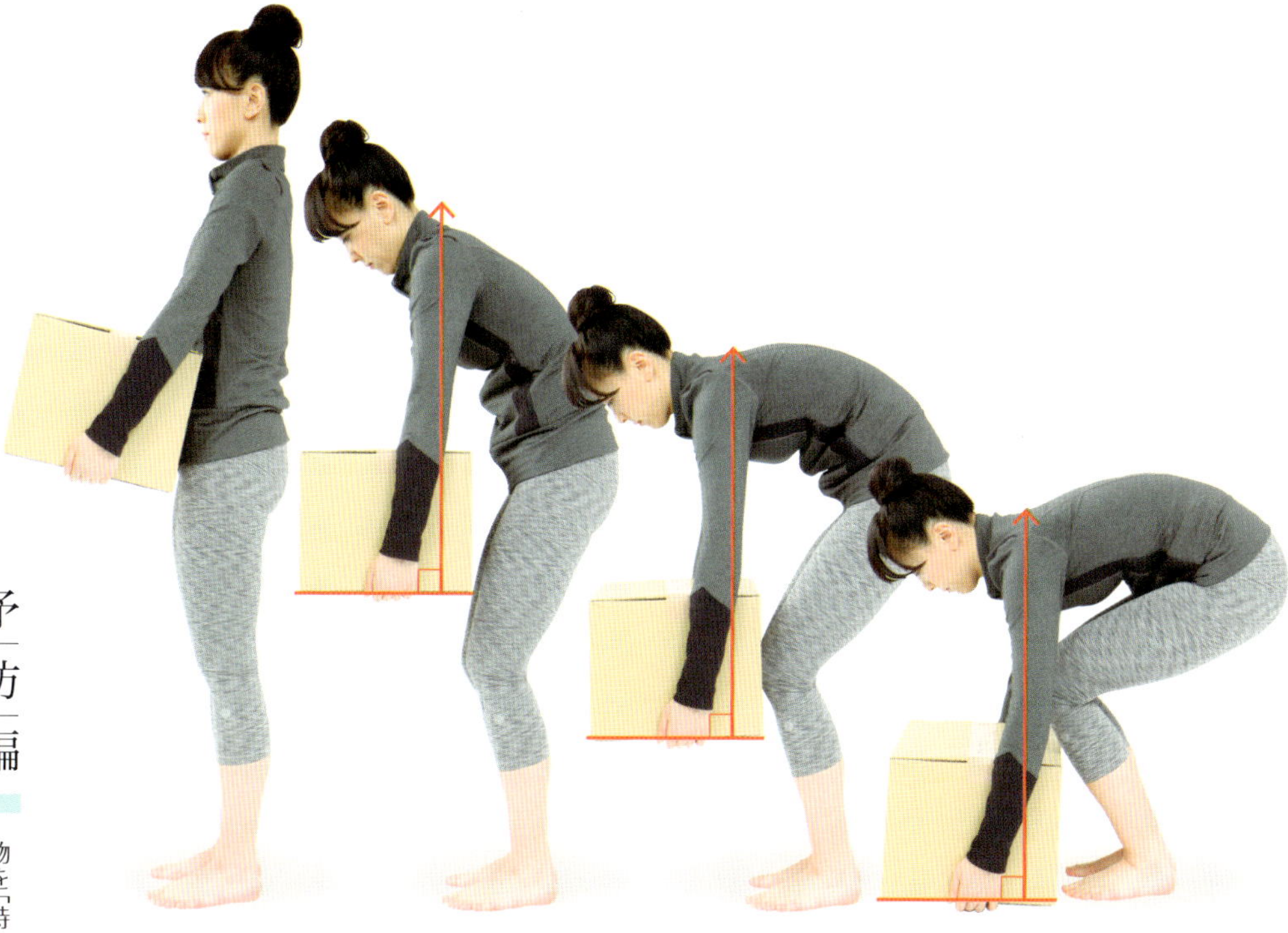

3 足を踏みしめて腰を下げ、腕は地面に対して垂直にし、手を荷物に強くかける。

4 荷物をカラダに沿わせながら、足の踏む力でゆっくりと持ち上げる。

5 荷物の重さに合わせて、自分が安定して立てる位置まで持ち上げる。

✕ NG

手と腕で持ち上げにいくと、荷物からの距離が遠くなり、持ち上げる支点となる腰に負担がかかり、痛める危険性大！

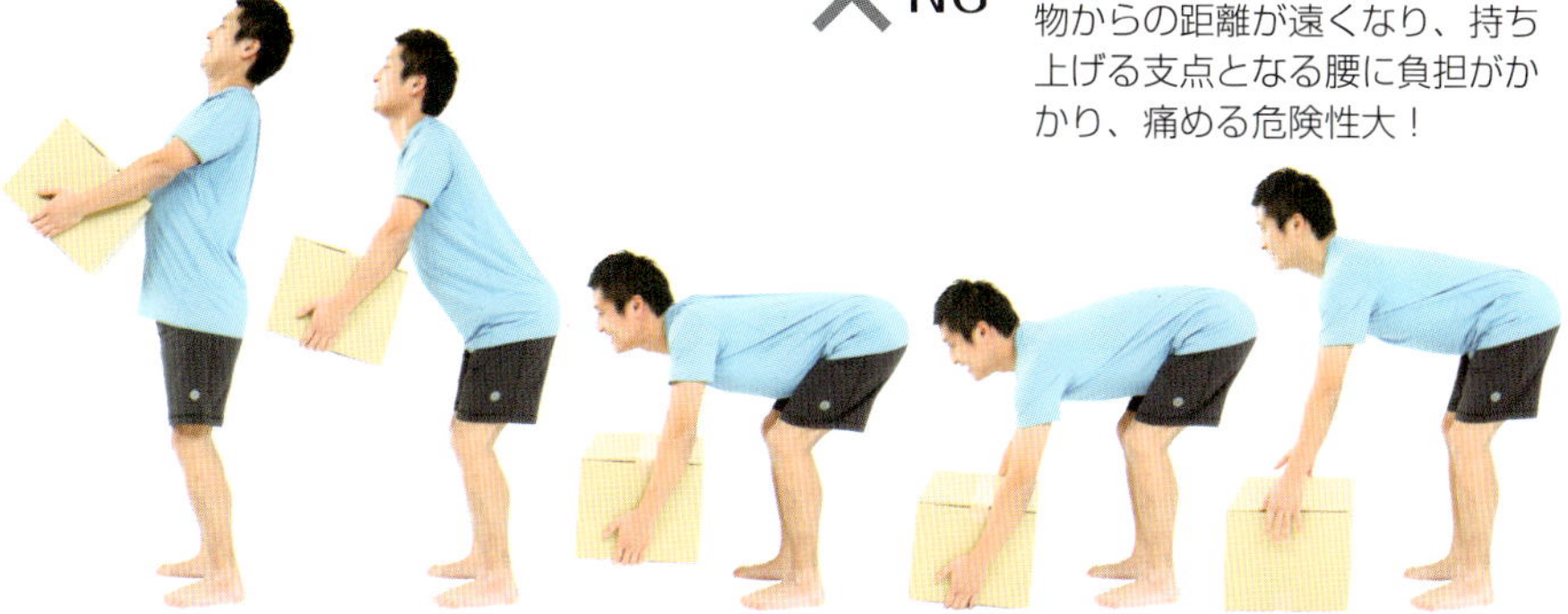

腰痛にならない！

カラダの動かし方 14

立った状態から頭上の物を「取る」

一見関係ないと思われる動きが、腰痛の危険から救います！

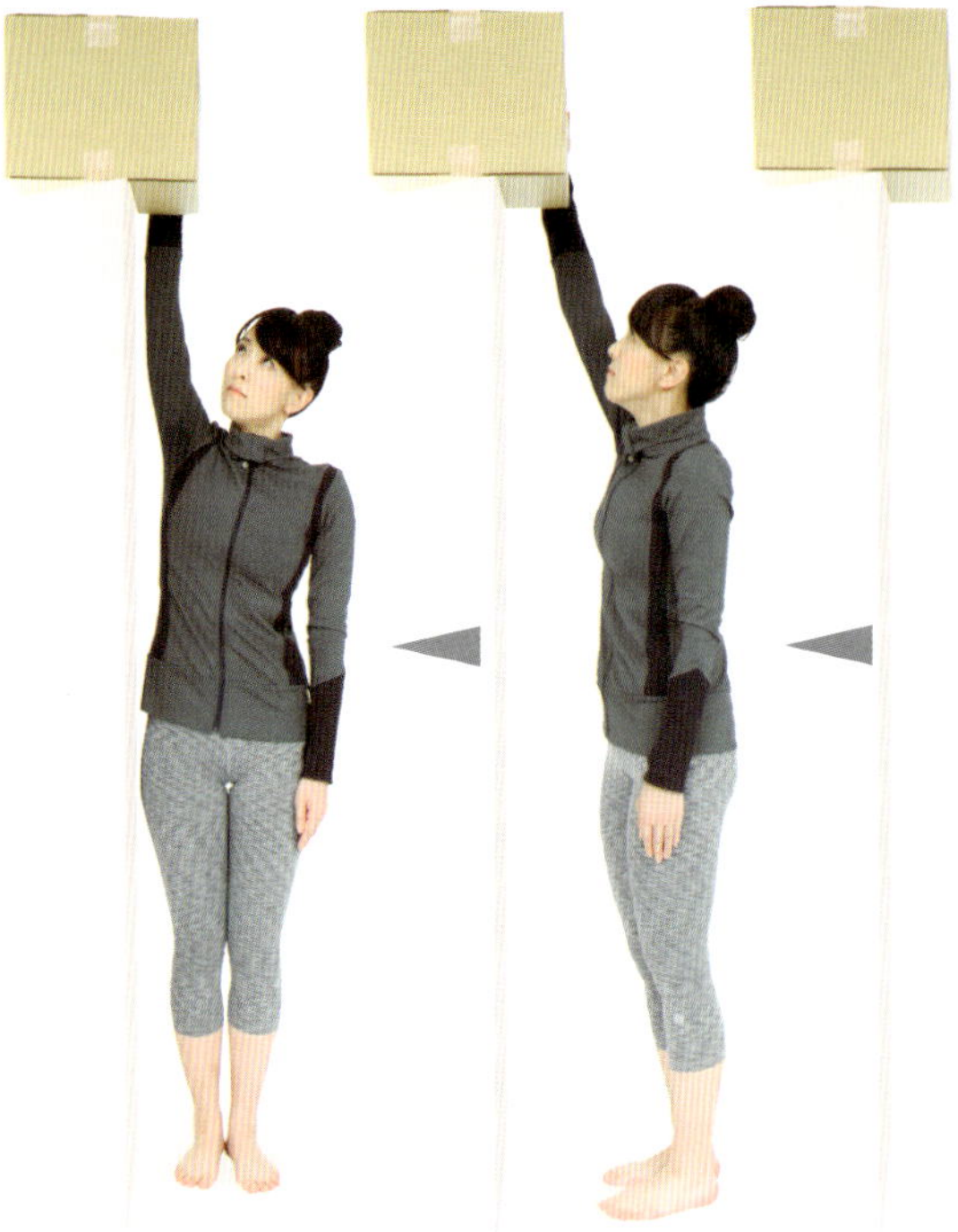

1 正面に立ち、胸を荷物に向けてから壁に接近。片手を無理せずに上げて荷物をつかめたら、いったん横を向き、その姿勢で壁に密着。

一度横を向くと危険を回避できる！

カラダの構造上、両手を挙げて上を向くと、どうしても腰が反れ、そこに負担が集中する危険性があります。また、荷物や壁と空間ができるのも一因です。その危険性を、**手が届いたら一度横を向くことと、荷物をカラダに密着させて持つことで回避**します。

一度横を向いて骨格で重さを支える体勢を作ってから、カラダを壁に密着して空間をなくすことで、腰が反ることを防ぎます。

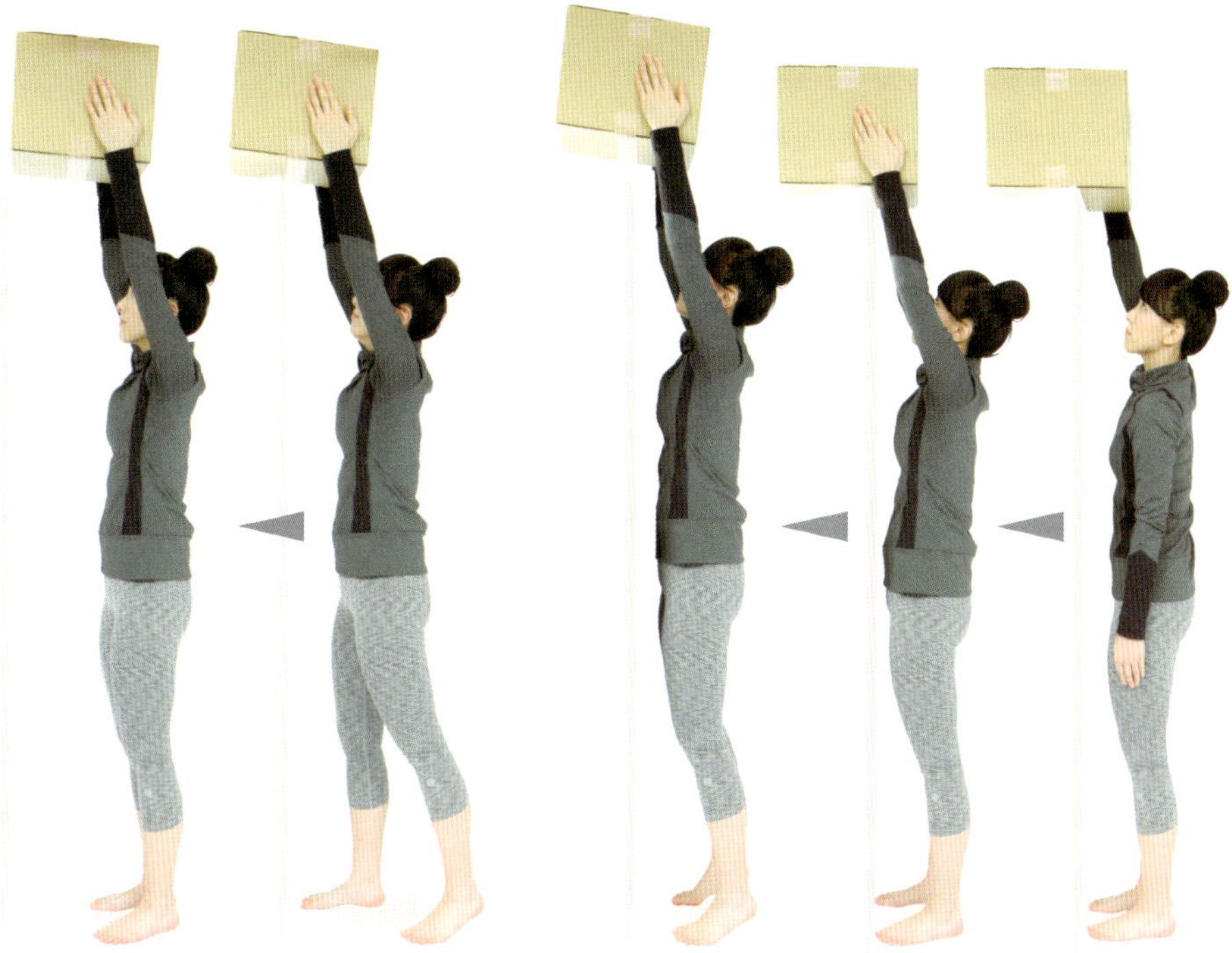

2 上げた腕側を軸に回転して荷物の正面になり、もう片方の手でも荷物をつかんだら、つま先立ちになり荷物を浮かせる。

3 つま先立ちの状態で片足を後ろに下げ、荷物を壁から離したら、もう片足を引き付ける。

4 壁とカラダの間に荷物をゆっくりと下ろし、安定して持てる高さで片手ずつ持ち変える。

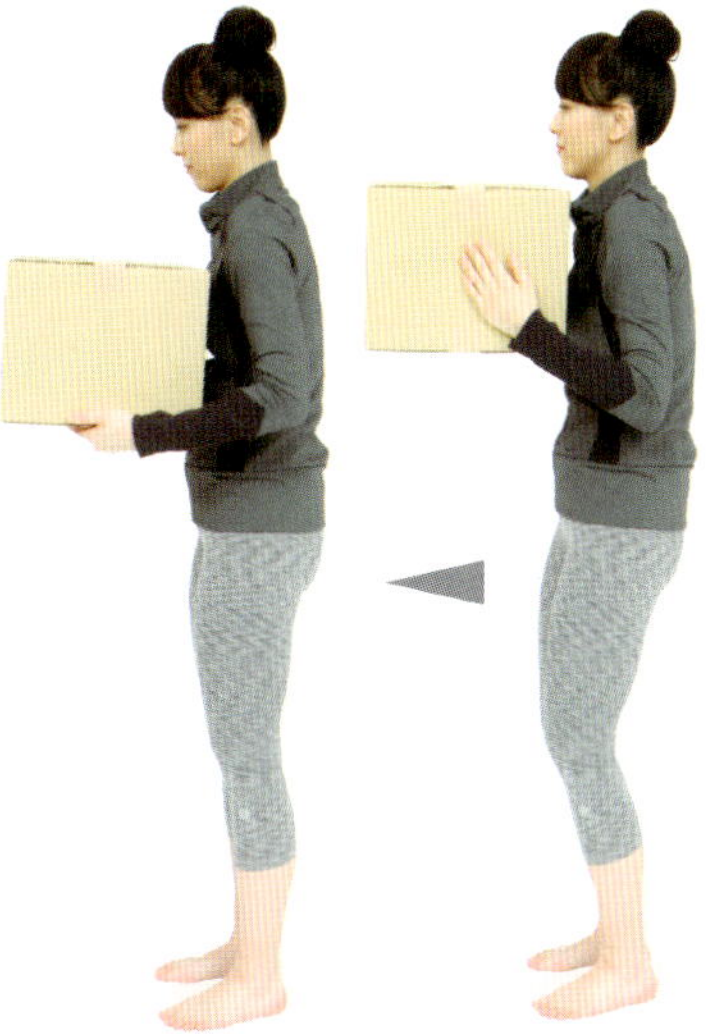

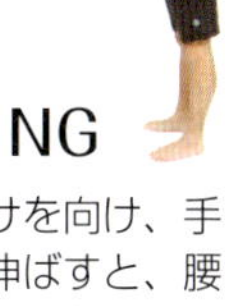

× NG

首だけを向け、手だけ伸ばすと、腰が反って危ない体勢に。

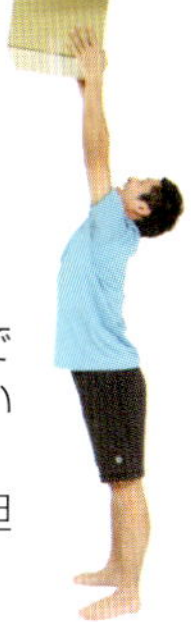

× NG

腕の動きだけで荷物を引き抜いて下げると、反った腰に負担が集中する。

腰痛にならない！

カラダの動かし方 15

ベッドに寝ている人を「起こす」

無理して起こし、ともにカラダを痛める悲劇を避けましょう！

タイプ別の動かし方で無理なく、負担なく起こす

カラダにある5つの基点は、タイプによって動く基点、動かない基点が決まっています。寝ている人のカラダのタイプに合わせた起こし方をすれば、起こす側と起こされる側とも安全に、カラダに負担なく起こすことができます。**Aタイプならみぞおちを、Bタイプなら首のつけ根と股関節を安定させ、固定するようにして、寝ている人をコントロール**します。この時、寝ている人の両足は、必ず股関節幅（首幅）に。また、腰に負担が出ないように、常に確認しながら行なうことが大切です。

A
タイプ

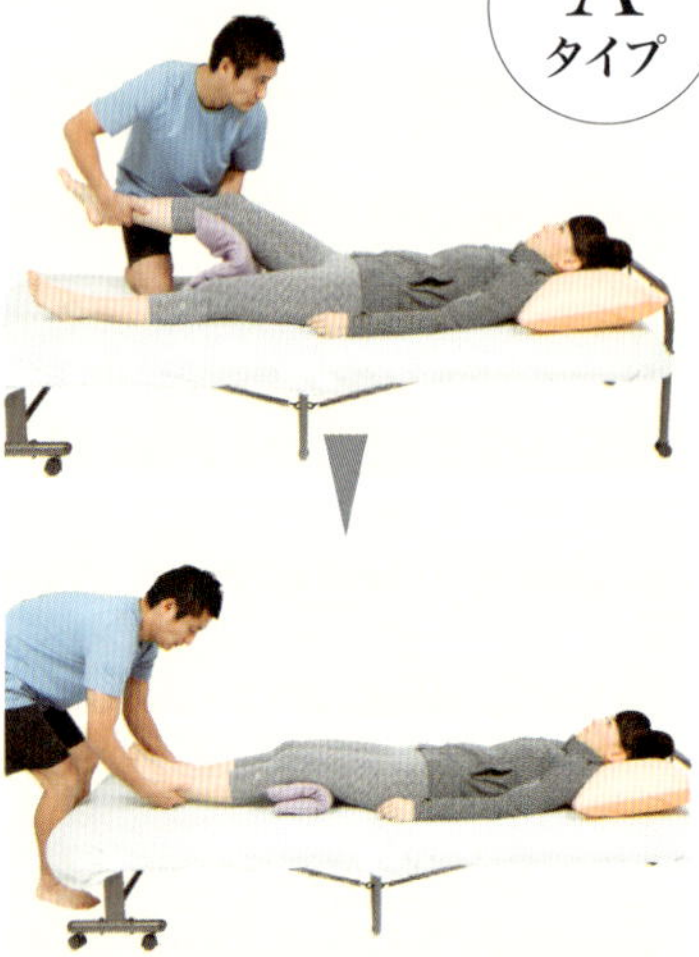

1 足側に立ち、ひざ下部分をベッドに平行にしながら、片足ずつひざ下にクッションを入れる。

B
タイプ

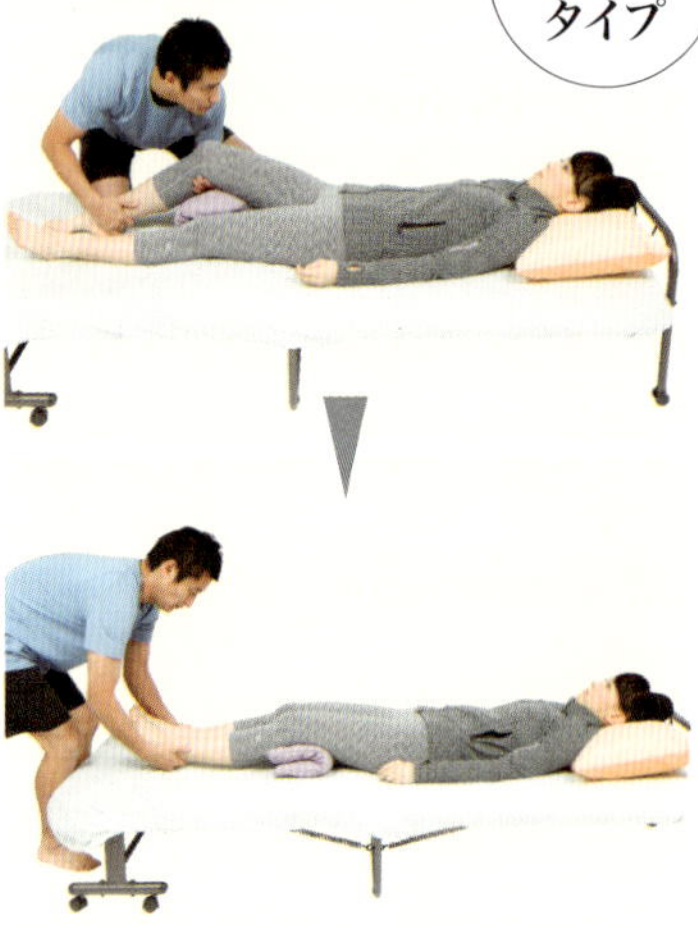

1 足側に立ち、足裏をベッドにスライドさせてひざを浮かせ、片足ずつひざ下にクッションを入れる。

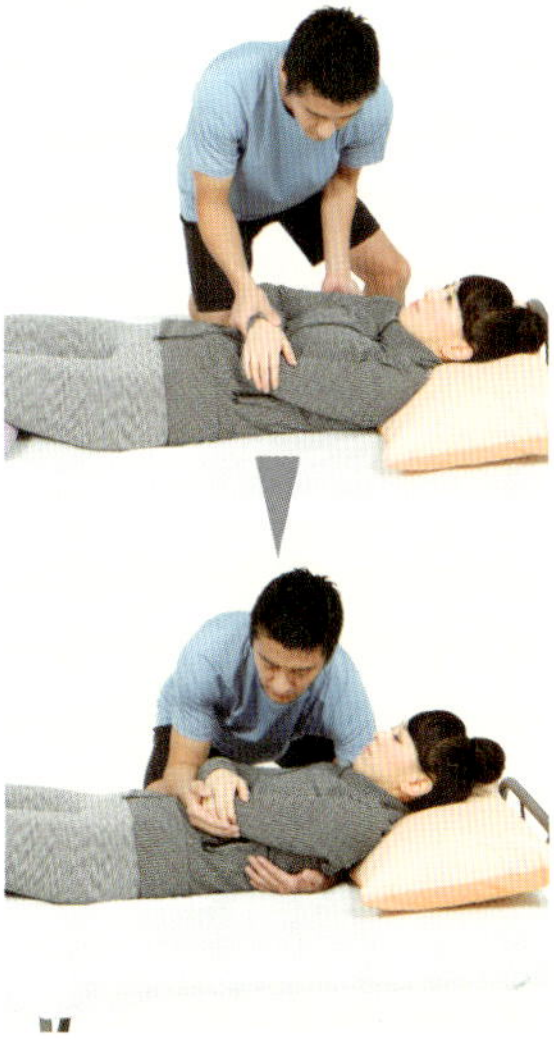

2 みぞおちの横に立ち、みぞおちの上で腕を組ませて右腕を添え、左腕を首からみぞおちの下に入れる。

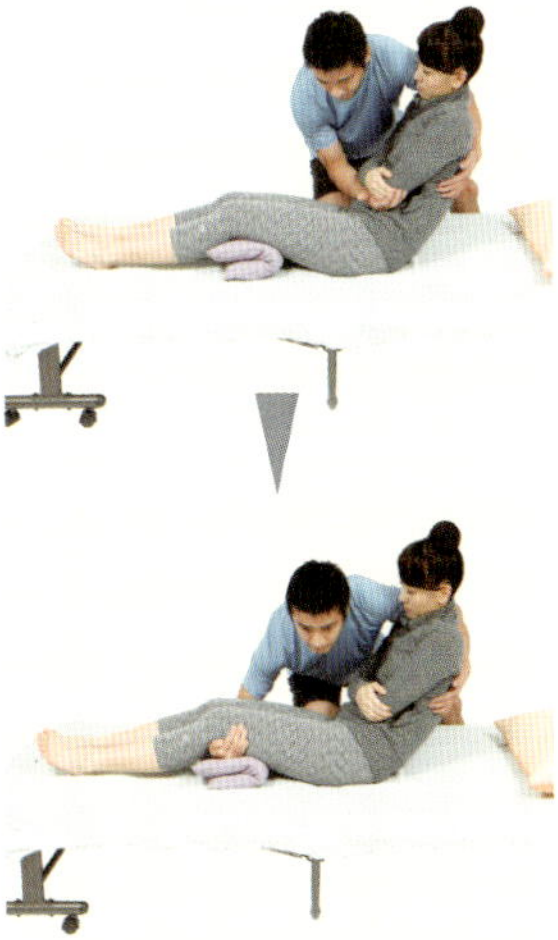

3 頭を持ち上げてもらい、右腕を支点にして、みぞおちをゆっくり起こす。

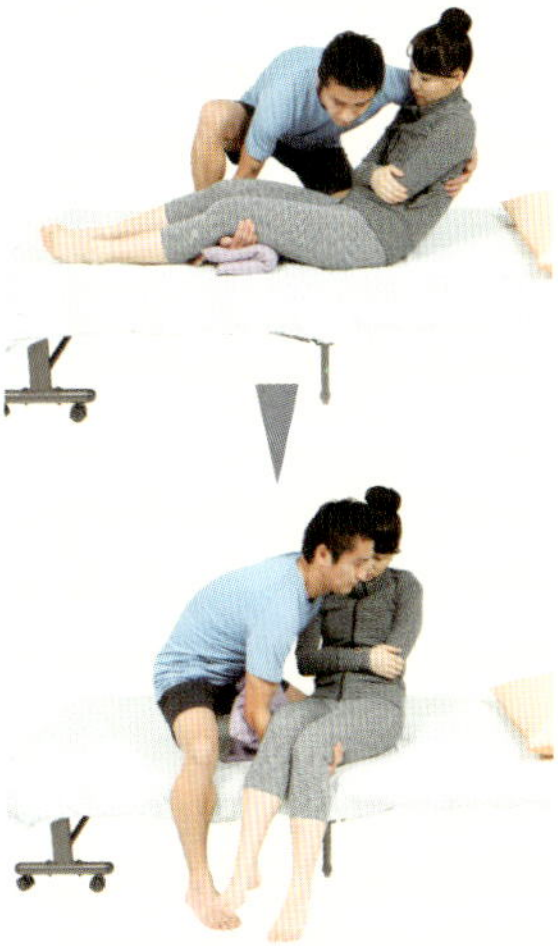

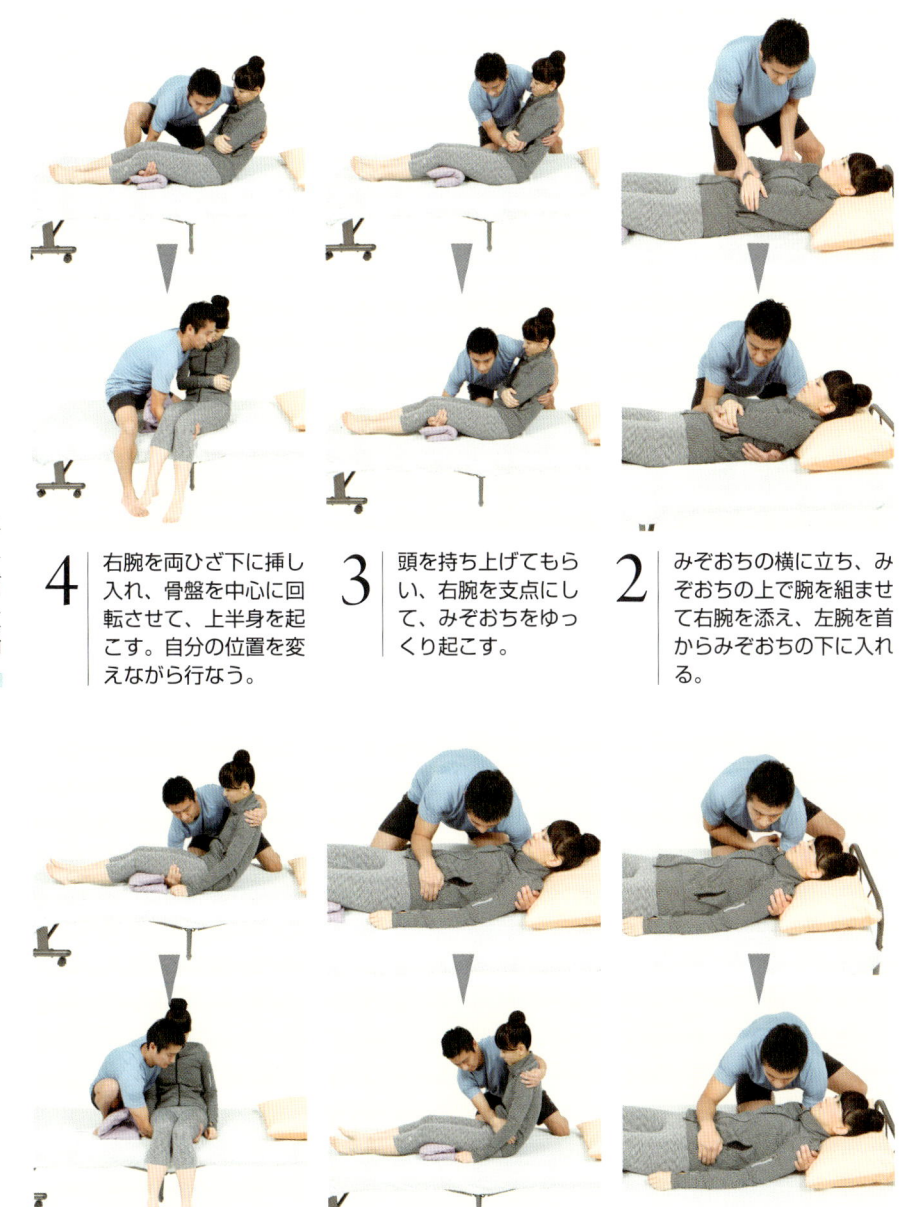

4 右腕を両ひざ下に挿し入れ、骨盤を中心に回転させて、上半身を起こす。自分の位置を変えながら行なう。

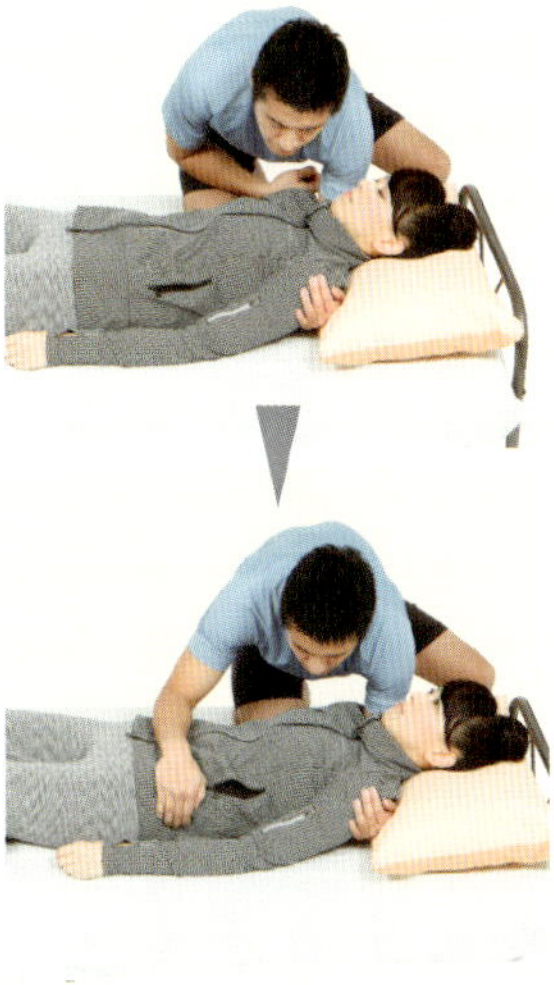

2 首のつけ根の横に立ち、左腕を首のつけ根から肩の下に入れ、右腕は骨盤上部に平行に置く。

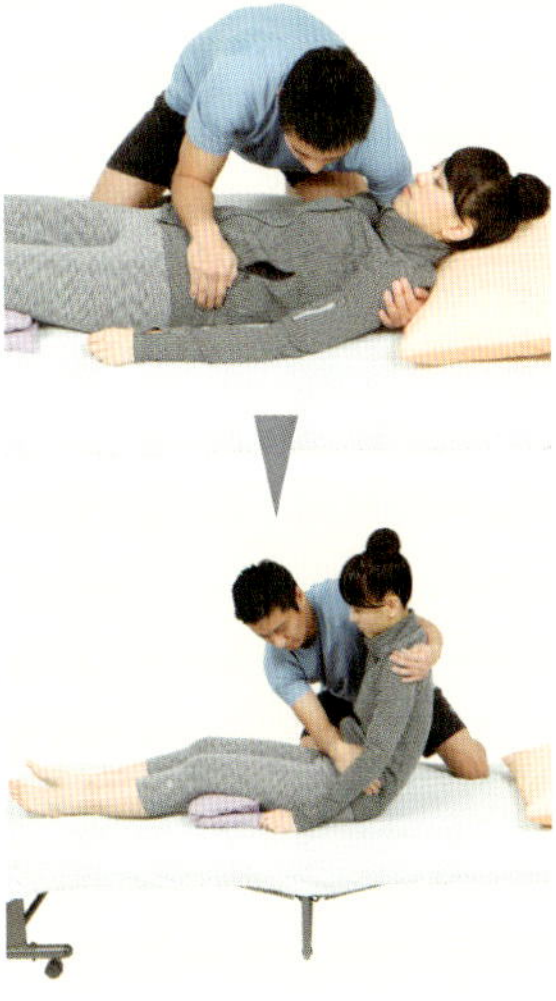

3 頭を持ち上げてもらい、股関節を中心に首のつけ根をゆっくり起こす。

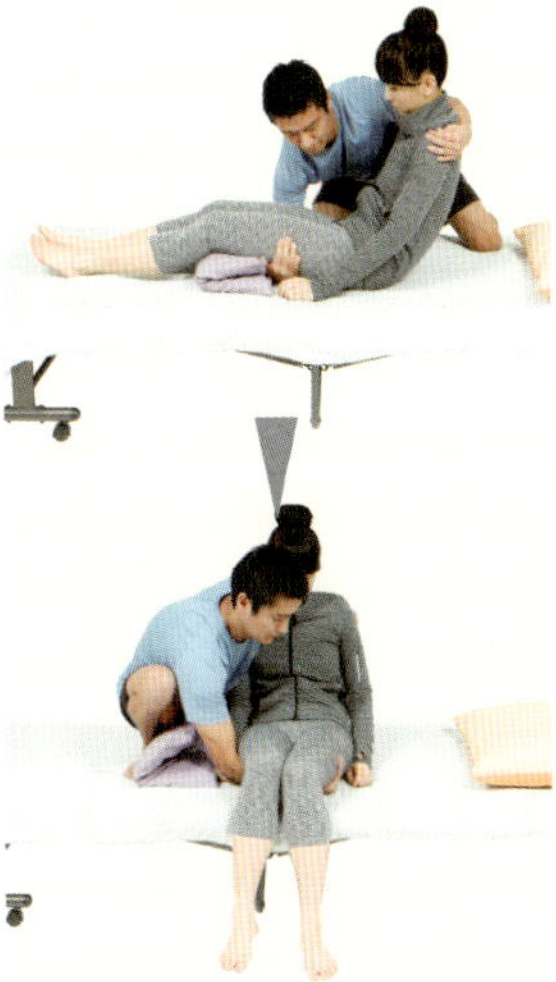

4 右腕を股関節に近い太もも下に挿し入れ、骨盤を中心に回転させて、上半身を起こす。

「腰痛体操」で腰痛を予防しよう！

1日数分、1から6まで、通して順番に行ないましょう！　体幹の柔らかさを保つことができ、腰痛を予防できます。

腰痛体操 1
タイプ別に手を組んで腕を伸ばす

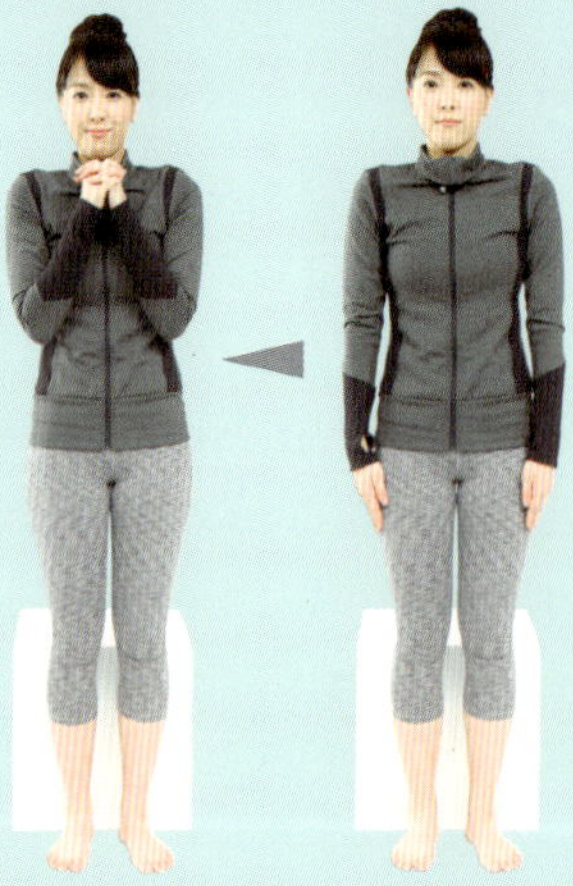

1

正しく立ち、胸の前に両手をもってくる。

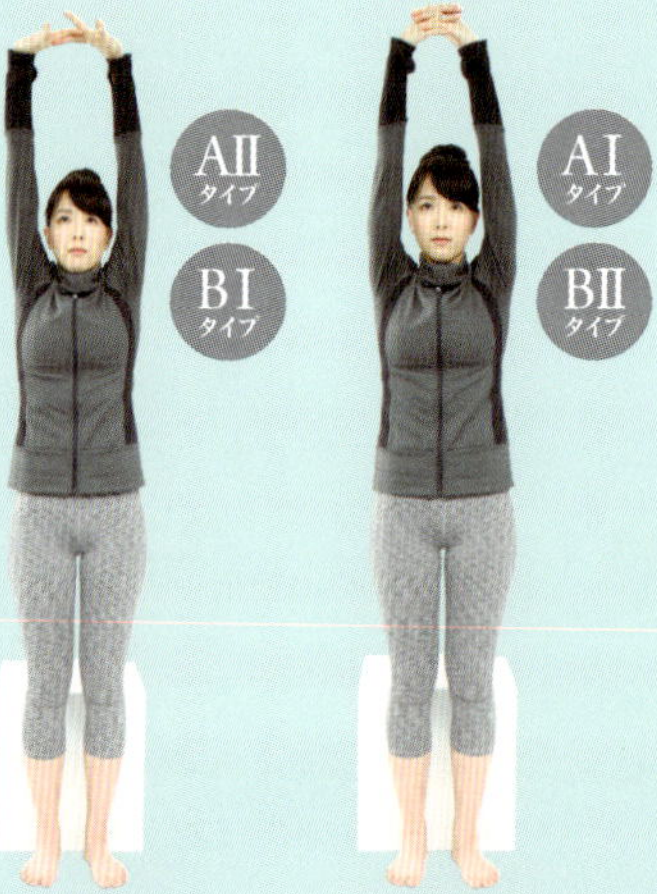
AⅡ タイプ
BⅠ タイプ
AⅠ タイプ
BⅡ タイプ

2

自分のカラダのタイプに合った手の組み方（30ページ参照）をしてから、カラダを真上に吊り上げるイメージで両腕を上げ、ゆっくりと4回深呼吸。

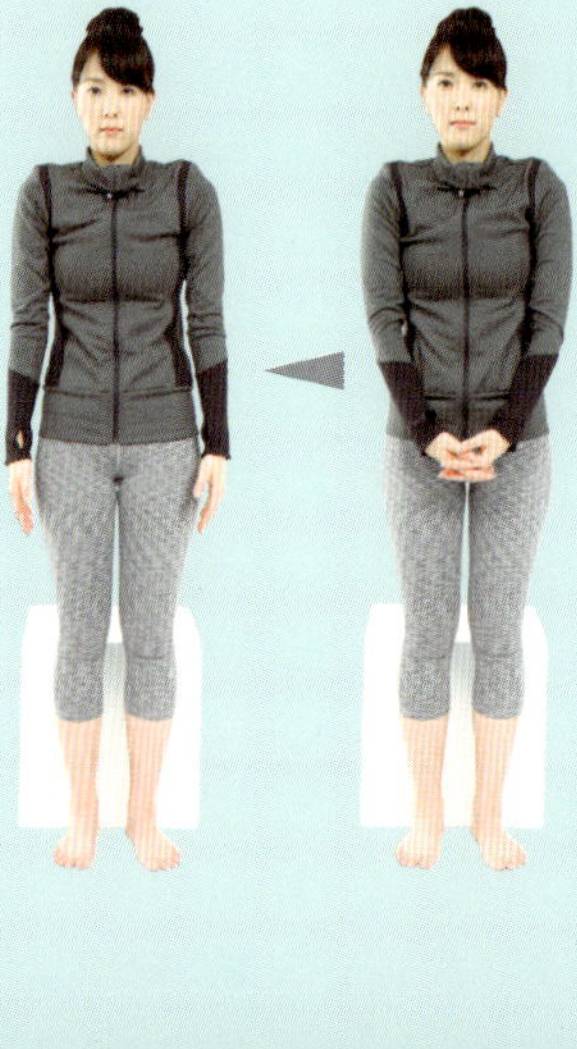

3

4回深呼吸したら、元に戻す。

腰痛体操
2

交互に肩を前後に動かして前屈する

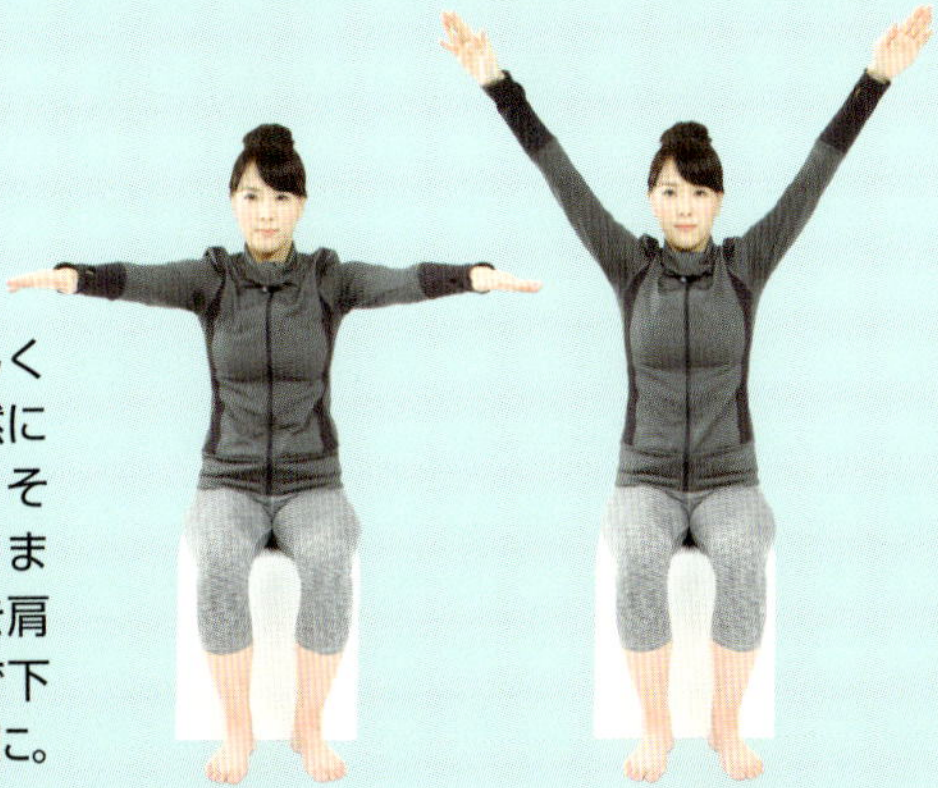

1 椅子に正しく座り、自然にバンザイ。その角度のまま、両腕を肩の高さまで下ろして水平に。

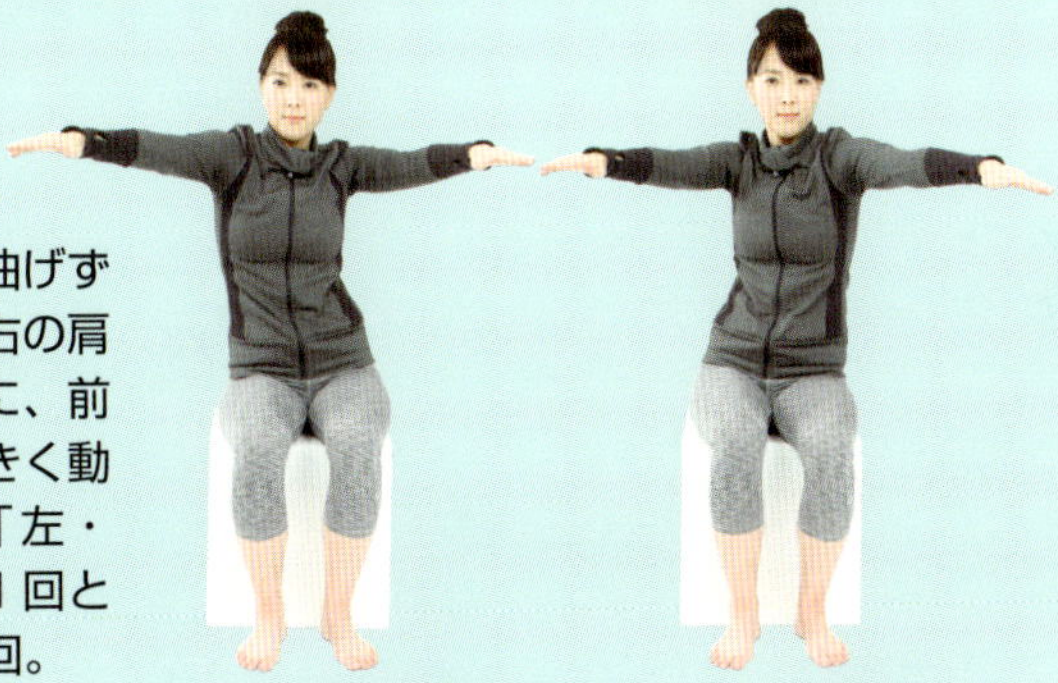

2 ひじを曲げずに、左右の肩を交互に、前後に大きく動かす。「左・右」を1回として8回。

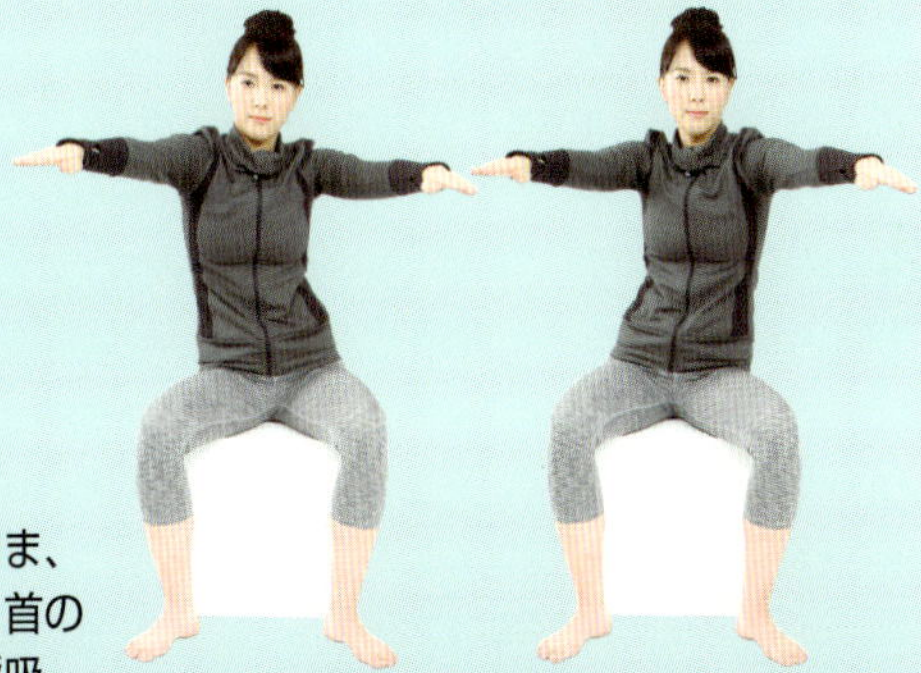

3 両足を、両腕と同じ角度に広げて、2の動きを8回。顔の向きは変えないように。

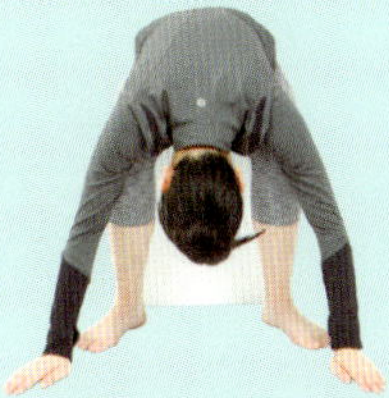

4 両手両足を広げたまま、ゆっくりと前屈し、首の力を抜いて4回深呼吸。上半身を起こす時は、ひざに手をのせ、両腕で支えながら起こす。

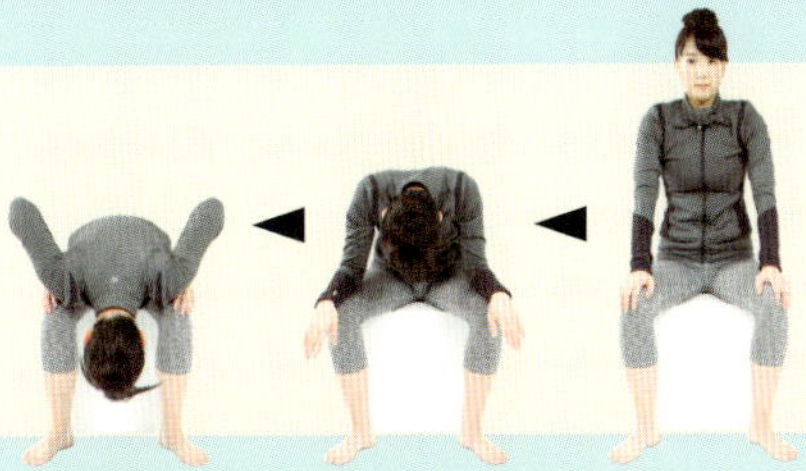

腰に痛みがある人

両ひざに手やひじをのせ、手首の力を抜き、背中に緊張が出ない範囲で行なう。

腰痛体操 3

上半身を左右のひざに向かって前屈させる

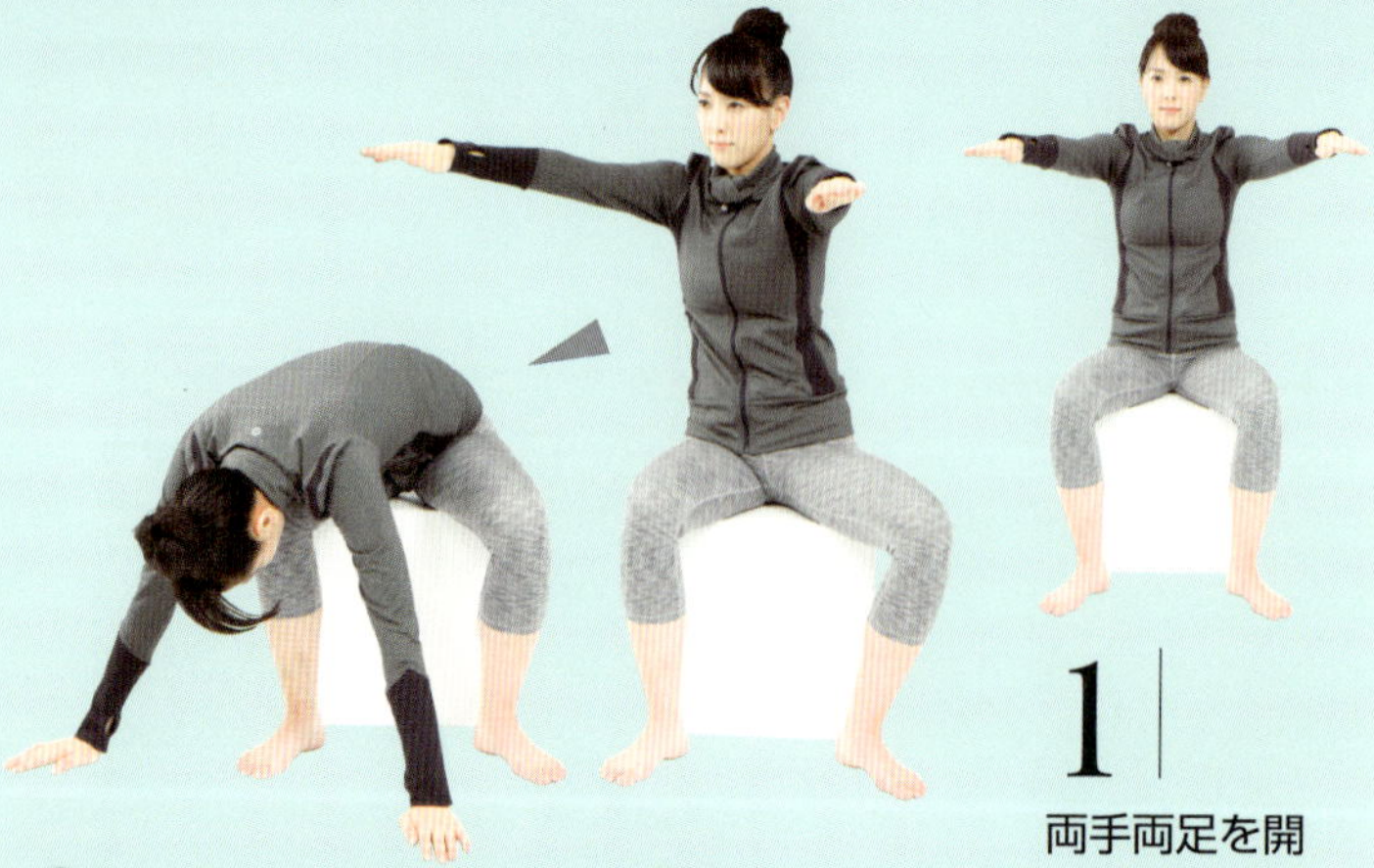

1　両手両足を開いて座る姿勢に。

2　右にひねり、ゆっくりと前屈。胸が太ももに触れたら、両腕と首の力を抜いて、４回深呼吸。

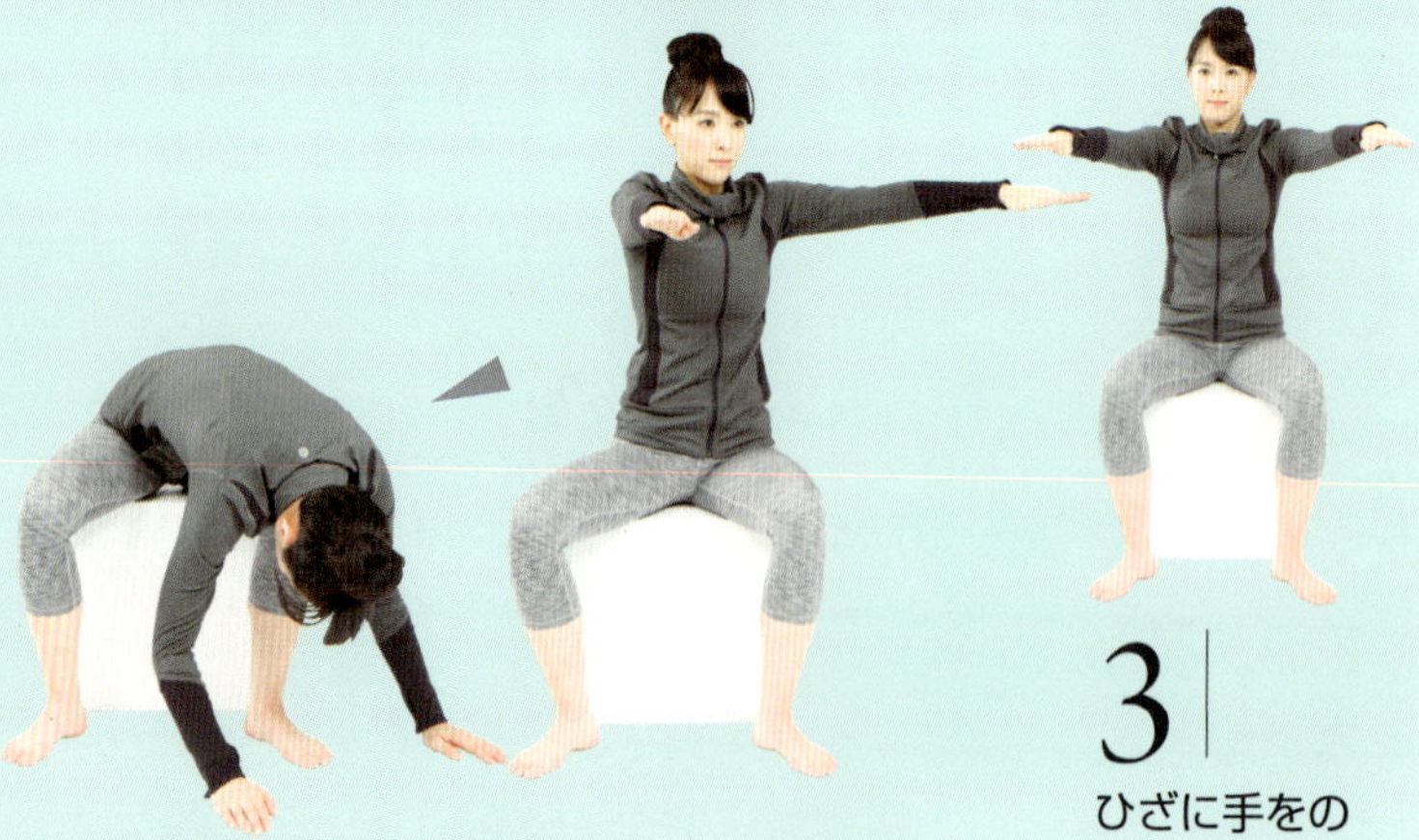

3　ひざに手をのせ、両腕で支えながら１の姿勢に。

4　左側も２と同様に、ゆっくりと前屈して、４回深呼吸（ちなみに、この手足の角度は、体幹が最も柔らかく動く「自然開腕開脚角度」という）。

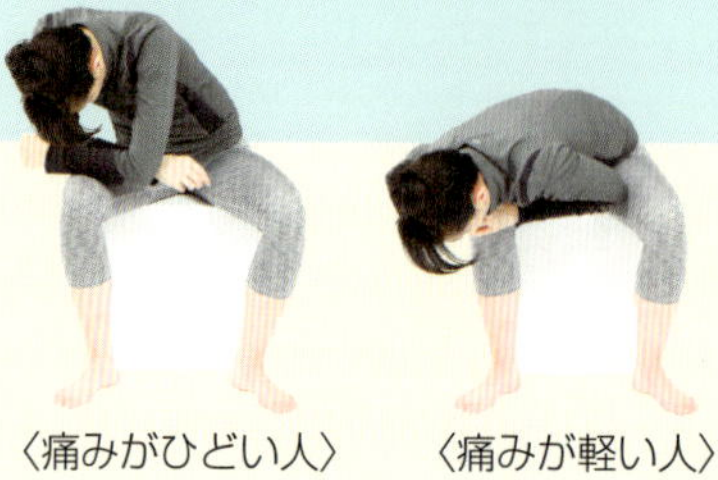

〈痛みがひどい人〉　〈痛みが軽い人〉

腰に痛みがある人

痛みの度合いに応じて、両前腕や両手をひざにのせ、背中に緊張が出ない範囲で行なう。

腰痛体操

4

上半身を左右に重心移動させる

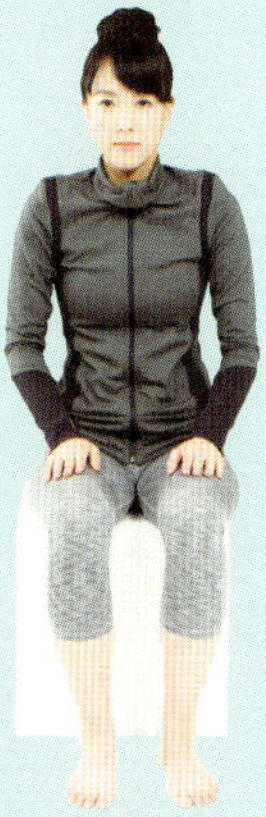

1 両手を太ももの上に置き、正しく座る。

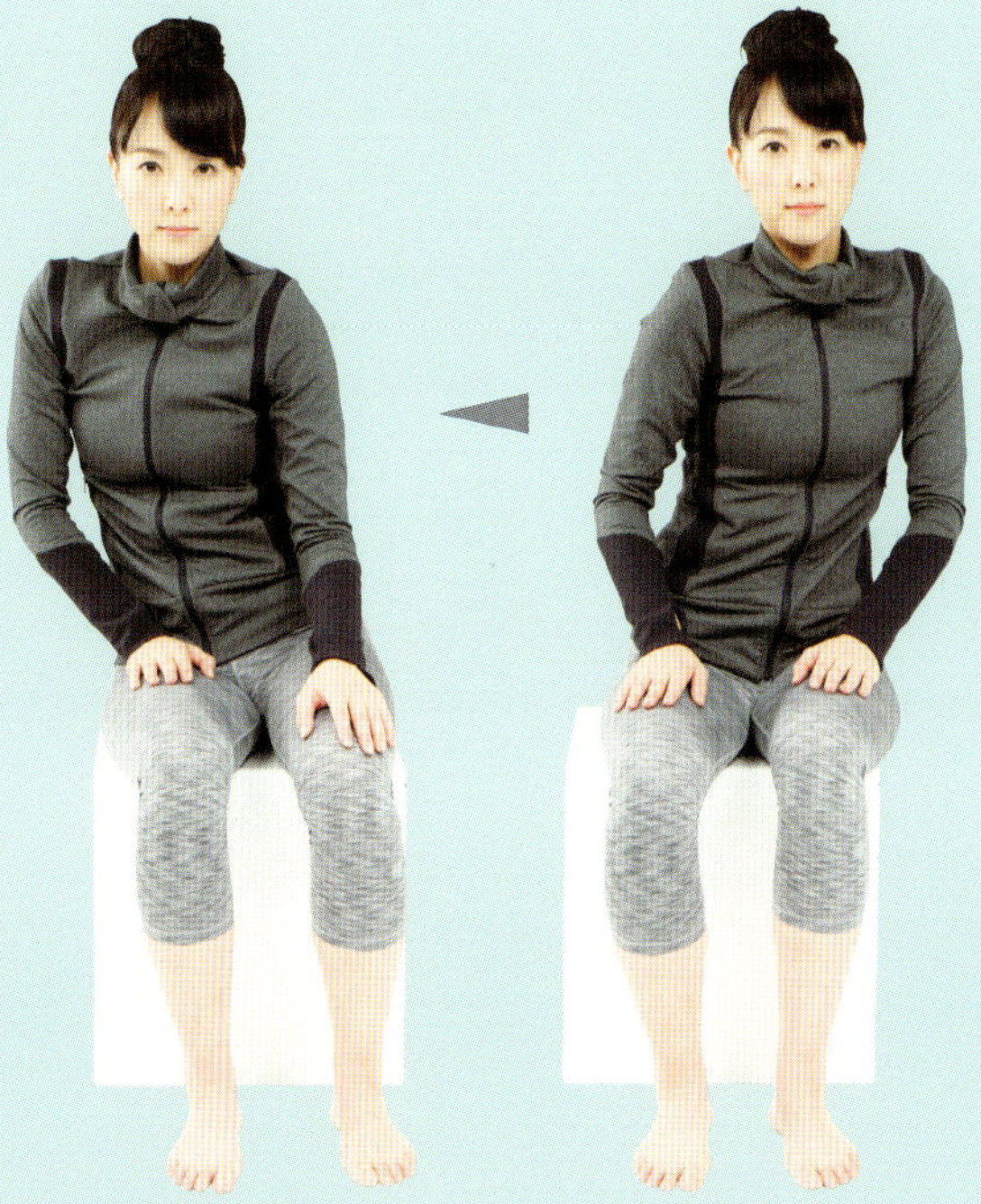

2 頭の位置を維持しながら、片ひざを前に出して4回深呼吸。反対側の足も同様に行なう。

腰痛体操
5

足を抱えながら前屈する

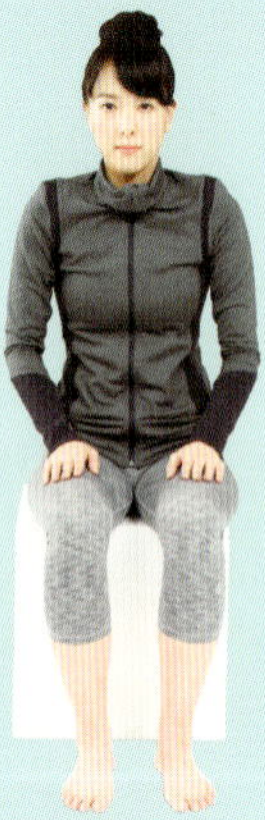

1 正しく座った姿勢になる。

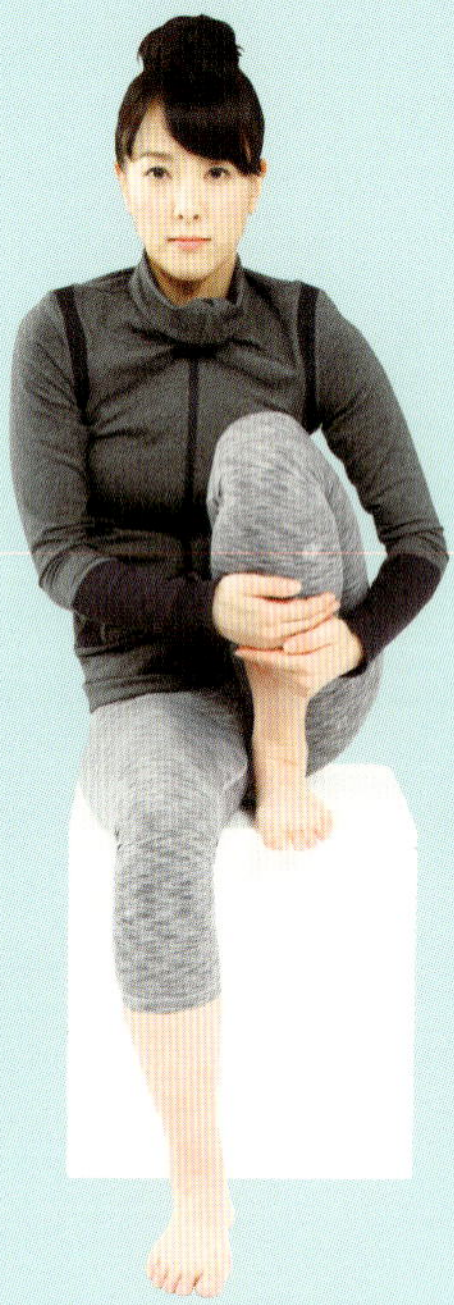

2 片ひざを前に出し、お尻を少し浮かせてひざを抱える。

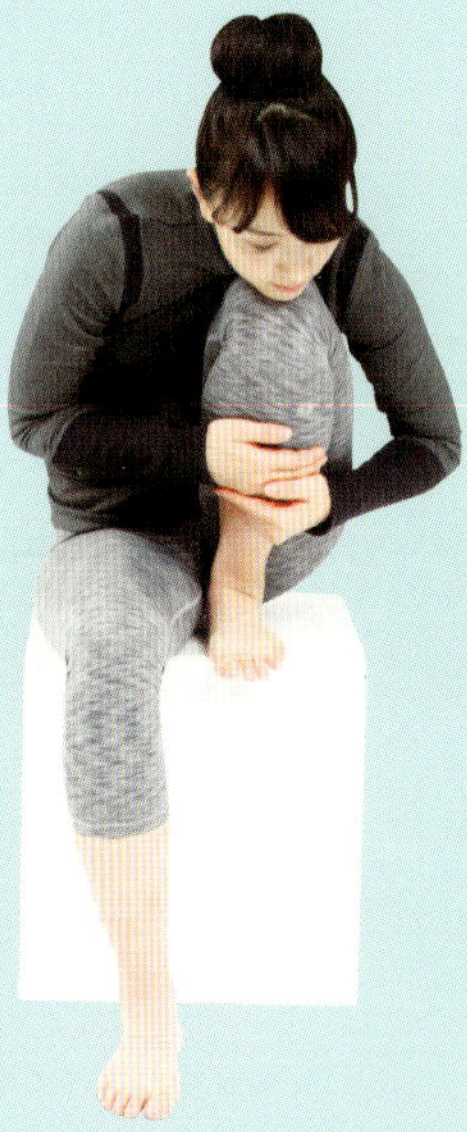

3 あごをひざの上にのせるようにして軽く前屈し、力を抜きながら4回深呼吸。反対側の足も同様に行なう。

腰痛体操 6

肩に手をかけながら上半身を重心移動させる

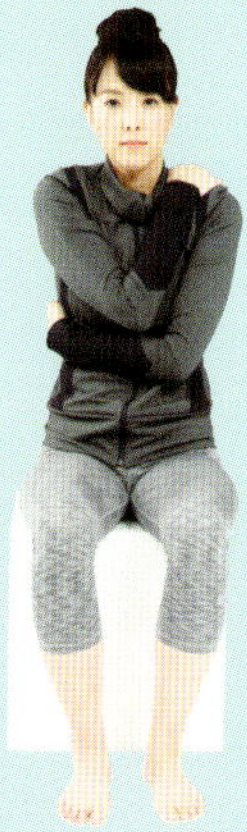

1 正しく座った姿勢になり、片手を反対側の肩に、もう片手を反対側の肋骨の下部にあてる。

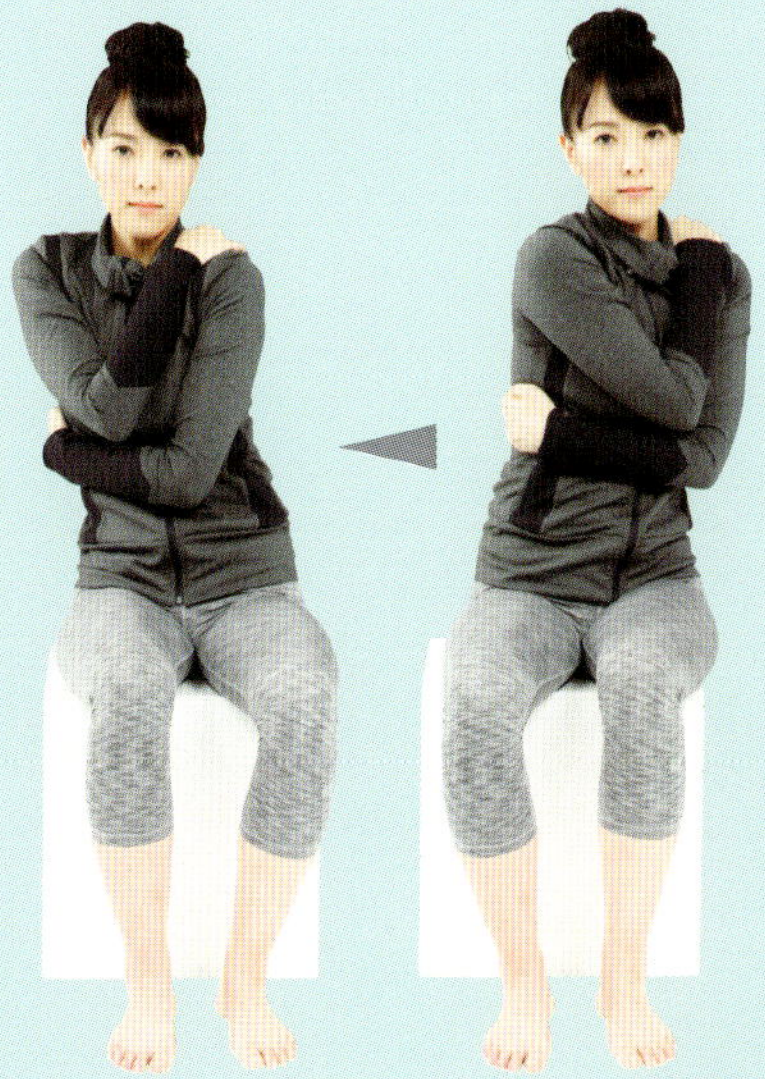

2 顔と下半身は動かさずに、上半身を左右にひねる。「左・右」を1回として8回。

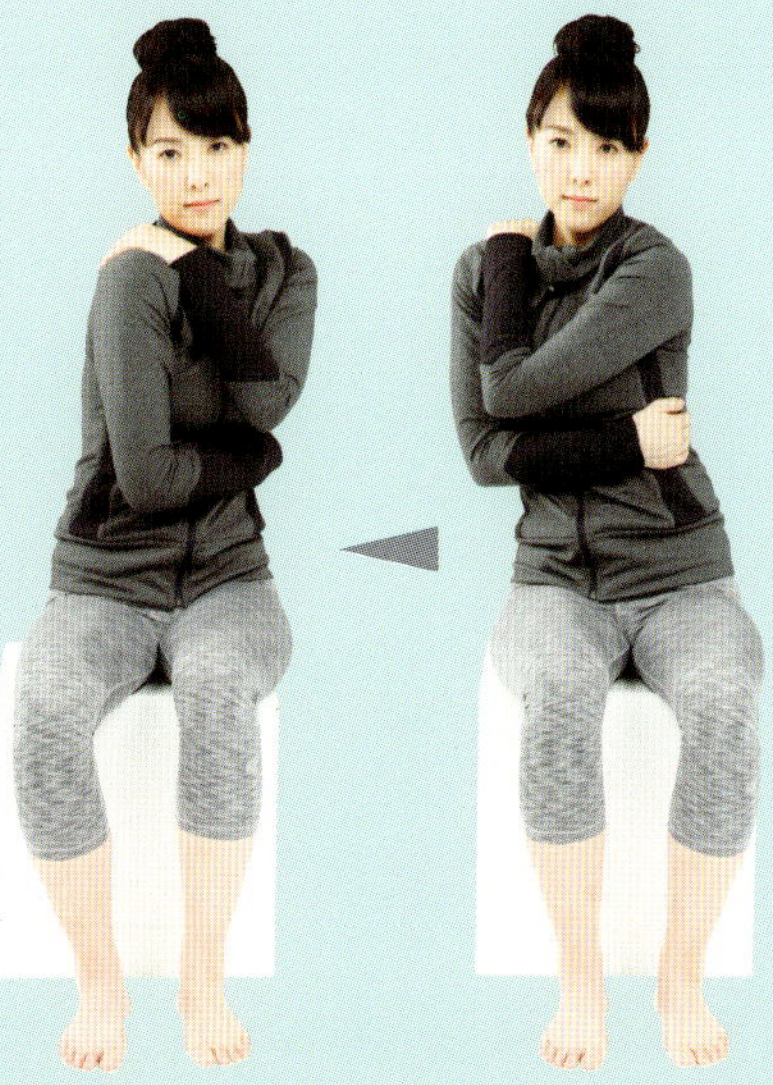

3 左右の手を組み替えて、2と同様に8回行なう。

全身の骨格図

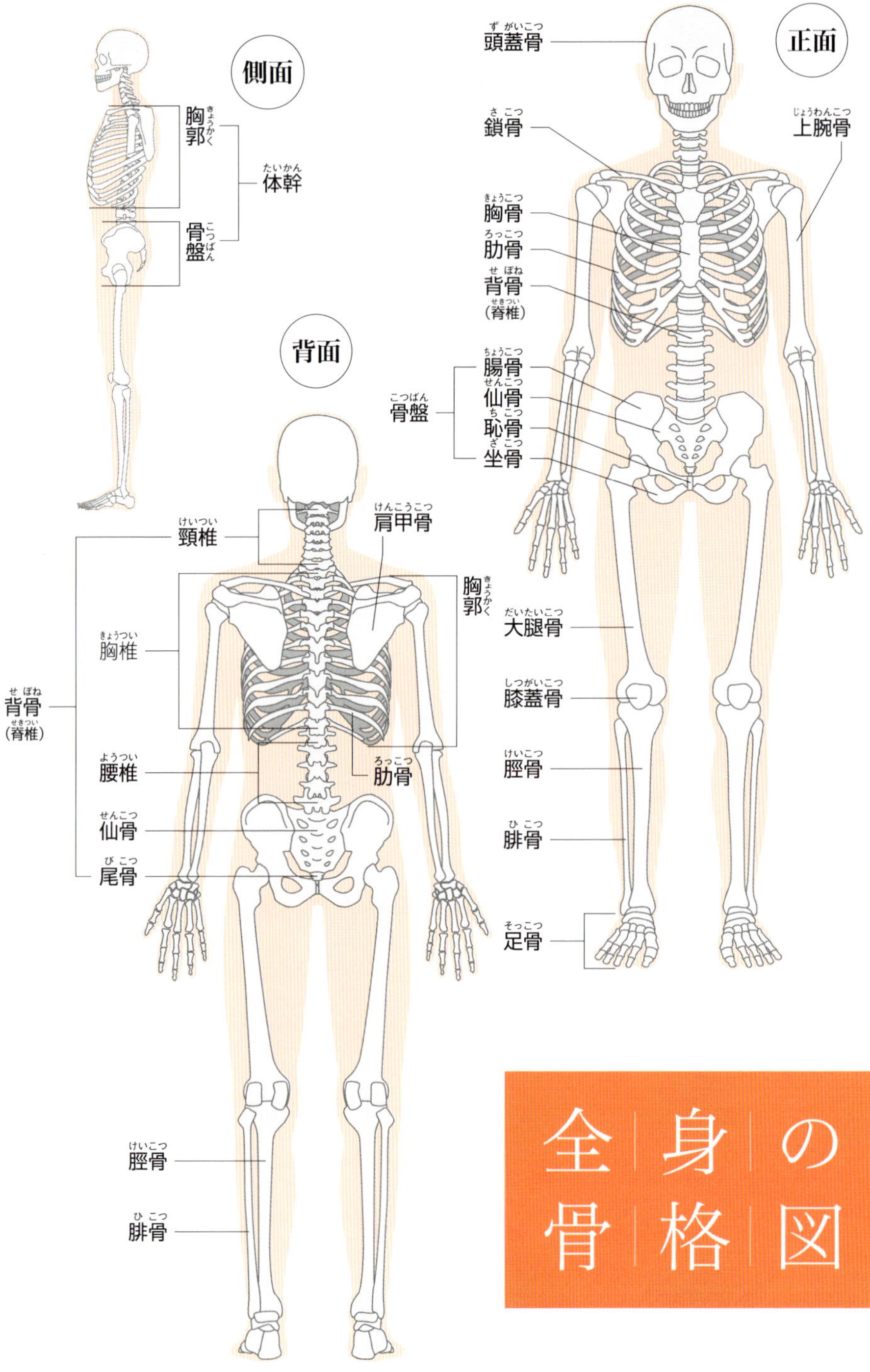

側面
胸郭《きょうかく》
体幹《たいかん》
骨盤《こつばん》
背面
頸椎《けいつい》
肩甲骨《けんこうこつ》
胸郭《きょうかく》
胸椎《きょうつい》
背骨《せぼね》
(脊椎《せきつい》)
腰椎《ようつい》
肋骨《ろっこつ》
仙骨《せんこつ》
尾骨《びこつ》
脛骨《けいこつ》
腓骨《ひこつ》
正面
頭蓋骨《ずがいこつ》
鎖骨《さこつ》
上腕骨《じょうわんこつ》
胸骨《きょうこつ》
肋骨《ろっこつ》
背骨《せぼね》
(脊椎《せきつい》)
骨盤《こつばん》
腸骨《ちょうこつ》
仙骨《せんこつ》
恥骨《ちこつ》
坐骨《ざこつ》
大腿骨《だいたいこつ》
膝蓋骨《しつがいこつ》
脛骨《けいこつ》
腓骨《ひこつ》
足骨《そっこつ》

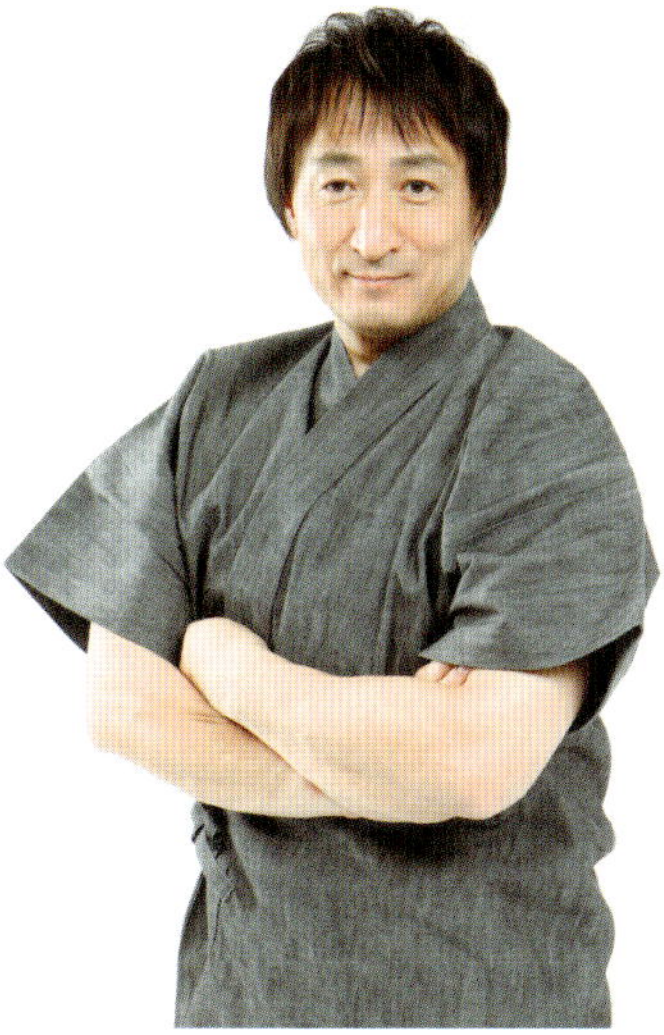

Profile

廣戸聡一

Souichi Hiroto

1961年東京都生まれ。スポーツ整体「廣戸道場」主宰。ジャンルを超えたコンディショニング・スーパーバイザーとして、世界で活躍する一流アスリートから、一般の施療、介護、リハビリ医療までオールラウンドにケアし、30万人を超すケア実績がある。また、動作における「軸」、個体別身体特性などを解明した理論「Reash（レッシュ）理論」を提唱。同理論と実践を広める活動を事業とする一般社団法人「Reash Project（レッシュ・プロジェクト）」代表理事を務める他、平成22年度からJOC（日本オリンピック委員会）強化スタッフも歴任。
主な著書として、『一生疲れないカラダを作る 人体メソッド』『一生疲れない「カラダ」の作り方』『これだけで必ず打てる！ 廣戸流超バッティング理論』（日本文芸社）、『キミは松井か、イチローか。』『4スタンス理論』（池田書店）、『あ・うんのゴルフ ゴルファーにも「血液型」があるんです。』（横田真一共著／ゴルフダイジェスト社）、『筋肉は伸ばさず、ゆるめる！ 4スタンスリポーズ体操』（監修／マイナビ）他多数。

【原宿 廣戸道場　Reash LAB】
〒151-0051
東京都渋谷区千駄ヶ谷3-63-1
グランデフォレスタ原宿2・3 階
TEL　03-5414-1411
http://www.h-dojo.net/

【一般社団法人レッシュ・プロジェクト】
http://www.reash-project.net/
Facebookはトップページにリンクがあります

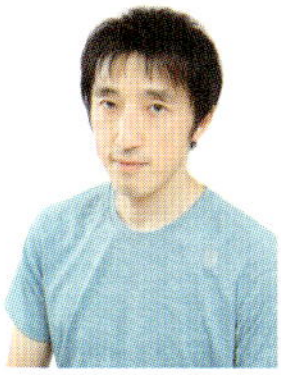

小杉英紀

・廣戸道場での施術歴18年
・元高校球児
「患者さんの症状改善はもちろん、健康のために何ができるのかを、患者さんご本人と、いつも共有できるようにしています」

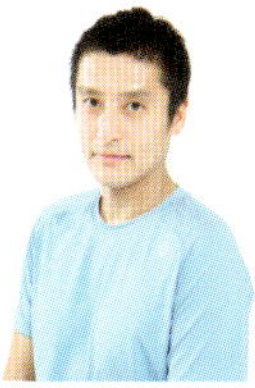

中條雅章

・廣戸道場での施術歴13年
・学生時代に柔道部所属
「100人の患者さんがいたら、100通りある目的や要望に対して、少しでもお手伝いできればという想いで接しています」

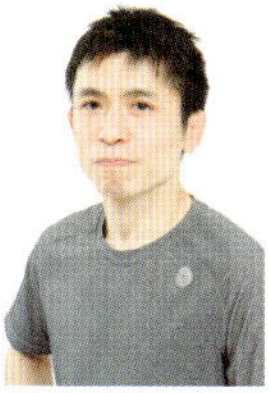

西澤正樹

・廣戸道場での施術歴10年
・元格闘家
「患者さんのご要望にいかに応えられるか、負担なく確実に症状が改善できるかを、常に心掛けて施術しています」

企画・取材・執筆協力	柴田恵陽
編集協力	諏訪 敦
デザイン	佐々木恵実（株式会社ダグハウス）
CG制作	HOPBOX
イラスト	風間康志・坂上七瀬（HOPBOX）
撮影	天野憲仁（日本文芸社）
モデル	田畑陽子（レッシュ・プロジェクト）
ヘアメイク／スタイリング	宮中彰子
衣裳協力	イージーヨガジャパン TEL:03-3461-6355 （http://www.easyogashop.jp）

「4スタンス理論」で
腰痛は9割治る！

2015年6月15日　第1刷発行
2016年3月1日　第2刷発行

著者　廣戸《ひろと》　聡一《そういち》
発行者　中村　誠
印刷所　玉井美術印刷株式会社
製本所　株式会社越後堂製本

発行所　株式会社日本文芸社
〒101-8407　東京都千代田区神田神保町1-7
電話　03-3294-8931（営業）　03-3294-8920（編集）

Printed in Japan　112150608-112160208　Ⓝ02
ISBN978-4-537-21281-5
URL　http://www.nihonbungeisha.co.jp/

©Souichi Hiroto 2015

（編集担当：三浦）


乱丁・落丁などの不良品がありましたら、小社製作部宛にお送りください。

送料小社負担にておとりかえいたします。

法律で認められた場合を除いて、本書からの複写・転載（電子化を含む）は禁じられています。また、代行業者等の第三者による電子データ化及び電子書籍化は、いかなる場合も認められていません。